U0322337

爱健康 | 爱生活

凤凰含章
Phoenix-HanZhang

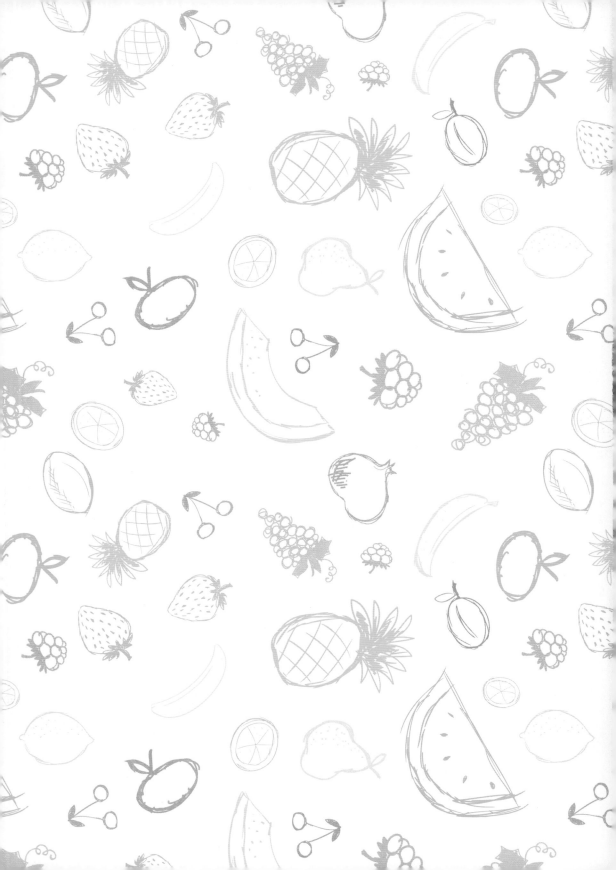

# 营养配对
# 健康加分

生活新实用编辑部 编著

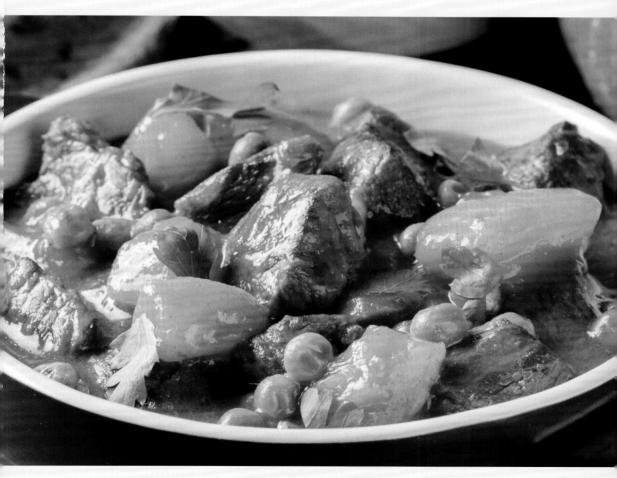

江苏凤凰科学技术出版社·南京

图书在版编目（CIP）数据

营养配对健康加分 / 生活新实用编辑部编著. — 南京 : 江苏凤凰科学技术出版社, 2024.2

（含章. 食在好健康系列）

ISBN 978-7-5713-3753-7

Ⅰ.①营…　Ⅱ.①生…　Ⅲ.①合理营养 – 基本知识　Ⅳ.①R151.4

中国国家版本馆CIP数据核字（2023）第166657号

含章·食在好健康系列

# 营养配对健康加分

| | |
|---|---|
| 编　　　著 | 生活新实用编辑部 |
| 责 任 编 辑 | 汤景清 |
| 责 任 校 对 | 仲　敏 |
| 责 任 监 制 | 方　晨 |

| | |
|---|---|
| 出 版 发 行 | 江苏凤凰科学技术出版社 |
| 出版社地址 | 南京市湖南路 1 号 A 楼，邮编：210009 |
| 出版社网址 | http://www.pspress.cn |
| 印　　　刷 | 天津丰富彩艺印刷有限公司 |

| | |
|---|---|
| 开　　　本 | 718 mm × 1 000 mm　1/16 |
| 印　　　张 | 15 |
| 插　　　页 | 4 |
| 字　　　数 | 408 000 |
| 版　　　次 | 2024年2月第1版 |
| 印　　　次 | 2024年2月第1次印刷 |

| | |
|---|---|
| 标 准 书 号 | ISBN 978-7-5713-3753-7 |
| 定　　　价 | 56.00元 |

图书如有印装质量问题，可随时向我社印务部调换。

# 食物会搭配 营养更均衡

人类不能和动物一样只靠单一吃某种食物就能健康存活，也正因如此，人体组织比其他动物的机体组织更为精密，代谢功能也更为复杂。现代人日常热量消耗少，不像在农业时代，即使一餐吃下4千焦的食物，也不会有发胖之虞，因此在热量消耗减少、食物日渐精制的条件下，如何找出适合自己的优选食物，是现代人饮食最关心的问题。

虽然我们已经知道每天吃足六大类食物，摄取足够的六大类营养成分，就能确保基本健康。但是营养专家发现，每个人的工作及生活、代谢状况、所处环境不同，加上每个人的基因类型不同，需要的食物种类和营养需求量会有相当大的差异，因此想要知道自己需要多少食物和营养成分，除了依靠科学的检测，还必须探求传统医学的辨证方法，然后配合个人努力，才能找出真正适合自己的饮食之道。

食物和食物间自有浑然天成的"默契"，也有一套合乎科学的逻辑，而我们食用食物时，没有混合各类食物一起吃下，也容易忽略配对食物可能展现的叠加效果。

目前，自由基是导致慢性病、癌症、衰老的主因之一，而扫除自由基的关键就是补充抗氧化剂。但是没有一位科学家会认同，只吃下一颗维生素C或维生素E补充剂，就能彻底解决自由基在人体内肆虐的问题。

我们必须同时吃下富含胡萝卜素、维生素C、维生素E、花青素、番茄红素等抗氧化物的食物，才能在体内形成强大的"抗氧化网络"。这些营养成分彼此相辅相成，能产生"一加一大于二"的效果。

食物的烹饪与食用方式也应有所

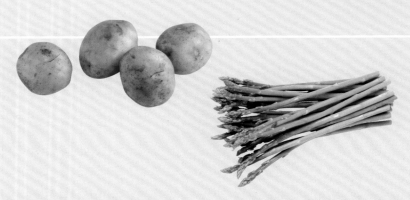

不同。如富含水溶性维生素的食物，不太适合高温水煮，否则会让维生素大量流失；而富含脂溶性维生素的食物，更应该搭配油脂烹饪和食用，才能使维生素被有效地吸收。

本书没有过多的理论阐述，而是帮您选出上佳配对食物，而针对各类疾病的饮食宜忌及建议，也会在书中一并详细说明。有了此书，您当然也要更加努力实践，把尝试过的可能影响自己和家人身体健康的食物一一记录下来，将知识转化为技能，然后转化成行动。相信您一定能成为亲友公认的"健康达人"。

# 导读

## 5 营养烹调方式

介绍五大类食材该如何烹调，才能最大限度地摄取其中的营养成分，比如含有脂溶性维生素的胡萝卜，一定要和油脂一起食用；茼蒿有涩味，建议先汆烫，汆烫时间应短一些，以免维生素C流失。

## 2 预防病症

部分病症的产生来自营养成分的缺乏，通过摄取食材中的营养成分，可以达到预防疾病的效果。

## 3 食材处理

针对每一种食材，提供正确的挑选、清洗及保存方式。

## 4 主要保健功效

在简单说明每一种食材所含的主要营养成分之后，提出其具有哪些保健功效，比如茄子的紫色外皮含有多酚类化合物，有助抗癌和延缓衰老。

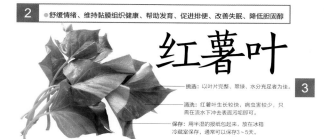

**2** ◉舒缓情绪、维持黏膜组织健康、帮助发育、促进排便、改善失眠、降低胆固醇

# 红薯叶

**3**

挑选：以叶片完整、翠绿、水分充足者为佳。

清洗：红薯叶生长较快，病虫害较少，只需在流水下冲去表面污垢即可。

保存：用半湿的报纸包起来，放在冰箱冷藏室保存，通常可以保存3～5天。

**4** 主要保健功效　红薯叶富含胡萝卜素，能改善皮肤粗糙的状况，保护黏膜组织免受感染。红薯叶还富含镁和钙，可以促进心脏、血管健康，促进钙的吸收和代谢，防止钙在组织、血管内沉积，二者同时作用时，还可以发挥舒缓情绪的作用。

**5 营养烹调方式**

汆烫时间不宜过久，以免红薯叶的营养流失，最好用油炒，并连同汤汁一起吃，可充分摄取营养。红薯叶所含的胡萝卜素属于脂溶性营养成分，油脂可以促进胡萝卜素在人体内的吸收。

**6 营养师健康叮咛**

红薯叶含胰蛋白酶抑制剂，最好不要生吃，否则容易消化不良，造成胃肠不适。红薯叶中的草酸含量也不低，草酸与钙会结合成草酸钙，因此最好用热水汆烫以去除草酸，以免妨碍铁与钙的吸收。

食材配对 **1**

**红薯叶 + 香油 → 促进排便、提振精神**

红薯叶所含的膳食纤维可促进肠道蠕动，配合香油食用，有润肠的作用，可使排便顺畅。而香油中的维生素E可促进人体吸收红薯叶里丰富的B族维生素，可使人精力旺盛，并能促进肝脏细胞活动，加速体内废物代谢，并具有镇定神经、缓解炎症反应及改善睡眠的功效。

## 香油红薯叶

**◦材料**
红薯叶400克，老姜20克，辣椒10克。

**◦调味料**
香油1大匙，酱油、米酒各2小匙，水1/5杯。

**◦做法**
1 将所有食材洗净、沥干，红薯叶去除老筋，老姜切片，辣椒切片。
2 锅热后用香油将老姜片略爆一下，加入除水以外的调味料。
3 加入剩余的食材，再放入1/5杯水，用中火将食材煮熟即可。

**提示 香油** → 据《神农本草经》记载，常食芝麻可强壮身体，滋补肝肾，润养脾胃，益寿延年。但黑芝麻属于温暖的食品，体质燥热的人不宜吃。

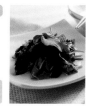

48

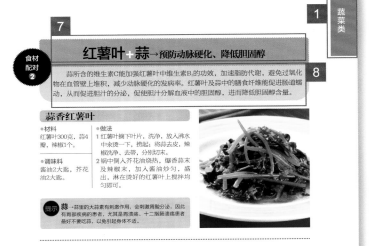

## ● 本书特色

- 介绍100余种食材，包括蔬菜类、海鲜类、肉类、内脏，蛋、豆、菇类及五谷杂粮类
- 提供280多道简单易学的家常食谱
- 营养师针对每一种食材提供健康建议
- 提供减少每一种食材营养流失的烹调秘诀

**1** 蔬菜类

**7**

食材配对 **2**

### 红薯叶＋蒜→预防动脉硬化、降低胆固醇

蒜所含的维生素C能加强红薯叶中维生素B₆的功效，加速脂肪代谢，避免过氧化物在血管壁上堆积，减少动脉硬化的发病率。红薯叶及蒜中的膳食纤维能促进肠道蠕动，从而促进胆汁的分泌，促使胆汁分解血液中的胆固醇，进而降低胆固醇含量。

**8**

#### 蒜香红薯叶

**●材料**
红薯叶300克，蒜4瓣，辣椒1个。

**●调味料**
酱油2大匙，芥花油2大匙。

**●做法**
1 红薯叶摘下叶片，洗净，放入沸水中余烫一下，捞起；将蒜去皮，辣椒洗净、去蒂，分别切末。
2 锅中倒入芥花油烧热，爆香蒜末及辣椒末，加入酱油炒匀，盛出，淋在烫好的红薯叶上搅拌均匀即可。

**提示 蒜**：蒜里的大蒜素有刺激性作用，会刺激胃酸分泌，因此有胃部疾病的患者，尤其是胃溃疡、十二指肠溃疡患者最好不要吃蒜，以免引起身体不适。

食材配对 **3**

### 红薯叶＋小鱼干→预防骨质疏松、帮助生长发育

红薯叶这一类的深色蔬菜及小鱼干都是钙的良好来源，小鱼干所含的维生素D能促进钙在人体内的吸收利用，再配合适度运动，就可以使骨骼强健，预防骨质疏松。同时，红薯叶及小鱼干能提供足够的蛋白质，促进身体正常生长发育。

**9**

#### 红薯叶味噌汤

**●材料**
红薯叶60克，小鱼干10克。

**●调味料**
味噌2大匙，水2杯，盐适量。

**●做法**
1 将红薯叶挑除老叶、洗净；小鱼干洗净备用。
2 味噌加水拌匀，加入小鱼干煮3～5分钟使小鱼干入味；起锅前加入红薯叶煮熟即可，可依个人喜好加盐调味。

**提示 小鱼干**→含有丰富的钙，钙除了能促进骨骼生长，还对甲状旁腺功能正常运作和预防高血压有重要作用。

---

**6** 营养师健康叮咛

摄取过量或者不足的营养成分，对健康都不利，营养师针对食材的特性，提出部分人群不适宜食用的原因。

**7** 食材配对

有些食材搭配在一起食用，可让营养成分产生加倍的效果，甚至有助于预防病症。

**8** 配对说明

营养师详细说明为什么各组食材搭配食用能产生相应的功效，让您吃得健康且安心。

**9** 食材配对参考食谱

为每一组配对食材都附上一道简单易做的家常食谱供参考，希望您在了解配对原因后，能学以致用，当然您也可以自由发挥。

# 目 录

## 第一篇 蔬菜类

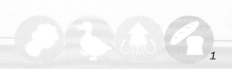

1

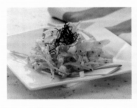
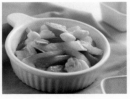
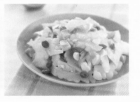

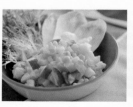
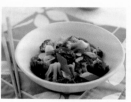
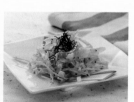

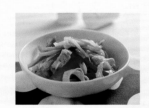

**104**

四季豆＋
牛肉→预防贫血、预防骨质疏松
【牛肉拌四季豆】
甜椒＋青豆→保护眼睛、美容养颜
【三色四季豆】
虾仁→美白淡斑、保护眼睛
【虾炒四季豆】

**106**

玉米＋
鲷鱼→抗氧化、预防血栓
【玉米鱼条烩饭】
鸡蛋→缓解眼睛干涩
【玉米蛋饼】
鸡肉→消除疲劳、降低胆固醇
【鸡茸玉米羹】

**108**

甜椒＋
干贝→抗氧化、促进伤口愈合
【彩椒鲜贝】
蒜→增强抵抗力、预防血栓
【蒜味甜椒】
猪肉＋柠檬→预防贫血、降低胆固醇
【柠檬甜椒肉片】

**110**

茄子＋
猪肉→促进消化、维持神经功能正常
【香煎茄饼】
芝麻酱→抗氧化、保护心血管
【芝麻酱茄子】
辣椒＋豆瓣酱→增进食欲、维护心血管健康
【豆瓣炒茄子】

**112**

芦荟＋
豆芽＋排骨→增加皮肤弹性、预防贫血
【豆芽芦荟排骨汤】

**113**

山药＋
红枣→健脾润肺、养心安神
【梅酱炒山药】

**114**

蒜＋
茄子→防癌、降低胆固醇
【凉拌茄子】
虾→消除疲劳、抗氧化
【蒜蓉蒸虾】
栗子＋鳗鱼→预防动脉硬化、增强体力
【蒜香栗子鳗煲】

**116**

九层塔＋
蚬→预防贫血、保护心血管
【九层塔炒蚬】
鸡蛋→强健骨骼、美容养颜
【九层塔烘蛋】
茄子→化瘀止痛、预防癌症
【九层塔茄子】

**118**

葱＋
腐竹→降低胆固醇、构建人体组织
【葱拌腐竹】
面粉→提供能量、活化肝脏细胞
【葱油饼】
醋→促进消化、强健骨骼
【醋味葱段】

**120**

姜＋
黑糖＋醋→促进食欲、增加能量
【糖醋姜】
冬瓜→利尿、退热止咳
【冬瓜蛤蜊姜丝汤】
猪肠→降低胆固醇、增加组织弹性
【姜丝猪肠】

**122**

辣椒＋
雪里蕻→抗氧化、避免水分滞留
【辣味雪里蕻】
萝卜干→预防感染、促进消化
【辣炒萝卜干】
鲤鱼→减少皱纹、预防口舌炎
【泡椒鲤鱼】

**124**

香菜＋
糯米→改善口舌炎、提供能量
【米血糕】

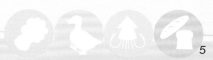

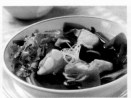
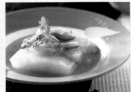

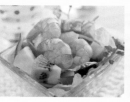
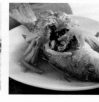

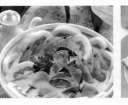

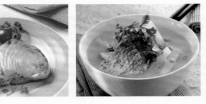

# 第三篇 肉类、内脏

**184**

**牛 肉+**

西红柿+马铃薯→预防胃溃疡、抗癌
【牛肉罗宋汤】

红酒+胡萝卜→提高免疫力、改善贫血
【红酒炖牛腩】

胡萝卜+白萝卜→防癌抗癌
【红烧牛腩】

**186**

**猪 肉+**

鸡蛋→促进新陈代谢
【炸猪排】

酸梅→促进血液循环、维持血压稳定
【香梅咕噜肉】

大白菜+荸荠→促进新陈代谢、消除疲劳
【红烧狮子头】

绿豆粉条→补充营养、强身健体
【蚂蚁上树】

干香菇→保护心血管、预防骨质疏松
【传统香菇卤肉】

上海青→维持皮肤弹性、降血脂
【香焖扣肉】

芋头→维持血压稳定、帮助消化
【芋香里脊卷】

**190**

**猪 肝+**

菠菜→预防贫血、预防骨质疏松
【菠菜猪肝汤】

梨→促进胃肠蠕动、预防高血压
【山梨炒猪肝】

香油→抗氧化
【香油炒猪肝】

**192**

**猪 蹄+**

竹笋→促进排便
【笋干肘子】

**193**

**鹅 肉+**

芹菜→增进食欲、保护皮肤黏膜
【凉拌鹅肉】

**194**

**鸡 肉+**

黑芝麻油+九层塔→促进新陈代谢
【三杯鸡】

甜椒→预防贫血、预防动脉硬化
【香杞鸡柳】

西红柿→预防血栓、预防动脉硬化
【西红柿鸡盅】

黑木耳→预防贫血、防止血栓形成
【黑木耳蒸鸡】

黑芝麻油→有助于产后恢复
【当归芝麻油鸡】

柠檬→促进新陈代谢、消除疲劳
【柠檬嫩鸡】

黄瓜+粉皮→促进血液循环、润泽肌肤
【鸡丝拉皮】

**198**

**鸭 肉+**

绿豆芽+胡萝卜→增强免疫力、防止皮肤干燥
【芽蔬炒鸭丝】

# 第四篇 蛋、豆、菇类

**200**

**鸡 蛋+**

菜脯→预防便秘、促进胆固醇代谢
【菜脯蛋】

蛤蜊→预防贫血、预防心血管疾病
【茶碗蒸】

虾→清除自由基、加速伤口愈合
【虾仁炒蛋】

蘑菇→促进消化、预防心血管疾病
【蘑菇肉片蛋花汤】

纳豆+杂粮→抗癌、预防骨质疏松
【墨鱼秋葵蛋包饭】

蘑菇+菠菜→预防心血管疾病
【鸡蛋菠菜色拉】

香菇+章鱼→强健骨骼、缓解眼睛疲劳
【海鲜淮山蒸蛋】

**204**

**豆 腐+**

胡萝卜+鸡肉→提高免疫力、抗老化
【家常豆腐】

猪肉+辣椒→促进肝脏排毒
【麻婆豆腐】

味噌→预防癌症
【味噌豆腐汤】

菌菇类→抗氧化、延缓衰老
【杂菇烩豆腐】

鸡蛋→预防感冒、增强免疫力
【豆腐蛋黄粥】

黑木耳→降低胆固醇、防癌
【木须豆腐】

鲑鱼→预防骨质疏松、降低胆固醇、保护心血管
【豆腐蒸鲑鱼】

**208**

豆 干＋芹菜→增进食欲、降低血压
【芹菜炒豆干】

**209**

金针菇＋胡萝卜+黄豆→提高免疫力、抗老化
【针菇黄豆粉】

**210**

香 菇＋竹笋→预防便秘及大肠癌
【油焖双冬】

鸡肉→改善虚弱体质、预防感冒
【竹荪香菇鸡汤】

金针菇+柳松菇→促进新陈代谢、
提高免疫力
【三菇炒面】

**212**

银 耳＋山苏→预防骨质疏松
【银耳烩山苏】

## 第五篇 五谷杂粮类

**214**

红 豆＋猪肉+冬瓜→控制血压、消除疲劳
【冬瓜红豆汤】

花生→预防动脉硬化、红润肌肤
【红豆花生汤】

西米→帮助排便
【红豆西米露】

**216**

花 生＋竹笋→降低胆固醇、预防动脉硬化
【花生笋丁】

猪尾→预防骨质疏松、增加关节润
滑度
【花生煲猪尾】

西芹→美白淡斑、促进新陈代谢
【花生酱拌西芹】

**218**

燕 麦＋荞麦→预防动脉硬化、瘦身轻体
【全麦红枣饭】

**219**

松 子＋黄豆→防癌抗癌、促进排便
【松子炒饭】

**220**

核 桃＋莲藕→助眠、预防癌症、镇定神经
【莲藕核桃甜品】

**221**

绿 豆＋猪肝→提高人体对铁的吸收率
【猪肝补血粥】

**222**

黑 豆＋鸡肉→预防大肠癌、润泽毛发及皮肤
【黑豆鸡汤】

**223**

杏 仁＋虾→预防高血压及冠心病
【杏仁虾球】

\* 本书食谱单位换算：1杯（固体）≈250克　1杯（液体）≈250毫升

1大匙（固体）≈15克　1大匙（液体）≈15毫升

1小匙（固体）≈5克　1小匙（液体）≈5毫升

# 每天都需要六大类营养

要维持身体功能的正常运作，六大类营养成分缺一不可。
有些营养成分可在人体内形成，但绝大多数仍需要从食物中摄取。
这六大类营养成分分别为蛋白质、糖类、脂质、维生素、矿物质、水。
这些营养成分环环相扣，紧密结合在一起，以保证身体各细胞、器官功能正常。因此，怎么从食物中获得这些营养成分，就成了保持身体健康的重要课题。

## 蛋白质

按照来源，可将蛋白质分为动物性蛋白质及植物性蛋白质。动物性蛋白质是优质的蛋白质，在体内有较好的吸收率和利用率。植物性蛋白质虽然吸收率及利用率相对较低，但是其氨基酸组成与动物性蛋白质有所不同，对现代人的饮食健康也有不可或缺的作用。

### ● 蛋白质的食物来源

动物性来源包括猪，牛，羊，海鲜，鸡、鸭等家禽，蛋类，奶类及其制品；植物性来源则包括黄豆，毛豆，以及豆腐、豆干、豆浆等豆制品等；主食类及蔬菜类亦含有少量的蛋白质。

### ● 每日推荐摄取量

蛋白质的每日推荐摄取量与个人体重有关。就健康体重者（没有超重或体重过低的）而言，蛋白质的每日推荐摄取量为0.9~1.0克/千克体重。如果有需要改变体重，或者是身患疾病，其蛋白质每日需要量则需重新评估。根据全国性营养调查资料显示，目前国人每人每日蛋白质摄取普遍过量，动物性蛋白质摄入量较多。蛋白质摄取过多，不但会使体重增加，还会增加肾脏负担。

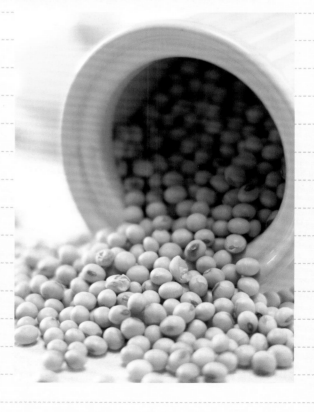

# 糖 类

所谓的糖类，在营养学中泛指所有的碳水化合物，其中包括米面饭中的淀粉、植物中的纤维质以及储存在体中的糖原。糖类依据组成结构分为三类：单糖、双糖及多糖。日常生活所使用的具有甜味的糖多属于单糖及双糖，常听到的膳食纤维则属于多糖。

## 单糖

单糖是糖类中组成结构最简单的。人体能直接转换并作为能量来源的葡萄糖，就是单糖；其他较常听到的单糖还有半乳糖及果糖。葡萄糖主要分布在水果中；而半乳糖在自然界中无法单独存在，在植物界中常以多糖形式存在于多种植物胶中，而在动物体内也常以其他形式存在；果糖在许多食品中都存在，如我们平常食用的蜂蜜也含有果糖，由于果糖的甜度高，溶解度好，因此经常被使用在食品的加工制作中。

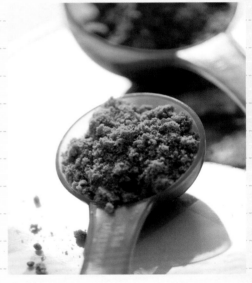

## 双糖

双糖中最常见的就是蔗糖、麦芽糖及乳糖了。我国南方一些地区种植甘蔗，并由甘蔗中提炼出蔗糖，制成以蔗糖为主要成分的食糖，为当地重要农产品之一。还有我们小时候吃的麦芽糖，其黏稠的口感和特殊的香甜味实在令人难忘，而一些小点心如糖葱、龙须糖等都含有麦芽糖；在市售的一些食品中，麦芽糖为甜味的最主要来源。

乳糖也属于双糖，是哺乳动物乳汁中特有的。有些人因为体内缺乏乳糖酶或乳糖酶活性较低，容易在饮用牛奶之后出现腹胀、腹泻等症状，这些症状被称为"乳糖不耐受症"。

## 多糖

在多糖中，我们较常讨论的就属淀粉及膳食纤维了。中国人的主食多以米面为主，在农业时代，人们淀粉摄入充足，在体内可以转换成葡萄糖被直接利用，是能量的基础来源。膳食纤维分为水溶性和非水溶性两种。非水溶性纤维可以促进肠道蠕动及帮助排便，主要存在于蔬菜、水果中。而水溶性纤维则有助于提高体内胆固醇的代谢率，主要存在于全谷类食物中，例如糙米、燕麦、大麦等。

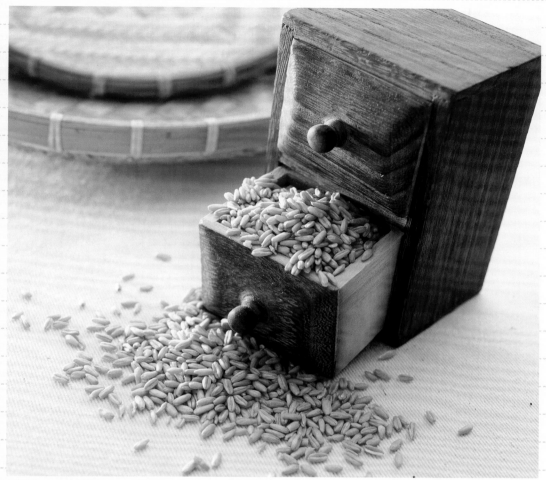

## 糖类为身体能量来源

糖类主要的功用是直接为人体提供能量。多种糖类进入体内后会被分解产生葡萄糖，葡萄糖经由血液运送到各细胞使用，而剩余的部分则转变为脂肪及糖原储存于体内。当身体缺乏能量时，体内储存的脂肪及糖原会再次转化为葡萄糖，供身体利用。

### ● 糖类的食物来源

糙米、燕麦、小米、玉米、红薯、芋头、红豆、绿豆、薏仁等五谷根茎类；含果糖和蔗糖的水果，含膳食纤维的蔬菜，含乳糖的奶类。

### ● 每日推荐摄取量

糖类的每日摄取量应占每日总热量摄入的55％～65％，可根据身体需要及生活状况调整。要尽量减少食用精制糖类食品，例如饼干、糖果、含糖饮料等，这些食品的每日食用量不应超过每日总热量摄入的10％。

# 脂　质

脂质是油、脂肪和类脂的总称。脂肪依据来源也可以分成动物性脂肪及植物性脂肪；依据脂肪酸结构不同，又可分成饱和脂肪酸、多不饱和脂肪酸、单不饱和脂肪酸。过量摄取饱和脂肪酸容易导致心血管疾病，所以建议不要大量摄取；而单不饱和脂肪酸有助于降低低密度脂蛋白（俗称"坏胆固醇"）浓度，所以建议可以适量多摄取。

脂质的主要生理功能是供给和储存能量、构建机体、维持体温和保护脏器等。食物中的脂肪可增加食物的风味，同时帮助人体吸收脂溶性维生素。脂肪的热量是蛋白质、糖类、脂质三大营养成分中最高的，1克脂肪约可提供29千焦的热量。

## ● 脂肪的食物来源

禽肉、畜肉、蛋类及乳制品中含有较多动物性脂肪；而植物中的椰子油及棕榈油也属于含较多饱和脂肪者。除此之外，多数植物性脂肪含有较多不饱和脂肪酸，尤其是橄榄油、葵花籽油和苦茶油。

## ● 每日推荐摄取量

一般建议摄入脂质的热量不应超过每日总热量摄入的30%，尤其是饱和脂肪酸的摄入量更不应超过10%，这样才能预防心血管疾病的发生。根据现代人的饮食状况分析，由于摄入油炸品及加工烘焙食品占比大，一般人每日脂质摄取量都超过了总热量的30%，因此，很多人的首要健康隐患就是肥胖，如不加以注意，长期下来，心血管疾病就会接踵而来。

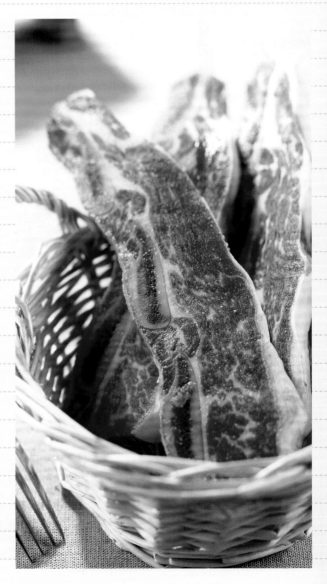

## 矿物质

矿物质在人体组织中含量很少，约占人体体重的4.4%，却是维持人体正常生理功能不可或缺的角色。它在生理上的功能涉及神经的兴奋、酶的活化、血液的凝结、酸碱的平衡及维持细胞膜的通透性。

依据人体需求量，矿物质可分为常量元素和微量元素两种。常量元素多以毫克（mg）为单位，其每日需求量基本都在200毫克以上，如我们熟知的钙，成人每日推荐摄取量为800毫克；而微量元素的每日推荐摄取量小于200毫克，甚至以微克（μg）为单位。

## 常量元素　磷钠钾镁氯

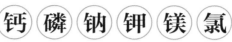

### 青春期前多吸收质

属于常量元素之一的钙，主要在小肠被吸收，如果肠道中有维生素D，也可促进钙的吸收。钙不是补得越多越好，因为钙的吸收率和摄取率是成反比的，也就是说，身体有一个调节机制去自行控制体内应保留多少钙，如果多补一点，它的吸收率就低一点，如果少补一点，它的吸收率就高一点，经过不断的调整，体内的钙会达到一个符合身体需求的平衡。钙的吸收率也和年龄有关，在婴儿期最高，然后到青春期也有一个高峰，其余阶段则维持在25%左右。更年期后，无论男女，钙吸收率都会以每年0.21%的速度下降，所以这也是许多人希望在年轻时多保存一些"骨本"的原因。

钙绝大部分存在于骨骼和牙齿中，这两处的钙约占体内钙的99%。其余1%则作用于血液凝结、肌肉收缩、神经传导等。此外，钙可以帮助铁吸收，并有助于缓解失眠症状。

### ● 钙的食物来源

我们可从奶类及奶制品、深色蔬菜、海鲜类、蛋黄、豆类及豆制品、加醋的大骨等食物中摄取钙。此外，也可通过营养补充剂获得足够的钙。

### ● 每日推荐摄取量

依据中国营养学会的建议，成人（18岁以上）每日钙的推荐摄取量为800毫克，而每日摄取量上限不得超过2500毫克。所以如果日常已经采取高钙饮食，在选择保健食品时，可选择钙剂量较低者。

钙摄取不足，会引起骨质疏松，容易导致骨折。急性的钙缺乏则可能引发肌肉痉挛。而常见的血钙水平过高的状况，多半是由于使用胃药过多、过量补充维生素D以及甲状旁腺功能亢进引起的。

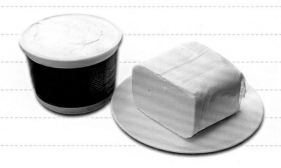

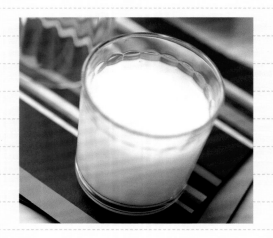

## 维生素D有助于 磷 的吸收

体内存在多少磷，主要取决于小肠吸收率及肾脏排出率。磷的吸收率约为钙的2倍，维生素D有助于磷的吸收，而膳食纤维则会干扰维生素D的摄取。

身体中约有80%的磷是与钙相结合的，存在于骨骼与牙齿中，所以它在体内最重要的功能就是构成骨骼和牙齿以及维持其健康。除此之外，它还能调节体内的酸碱平衡、构成遗传物质、参与身体能量的代谢。

### ● 磷的食物来源

含磷较多的食物有牛奶、面粉、豆类、肉类及蛋黄等。因为磷在食物中分布得很广，所以如果饮食均衡，通常不会出现磷缺乏的现象。

### ● 每日推荐摄取量

有关磷的每日推荐摄取量，成人每人每日为700毫克，上限为4000毫克（老年人为3000毫克）。如果磷摄取过量，会影响钙的吸收，也可能引起肾脏病变。而缺乏磷，可能引起生长迟缓、软骨症、肌肉萎缩、心律不齐、呼吸衰竭等。

## 调节体内水分靠 钠

钠经由小肠吸收，在体内可以调节水液平衡，维持血压，使肌肉收缩，维持细胞的通透性，是极为重要的矿物质。钠有95%由尿液排出，但它容易受到体内肾上腺皮质激素的影响。举个简单的例子，女性怀孕期间，体内糖皮质激素会增加，引起钠潴留，进而容易产生水肿现象。

### ● 钠的食物来源

钠的食物来源主要是盐、酱油等调味料以及腌制食品，少数来自豆类及蔬菜类食材。

### ● 每日推荐摄取量

钠的每日推荐摄取量并未列入《中国居民膳食营养素参考摄入量》中，但就营养学角度而言，摄入过多钠会加重肾脏负担，所以建议正常人一天不要摄入超过6克的盐（包括酱油等调味料）。如有肾脏疾病，则应依据病情差异而有所调整。研究显示，钠摄取过量也可能导致血压偏高，故日常应注意不要过量食用调味料及高钠食品。

在临床上有一些病症会导致血钠水平下降，比如肝硬化或心力衰竭。大量喝水也是造成血钠过低的原因，故在减肥偏方中要求减肥者喝大量的水，这样做是否恰当，仍需视个人健康状况而定。而引起血钠过高的原因大多与身体快速失水有关，例如流汗过多或罹患尿崩症等。

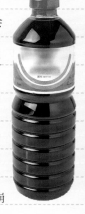

## 钾能维持肌肉及神经正常运作

钾在人体中主要由小肠吸收，分布于神经、肌肉等细胞。它可以调节细胞渗透压及体液的酸碱平衡，维持肌肉及神经的正常运作，促进肌肉蛋白的生成，促进糖原（身体能量储存方式之一）的合成等。

### ● 钾的食物来源

钾存在于许多食物之中，因此普通人不容易出现缺乏的现象。我们平常食用的蔬菜、水果中，如胡萝卜、芹菜、茼蒿、空心菜、菠菜、苋菜、香菇、马铃薯、柿子、番石榴、香瓜、香蕉、龙眼、葡萄、柳橙、阳桃的含钾量均较高。此外，市售的低钠盐及无盐酱油都用钾取代钠，所以也算是钾含量颇高的调味料。

### ● 每日推荐摄取量

就营养学的角度来看，建议成人每日的钾摄取量约为3.6克。除有肾脏疾病者需多加注意外，其他人皆可通过身体自行调节而使体内的钾含量达到平衡。因饮食造成的高钾血症或低钾血症很少见，一般而言，低钾血症大多是由减肥不当、酗酒或者极度的饮食不正常（如厌食症）所导致。至于高钾血症，常见于因无法顺利将钾排出体外的肾衰竭患者以及因水分大量流失造成体内水电解质平衡紊乱的脱水患者。

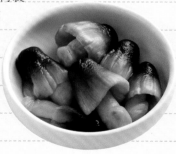

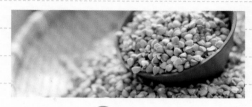

## 钙太多影响镁吸收

在矿物质中，镁是存在于人体中含量排在第四位的常量元素。镁在整个肠道均可被吸收，有60%~65%存在于骨骼和牙齿中，其余分布于肌肉及软组织内。在镁的吸收过程中，氨基酸及乳糖有促进镁吸收的效果，而过多的磷、草酸、植酸及膳食纤维则会影响镁的吸收。值得一提的是，如果每日钙的摄取量超过2500毫克，也会使镁的吸收率降低。

镁可以影响骨骼对钙的吸收，维持骨骼生长，协助能量转换，促进神经传导及调节激素分泌，还可以维持细胞内钾的平衡，预防心律不齐。

### ● 镁的食物来源

因为镁是叶绿素的组成成分之一，所以绿色蔬菜为镁的重要食物来源。在粗粮、坚果类及种子类等食物中，一样可以摄取丰富的镁。

### ● 每日推荐摄取量

成人每日推荐镁摄取量因性别不同而有所不同，建议成年男性每日摄取镁350毫克，成年女性每日摄取300毫克。镁也有所谓的上限摄取量，可耐度最高摄入量（UL）为每日700毫克。

正常情况下，人体是不会缺乏镁的，但酗酒、营养不良、肾脏疾病、胃肠疾病及长期使用利尿剂均可能导致镁缺乏。缺乏镁，会导致肌肉颤抖、记忆力衰退，甚至出现精神错乱、抑郁等病症。

### 氯能参与胃酸形成，有助消化

氯经肠道吸收，它的代谢与钠是有相关性的。当钠大量流失，体内的氯也会出现不足的现象。氯在体内的作用为调节水液平衡和酸碱平衡，亦与蛋白质、维生素$B_{12}$及铁的吸收有关。氯还具有参与胃酸形成、帮助食物消化的功能。

### ● 氯的食物来源

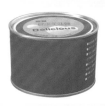

含氯的食物包括蔬菜类中的菠菜、茼蒿、芹菜、雪里蕻等，调味料中的食盐及酱油等。

### ● 每日推荐摄取量

有关氯的推荐摄入量，我国并未制定相关标准，不过根据普通人日常的需求量判断，正常且均衡的饮食并不会造成氯缺乏。氯的缺乏大多与用药有关，当服用促肾上腺皮质激素或可的松时，就可能造成氯缺乏，容易使人出现呕吐或胃液不足等不适现象。

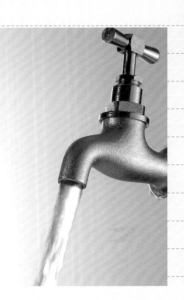

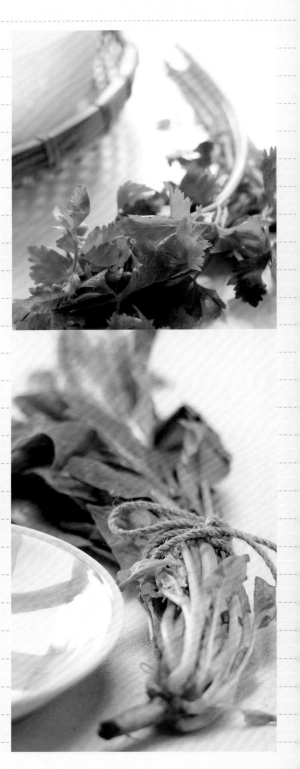

# 微量元素 铁铜碘锌硒

## 女性体内铁含量少于男性

依照在体内的功能，可以将铁分为两类，一为功能性铁，一为储存性铁。一般而言，女性体内的铁含量比男性少，因为女性本身的血容量及肌肉体积较男性小，相对而言，血红素及铁储存量也比较少。

铁的吸收率是会随着身体的需求而自行调节的，当身体需要量多一些时，吸收率就会相对地提高。因为女性体内铁的储存量低于男性，所以女性对铁的吸收率就会高于男性。此外，女性孕期，尤其是孕中、晚期时，铁的需求量大增，吸收率也会跟着增加。

铁在体内的作用，最主要是存在于血红蛋白中协助氧气运输；此外，它还参与DNA合成，与细胞增殖有很大的关系。

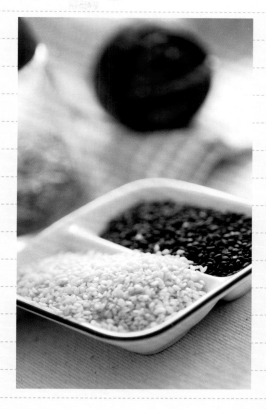

## ● 铁的食物来源

动物肝脏、猪瘦肉、芝麻、芥菜、芹菜、紫菜及黑木耳等都含有丰富的铁。研究证实，维生素C、肉类、果糖、氨基酸、脂肪可增加铁的吸收，而浓茶、咖啡、牛奶、蛋类、植酸、麦麸等则会抑制铁的吸收。

## ● 每日推荐摄取量

铁的每日推荐摄取量有性别之分，因为女性体内储铁量低于男性，故每日推荐摄取量就会高于男性。建议成年女性每日铁摄取量为20毫克，成年男性每日摄取量则为15毫克。有些贫血的人会通过服用补铁剂来改善贫血，但铁是有摄取量上限的，建议成人每日铁的总摄取量不超过40毫克。铁缺乏，最常见的影响就是会引起贫血，轻度贫血只要不影响生活作息，对身体是无害的，但如果贫血状况严重，可能会导致体内血红蛋白携氧量的不足，造成酸中毒。铁摄取过多，则会引起呕吐、恶心、便秘及消化道不适等症状。

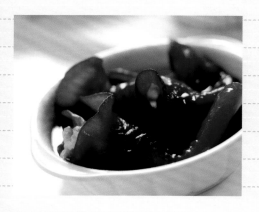

## 铜 有助于血红蛋白的合成

铜的吸收主要在胃、十二指肠及小肠上端，它的吸收率会受到锌与植酸的影响。铜虽然只是体内的微量元素，却参与体内许多重要的生理功能，包括血红蛋白的合成、胶原蛋白的合成、脑组织的形成、维持神经传导正常、促进免疫系统功能等。

### ● 铜的食物来源

铜在食物中的分布相当普遍，我们常吃的肉类、鱼、动物肝脏、豆类及全谷类都含铜。此外，坚果类及啤酒中亦含有铜，只是应适量食用，以免摄取过多热量。

### ● 每日推荐摄取量

铜广泛存在于食物中，普通人不容易出现缺乏的现象。遗传性罕见疾病——威尔森氏症会导致人体无法将过多的铜经肠道排出体外，使过量的铜蓄积于肝脏、脑及肾脏等器官，进而出现全身性不适症状。铜缺乏，则易引起贫血、肾炎及口炎性腹泻。

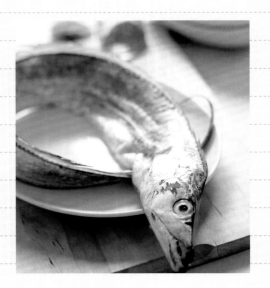

## 合成甲状腺素需要 碘

碘是维持人体甲状腺正常功能所必需的营养成分。甲状腺素的作用主要是调节代谢及促进发育。碘参与合成的甲状腺激素T3可促进骨骼和生殖系统的生长发育，促进蛋白质的合成；而甲状腺激素T4则与脑、脊髓及神经系统的发育有关。

### ● 碘的食物来源

由于海水富含碘，故碘最主要的食物来源即海产类食品。此外，为了避免国人碘缺乏，依据相关政策，国内所生产的食盐大多有添加碘，因此，食盐也成为我国居民主要的碘来源之一。

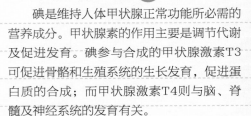

### ● 每日推荐摄取量

碘缺乏会造成甲状腺肿大。营养学会建议，成年人每日可摄取120~150微克的碘。碘的缺乏大多和地域及人们的饮食习性有关，这也是我国要在常用的食盐中添加碘以避免碘缺乏的原因。

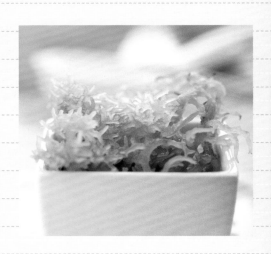

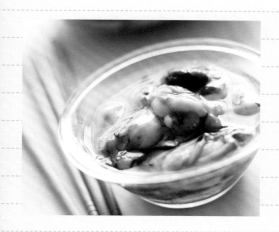

## 锌 能稳定血糖

锌在体内有一个重要作用，就是参与胰岛素的代谢，促进胰岛素信号的传导，协同胰岛调节机体物质代谢。此外，锌是促进生长及生殖系统发育的重要矿物质。锌对皮肤、毛发、指甲及口腔黏膜有修复的作用。

### ● 锌的食物来源

锌存在于我们常吃的食物中，包括牛奶、猪肉、家禽、鱼、动物肝脏、豆类及坚果类，牡蛎中的锌含量也颇高。

### ● 每日推荐摄取量

中国营养学会依照人体每日需求量制定了每日锌推荐摄取量，建议成年男性每日摄取15毫克，成年女性每日摄取12毫克。成人锌上限摄取量为每日不得超过35毫克。在购买营养补充剂后应注意使用量，以免过量摄取。由于人体内没有储存锌的机制，因此锌缺乏是比较常见的。锌缺乏会导致皮肤发炎、免疫力下降、认知及行为异常、食欲不振、伤口愈合缓慢等症状。糖尿病患者体内的锌含量约为正常人的1/2，因此糖尿病患者的神经末梢知觉较迟顿，也容易出现伤口较难愈合的问题。

## 硒 具有抗氧化功能

硒是一种在地表上广泛分布的矿物质，它与维生素E一样拥有极佳的抗氧化功效，但二者作用机制不同，故无法互相取代。硒通过参与蛋白质合成于体内发挥抗氧化作用，还可调节体内甲状腺激素的代谢及维生素C的氧化还原作用。

### ● 硒的食物来源

我们最常提到硒的食物来源包括瘦肉、大蒜及南瓜等，后两种亦有相关的保健食品开发。

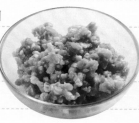

### ● 每日推荐摄取量

依据《中国居民膳食营养素参考摄入量》，建议成人每日硒的摄取量为50微克，上限摄取量为不超过400微克。硒缺乏，会导致克山病，这是一种地域性疾病。克山病主要会引发急性或慢性心功能不全，严重时甚至导致死亡。此外，硒缺乏可能会导致大骨节病，引起多发性变形性骨关节病变等多种症状。

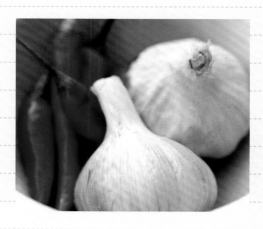

## 维生素

维生素是一种维持人体正常功能的有机物，有少部分可由身体自行产生，但身体的制造量并不足以满足身体的需求，绝大多数的维生素还是主要从食物中摄取。

维生素可分为水溶性维生素及脂溶性维生素两种。水溶性维生素包括B族维生素、维生素C，此类维生素容易因食材的切洗、烹调而流失。脂溶性维生素必须与脂肪结合才可被人体吸收，这种维生素包括维生素A、维生素D、维生素E、维生素K，因此营养师会说含有丰富维生素A的胡萝卜用油炒食比生吃更有益。

## 水溶性维生素　维生素Ⓒ　维生素Ⓑ₁　维生素Ⓑ₂　维生素Ⓑ₆　维生素Ⓑ₁₂　叶酸　烟酸

### 维生素Ⓒ杰出的抗氧化营养成分

维生素C除了有良好的抗氧化作用，还常被用作美容美白产品的辅助成分，因为它本身有美白淡斑的作用，外用、内服皆有效果。服用维生素C，可使机体有效抵抗病毒入侵及细菌感染，可提升机体免疫力；还可辅助铁的吸收，增加血红蛋白的载氧量，使人脸色红润；还可降低血中胆固醇，清除血栓。维生素C还具有保持皮肤弹性、增加骨骼和关节强度的作用。

#### ● 维生素C的食物来源

维生素C普遍存在于蔬菜及水果中，尤其是绿色蔬菜，如菜花、卷心菜、芹菜、青椒，以及柑橘类水果，如柑橘、葡萄柚等。

#### ● 每日推荐摄取量

有关维生素C的推荐摄取量，建议成人每人每日摄取100毫克。由于摄取过多可能导致结石，因此建议成人每日不得摄取超过2000毫克的维生素C。

维生素C缺乏，会造成牙龈出血、皮下点状出血、贫血和皮肤干燥脱皮等。因为维生素C无法储存于体内，所以建议每天都要食用蔬菜和水果，以免维生素C缺乏。

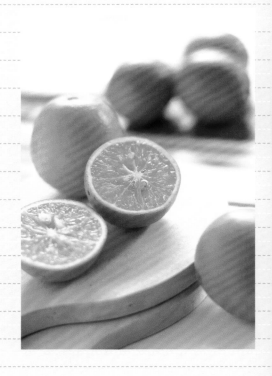

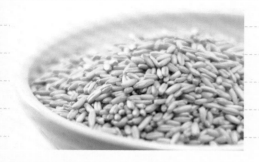

## 维生素 B₁ 人体最易缺乏的营养成分

维生素B₁主要作用于人体的神经系统，具有抗神经炎症的作用，亦可提振精神，消除疲劳。维生素B₁可帮助人体消化糖类，但因其很容易受热或被酒精、咖啡因、食品加工过程破坏，故维生素B₁是人体很容易缺乏的营养成分之一。特别是生活压力大、经常熬夜的人，需适量补充维生素B₁。

### ● 维生素B₁的食物来源

维生素B₁广泛存在于植物性食物中，尤其是颇具养生价值的全谷类、胚芽类食物。动物性来源则包括牛奶、动物肝脏及肉类等。

### ● 每日推荐摄取量

虽然目前并没有研究显示维生素B₁的需求量和热量摄取有关，不过由于维生素B₁有帮助糖类分解的作用，故建议摄取量仍依据男女热量需求不同而有所区别。依据中国营养学会公布的《中国居民膳食营养素参考摄入量》，建议成年男性每日应摄取维生素B₁0.9~1.4毫克，而成年女性每日则应摄取维生素B₁0.8~1.1毫克。

缺乏维生素B₁，可能引起脚气病，其症状为恶心、食欲不振、手脚水肿以及肌肉无力等。此外，还会出现注意力不集中、抑郁、记忆力衰退等精神症状。

## 维生素 B₂ 促进细胞再生

维生素B₂又被称为核黄素，最主要的作用为促进细胞再生、促进皮肤和毛发的正常生长、缓解口角和舌头发炎的症状，还可增强肝脏代谢，改善脂肪肝。

维生素B₂在体内与维生素B₆、烟酸及维生素C同时存在时，可发挥很好的效果。而维生素B₂有一个特点，就是容易受到光的破坏，故相关补充剂应避光保存。

### ● 维生素B₂的食物来源

维生素B₂存在于许多动物性食物中，包括奶类、瘦肉、动物肝脏、牡蛎等。完全素食者容易缺乏维生素B₂，建议可多食用维生素B₂含量较丰富的植物性食物，如香菇、黑木耳、花生、芝麻等。

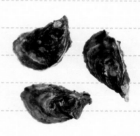

### ● 每日推荐摄取量

依据活动量及热量需求不同，《中国居民膳食营养素参考摄入量》建议成年男性的维生素B₂每日摄取量应为1~1.6毫克，而成年女性应为0.9~1.3毫克。

维生素B₂是国人容易缺乏的营养成分之一。缺乏维生素B₂，可能导致脂溢性皮炎、口角炎、倦怠疲劳等。一般情况下，建议精神压力大者、素食者及饮食中油脂偏高的人额外补充维生素B₂。

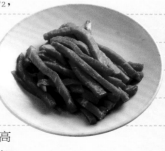

## 维生素 B₆ 可在肠道中合成

维生素B₆可在人体的肠道中合成，但因无法储存，故仍建议每日摄取。维生素B₆可减少夜间脚疼挛、手麻等神经症状，可减缓呕吐症状，还具有抗过敏作用，因此在临床上被广泛应用于改善经前综合征、怀孕及更年期不适等症状。维生素B₆亦可作为糖类、脂肪及蛋白质三大营养成分代谢的辅酶，在营养学上占有重要的地位。

### ● 维生素B₆的食物来源

只要是富含蛋白质的动物性食物，就是维生素B₆的良好食物来源，包括鸡肉、猪肉、金枪鱼、黑鲷等。植物性来源包括马铃薯、燕麦、糙米、西红柿、甘蓝等，蜂蜜也是维生素B₆的良好来源。

### ● 每日推荐摄取量

依据中国营养学会公布的《中国居民膳食营养素参考摄入量》建议，19~50岁的成年人每日应摄取维生素B₆为1.5毫克。研究显示，年长的人身体所需维生素B₆的量高于一般人，故建议50岁以上成年人每日摄取1.6毫克维生素B₆。为避免摄取过多维生素B₆，营养学会还规定了上限摄取量，建议成年人每日摄取维生素B₆不应超过80毫克。

维生素B₆是维持红细胞正常发育的重要营养成分，如果缺乏就可能造成贫血。维生素B₆还是抗发炎因子，因此缺乏时也可能导致口角炎、舌炎以及脂溢性皮炎等。

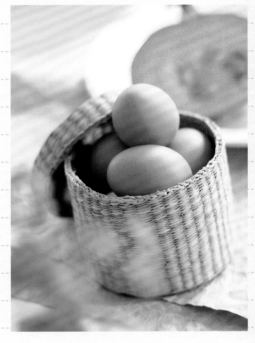

## 维生素 B₁₂ 协助脂肪酸代谢

维生素B₁₂有促进红细胞再生、预防贫血的功效，亦可协助脂肪酸代谢，促进体内糖类、蛋白质、脂肪等三大营养成分代谢。此外，维生素B₁₂作用于神经系统时可减轻焦虑，提高注意力，增强记忆力。

### ● 维生素B₁₂的食物来源

维生素B₁₂的食物来源主要是牛奶、鸡蛋以及动物肝脏，故对全素者而言，需要额外补充，以免缺乏。依据中国营养学会公布的《中国居民膳食营养素参考摄入量》建议，成年人每日应摄取维生素B₁₂ 2.4微克。

因为维生素B₁₂具有特殊的吸收条件，胃酸分泌过少会影响人体对其的吸收，所以实施过胃切除手术或者有吸收障碍者容易有维生素B₁₂缺乏的症状，常表现为恶性贫血，还可能出现四肢感觉障碍和刺痛、麻木等神经症状。

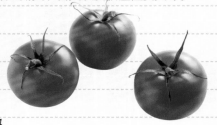

## 叶酸 影响胎儿神经发育

对成年人而言，叶酸有促进红细胞生成、预防贫血的效果。此外，它也可以预防口腔溃疡。经研究证明，叶酸对胎儿神经系统的生长发育有显著的效果，故建议女性在备孕期、孕期和哺乳期都应适量补充叶酸。

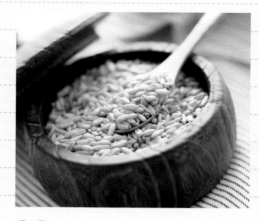

### ● 叶酸的食物来源

叶酸普遍存在于植物的叶绿素中，所以只要多吃绿色蔬菜即可获得。动物性来源则有鱼油及动物肝脏等。

### ● 每日推荐摄取量

根据《中国居民膳食营养素参考摄入量》，建议成年人每日应摄取叶酸400微克；怀孕中的女性每日可摄取600微克；而哺乳期女性则建议每日摄取500微克。

人体缺乏叶酸，会影响红细胞的生成，造成贫血。贫血时会产生易怒、头痛、心悸、呼吸急促等症状。叶酸缺乏，亦会引起腹泻及消化吸收不良等症状。

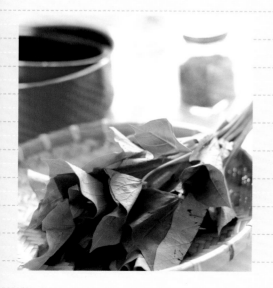

## 烟酸 不足易疲劳

人体对烟酸的需求量在维生素中算是较大者，其主要在胃及小肠被吸收。烟酸有将糖类、蛋白质、脂肪等三大营养成分分解成热能供身体活动使用的功效，故可缓解疲劳，振奋精神。烟酸也能维持消化系统的正常运作，促进血液循环，调节血压，有效预防及缓解偏头痛。

### ● 烟酸的食物来源

可从全谷类、瘦肉、动物肝脏中摄取丰富的烟酸，亦可于牛奶、鲑鱼及西红柿中摄取。

### ● 每日推荐摄取量

依照性别、活动量及热量需求量的不同，有不同的烟酸建议摄取量，一般建议成年男性的每日摄取量为12~18毫克，女性为10~15毫克。患有某些疾病，如肝功能不全、胃溃疡等的人不建议额外补充。烟酸亦有上限摄取量，成年人每日摄取不得超过35毫克。

如果缺乏烟酸，就容易引起皮肤粗糙甚至皮肤炎症，易引发精神紧张、疲倦、头痛晕眩、恶心呕吐等症状。

## 脂溶性维生素　　维生素Ⓐ　维生素Ⓓ　维生素Ⓔ　维生素Ⓚ

### 维生素Ⓐ保护皮肤及黏膜组织

维生素A有保护皮肤、黏膜组织及眼睛的作用，适量摄取维生素A可避免皮肤角质化；而维生素A参与视网膜感光物质的生成，对于需长时间用眼的学生及上班族来说，适量摄取维生素A有保护眼睛的作用。此外，维生素A亦有抗氧化的作用，可预防衰老及抗癌。

### ● 维生素A的食物来源

维生素A的食物来源可分为动物性及植物性两种。动物性来源包括动物肝脏及乳制品；而植物性来源泛指所有红色蔬果，包括南瓜、胡萝卜等。

### ● 每日推荐摄取量

维生素A的需求量与体重有关，故男性和女性的建议摄取量不同。依据相关标准，建议成年男性每日摄取800微克，女性为700微克。因维生素A摄取过多有中毒的危险，故规定有上限摄取量，成人每日摄取不得超过3000微克。

缺乏维生素A，会使眼睛干涩，甚至引起视力减退，严重时可能导致夜盲症。此外，由于维生素A有保护黏膜的作用，如缺乏可能使呼吸道干燥而容易受到病菌感染。维生素A摄取过量易引起中毒，中毒症状包括胃痛、呕吐、头痛、疲劳、肝脏肥大、脱皮及视力模糊等。

### 维生素Ⓓ需要阳光

维生素D的生成离不开阳光，又有"阳光维生素"之称。皮肤中的维生素D前体物质必须经过阳光，才能转换为可供人体使用的维生素D。维生素D与肠道内钙吸收有关，维生素D的含量越高，越能提升钙在肠道中的吸收率。这就是多晒太阳、多摄取高钙食物便可预防骨质疏松的原因了。

维生素D除了可促进钙和磷的吸收、强健骨骼，还会影响生长发育，促进身体对维生素A的吸收。

### ● 维生素D的食物来源

维生素D的食物来源包括动物肝脏、金枪鱼、沙丁鱼、鸡蛋、奶制品以及香菇等。另外，鱼肝油的维生素D含量也很丰富。

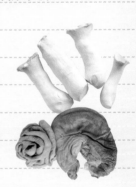

### ● 每日推荐摄取量

除非长期刻意不晒太阳及素食者，其他人一般不会有缺乏维生素D的问题。依据《中国居民膳食营养素参考摄入量》，19~50岁的成人每日应摄取5微克维生素D，50岁以上成人每日维生素D摄取量建议为10微克。

维生素D缺乏，容易造成骨骼发育不全，导致佝偻症或软骨病，也会导致老年性骨质疏松。长期过量摄取维生素D易导致中毒，症状有口渴、皮肤瘙痒、呕吐、腹泻等。

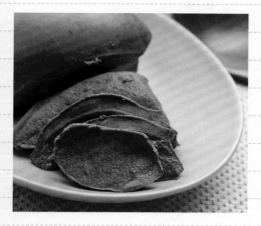

## 维生素 **E** 为抗氧化维生素

维生素E是体内很重要的抗氧化维生素，可减缓人体衰老。维生素E的其他作用有防止血液凝固，避免脂肪在血管内淤积，预防血管阻塞。维生素E还是一种淡疤药剂，既可内服，又可外用。

### ● 维生素E的食物来源

维生素E的主要食物来源包括鸡蛋、牛奶、动物肝脏、鳗鱼、金枪鱼、乌贼等。另外，全谷类及部分核果类亦可提供维生素E，在日常使用的烹调用油中也添加有维生素E。

### ● 每日推荐摄取量

在正常的饮食状态之下，并不会发生维生素E缺乏的现象。依照《中国居民膳食营养素参考摄入量》，建议成年人每日应摄取12毫克的维生素E。如维生素E长期摄取过量，可能造成凝血功能异常，故规定有上限摄取量，即成年人每日摄取不得超过1000毫克。

缺乏维生素E，会使人肌肉无力、精神不济、脱发等。儿童缺乏维生素E可能造成凝血功能不佳，甚至出现溶血的现象。

## 维生素 **K** 有助凝血

维生素K主要的生理作用是参与人体凝血反应，虽然身体对它的需求量很少，但是它对人体非常重要。例如女性生理期补充生素K，有预防大量出血的作用。对于有痔疮或有内出血的人而言，定期补充维生素K，有防止血液流失的功效。

### ● 维生素K的食物来源

在所有食物中，紫甘蓝及猪肝的维生素K含量较为丰富，其他含有维生素K的食物还包括牛肉、鸡蛋、全脂牛奶、乳制品、菠菜、生菜、西蓝花等。

### ● 每日推荐摄取量

对于维生素K的摄取量，中国营养学会并无相关建议，若从营养学的角度来看，依据人体每日的需求量，建议成年男性每日摄取60微克左右，成年女性每日摄取50~70微克即可。

因为维生素K主要和凝血功能有关，所以缺乏维生素K，容易有皮肤瘀血、胃肠道出血、流鼻血等症状出现。摄取维生素K亦不可过量，否则可能损害肝脏。

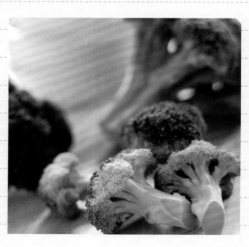

# 水

身体中许多物质的输送及生化反应是离不开水的，故虽然水并不提供热量，所能提供的矿物质也有限，但仍将它列为第六大营养成分。

身体内的水可使身体血液维持正常的循环，并可促进废物排泄，清除有毒物质；此外，水还有调节体温以及平衡体内电解质的作用。电解质平衡，肌肉才能正常收缩，神经才能正常地传导，身体才能保持正常运作。

## ● 每日推荐摄取量

建议成年人每日饮用6~8杯水（每杯约240毫升）。有运动习惯者，别忘了在运动前、中、后多喝水，可帮助身体清除废物。患痛风或高尿酸血症的人，建议每日饮用2500~3000毫升的水，以增加尿量，这样可加速体内尿酸的排出。便秘者亦需要多喝水，可达到软化粪便的效果。

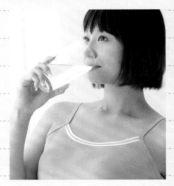

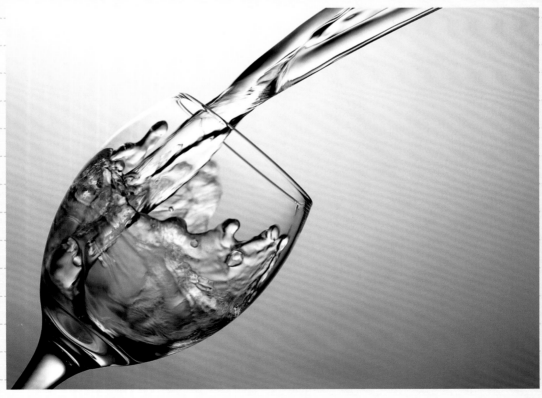

# 对症营养，强身健体

久坐办公室的人，不经常运动，且工作压力很大，难免会患上"文明病"。
如经常感到疲劳、食欲不振、失眠等。
为了改善扰人的病症，营养师针对营养成分进行调配，使其保健、养生的效果更明显。

## 营养配方 01* 消除疲劳

依其作用机理不同，消除疲劳的食物可以分成三类。

第一，可提供身体能量的糖类。五谷、根茎类食物含有丰富的糖类，可适量多食用，因糖类可转化成能量供身体活动利用，可使体力更旺盛。

第二，补血类营养成分，包括铁、叶酸、维生素$B_6$及维生素$B_{12}$。体内含铁量高时，红细胞发育正常，红细胞能运送的氧气量就更充足；体内氧气量充足，人就不容易感到疲倦。

第三，能增强肝脏代谢的B族维生素。因肝脏是人体中的排毒器官，B族维生素可加速肝脏细胞代谢以清除体内废物，体内废物少了，精神状态自然就好。

另外有一点需要注意，平常应减少食用甜食及含糖饮料，因为过多的糖分会让血糖不稳定，也容易造成身体疲劳。

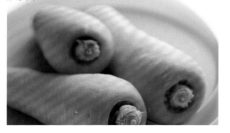

## 营养配方 02* 提振食欲

营养成分中的锌和人的食欲有关，体内锌缺乏会使得嗅觉及味觉变得不敏锐，而使食欲降低；食物中的铜可用来平衡体内的锌。因此当食欲不振的时候，可多吃含锌量高的海产品（主要为牡蛎）、坚果类、肉类及含铜量丰富的海鲜、家禽等。此外，B族维生素也被认为是可以促进食欲的营养成分，可以适量补充。

除了补充营养成分，在口味方面，一般而言，偏酸甜的口味也有促进食欲的效果（如糖醋、醋溜）。当然，香辛料中的大蒜素、辣椒素等也有开胃的效果，但要视胃肠状况食用。

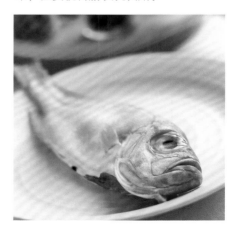

## 营养配方 03* 预防感冒

平日补充足够的维生素C能提升免疫力，有效地预防感冒。而维生素A则有保护呼吸道黏膜的功效，可以预防呼吸道受到细菌或病毒的感染。维生素C在柑橘类水果如橘子、葡萄柚及番石榴中含量很多，而维生素A则可从红色、黄色蔬果中摄取。

到了感冒中期，建议多补充B族维生素，以增强身体代谢和排毒能力，再搭配优质蛋白质，可以促使身体产生抗体，并供给身体修复组织使用，加速身体复原。因为矿物质中的锌有促进伤口愈合、加速组织生长的作用，所以可以多食用牡蛎、紫菜、花生、海鱼、猪瘦肉等富含锌的食物。

## 营养配方 04* 改善失眠

氨基酸中的色氨酸在体内能合成一种叫血清素的激素，此种激素能改善睡眠，提升睡眠质量，所以容易失眠的人可以在晚餐时间选择高蛋白食物，如各种鱼类、牛奶及奶粉、黄豆及豆制品等，以提供足够的色氨酸合成血清素。

在饮食中，有几种食物会让睡眠质量下降，包括高油脂的食物、高糖的食物以及咖啡因、酒精，睡眠质量不好的人，应少食用这几类食物。

## 营养配方 05* 减轻疼痛

现代人因为生活作息及工作压力的关系，身体常发生莫名的疼痛，此时可以通过摄取B族维生素、钙、镁来改善神经发炎及维持神经系统稳定，减少疼痛。

B族维生素中，维生素$B_1$、维生素$B_6$、烟酸及泛酸与神经系统有关，我们可以多食用瘦肉、牛奶、全谷类等食物来获得上述B族维生素。我们都知道钙对于骨骼发育有重要作用，其实它也参与神经传导等生理功能，因此平时应多食用奶类、小鱼干、深色蔬菜等含钙量高的食物。而矿物质中的镁可维持神经稳定，对于常发生莫名疼痛的人，也可通过食用绿色蔬菜来补充镁，以减轻不适症状。

## 营养配方 06* 消除眼睛疲劳

说到保护眼睛的营养成分，首推维生素A。维生素A主要的功效是增加眼睛的感光度，消除眼睛疲劳，亦有抗细胞氧化的作用，可以减少眼睛细胞病变的概率。富含维生素A的食物包括红色和黄色的蔬果、蛋类、肉类、动物肝脏等。另外，还有两个与植物有关的营养成分，即叶黄素及花青素，也是现今常见的用来保护眼睛的营养成分。它们主要的功效是过滤紫外线和对抗自由基，使光线不会直接刺激眼底细胞及视网膜，防止病变。叶黄素及花青素广泛存在于深色蔬菜、水果中，因此每天食用足量的深色蔬菜、水果，也是保护眼睛的秘诀之一。

## 营养配方 07* 改善口腔炎

营养成分中与口腔炎具有最直接关系的就是B族维生素，其中维生素$B_1$及维生素$B_2$是抗炎因子，在发生口腔炎时，可通过多补充B族维生素来改善症状，推荐的食物包括肉类、动物肝脏、牛奶、鸡蛋等。口唇发炎或牙龈发炎时，医生会建议多吃含维生素C的食物，这是因为维生素C有加速伤口愈合的作用，疼痛期过后补充适量的维生素C，能使发炎破损的伤口快速愈合，缓解不适症状。维生素C广泛存在于各类蔬果中，只要食用足量的蔬菜、水果，人体就不易缺乏维生素C。

## 营养配方 08* 改善过敏性鼻炎

过敏性鼻炎患者可以多食用含维生素A的食物，包括红色和黄色的蔬果、蛋类、肉类、动物肝脏等，因维生素A有保护呼吸道黏膜的作用，可以缓解鼻炎的不适症状。过敏性鼻炎患者应少吃寒性食物，如西瓜、香瓜、冬瓜等，也要尽量少喝冷饮。

有些人会对某些蛋白质食物过敏，包括牛奶、蛋类、小麦等，这种现象多半发生在儿童身上，但是有些成年人也会出现蛋白质过敏症状，而鼻炎可能是此类过敏的症状之一。除了需多注意自己是否对某些蛋白质食物过敏，亦可通过检测过敏原来避免过敏。

## 营养配方 09* 改善虚冷症状

虚冷体质的多半是女性，主要是因为女性体内血容量低于男性，加上每月月经期间血液会流失，所以易形成虚冷体质。而且，女性肌肉量较男性少，相对地，体内含氧量就少，故气血循环较差，也易出现虚冷的症状。建议虚冷体质的人先从补血下手，要摄取优良的蛋白质及足够的维生素$B_6$、维生素$B_{12}$、铁及叶酸，使血液供氧量充足。上述营养成分可从全谷类、红肉及深色蔬菜中获取。其次，建议适当增加运动量，加速血液循环，也可以改善虚冷体质。

平常也要尽量避免吃冰冷的食物，包括冰饮等生冷饮食。从食补的角度来看，可炖煮一些炖品如四物汤、十全补血汤等，适量食用，可以让自己的气血更好。

## 营养配方 10* 消除水肿

身体会水肿的原因是体内水分滞留，而这又有可能是体内钠含量较多引起的，这往往与饮食口味过重、激素分泌紊乱以及肾脏代谢功能降低有关。建议避免吃太多重口味的食物及调味品，以免钠囤积在体内，影响水分排出。钠与钾有互相抗衡的作用，我们可以通过摄取适量的钾，促使体内过多的钠排出，以缓解水肿。富含钾的食物包括马铃薯、胡萝卜、牛油果、香蕉、豆类等。

中医理论中提到的利尿食材，也就是有助于身体排出尿液的食材，可以多加利用，包括茯苓、薏仁、绿豆、荷叶等。

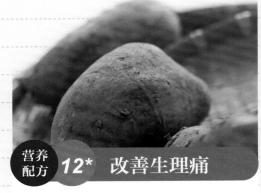

## 营养配方 11* 改善贫血

依据发生的原因，贫血可分为三种。第一种是缺铁性贫血，多半与饮食中铁摄取不足有关，缺铁会导致红细胞载氧量不足。身体没有足够的氧气，就容易产生头晕等不适症状，此时建议多食用红肉、绿叶蔬菜、全谷类、坚果类等富含铁的食物。

第二种是地中海贫血，它主要与遗传有关，饮食上不需要特别补充铁，而是要摄取足够的蛋白质、叶酸以及维生素E，以维持红细胞的完整。叶酸存在于各类蔬菜中，而维生素E含量丰富的食物有红薯、豆制品、胡萝卜、蛋类、全谷类、植物油、绿叶蔬菜等。

第三种则是恶性贫血，这一类贫血可能出现在全素者身上，主要是因为维生素B$_{12}$的缺乏。故如果无法从食物中摄取，建议额外补充。

## 营养配方 12* 改善生理痛

女性生理痛其实是可以通过饮食来改善的，对于经前会头痛以及有生理痛的人，需要补充维生素B$_6$，以预防及改善这些症状。因为维生素B$_6$能促进蛋白质、脂肪及糖类代谢。研究显示，体内血糖稳定有助于改善生理期的不适症状，而维生素B$_6$在营养成分的互相转化中起着重要作用，并能改善生理痛。富含维生素B$_6$的天然食物包括糙米、胚芽、燕麦、香蕉、马铃薯、西红柿以及动物肝脏等。

要稳定血糖，建议不要在生理期吃高油或高糖的食物，这会影响到血糖稳定性，进而使不适加重。当然也要避免食用寒凉的食物，以免经血流通不畅，子宫收缩，加重疼痛。

## 营养配方 13* 改善脱发

引起脱发的原因有很多，通过一些营养的补充，可以改善脱发的现象。首先要摄取优良的蛋白质。蛋白质为头发的主要成分，故提供足够的蛋白质，可促进头发生长。而矿物质中的锌及碘有促进毛发生长的作用，含锌的食物包括海产品（主要为牡蛎）、坚果类、肉类；而含碘的食物主要有海带、紫菜等海藻类。胶原蛋白可使头发具有弹性，更加健康，因此建议在摄取优质蛋白质的同时，多补充维生素C，以促进胶原蛋白合成。头发健康，脱发的概率就会降低。

饮酒、食用过于辛辣的食物、吸烟等都可能引起脱发，所以如果想要改善脱发，应先改变这些不良的习惯。而生活压力过大以及头皮清洁不当造成毛囊阻塞时也可能造成脱发。因此除了从饮食调理着手，生活习惯及情绪管理方面也要多注意。

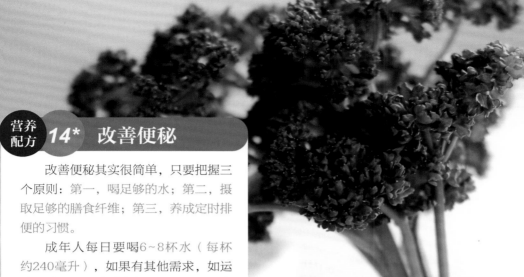

## 营养配方 14* 改善便秘

改善便秘其实很简单,只要把握三个原则:第一,喝足够的水;第二,摄取足够的膳食纤维;第三,养成定时排便的习惯。

成年人每日要喝6~8杯水(每杯约240毫升),如果有其他需求,如运动、减重、尿酸过高等,那么可以适当增加饮水量,每日饮用2500~3000毫升水。充足的水分可以使血液循环通畅,血液中的电解质平衡,而体内废物也可通过排尿的方式排出体外。水也有软化粪便的功效,含水量较多的粪便会比较柔软,也比较好排出。水分包括所喝进去的水、饮料以及汤等,不过建议补充水分应以白开水为主。

膳食纤维虽然是一种不能为人体吸收的物质,在身体代谢中却有着不可或缺的作用。膳食纤维本身可以促进肠道蠕动,使粪便不会停留在肠道中过久因失水而变得又干又硬。膳食纤维本身也可吸收水分,能使排便更为顺畅。

最后,养成定时排便的习惯也是缓解便秘的主要方法,粪便在体内滞留的时间越久,就越容易因发酵而产生毒素及致癌物质。便秘也容易导致内热、皮肤粗糙等后果。因此,养成定时排便的习惯也是一种养生之道。

## 营养配方 15* 改善关节痛

关节痛的产生多半是因为骨头与骨头之间的软骨出现磨损,亦或与空腔内的润滑液减少有关;润滑液减少会导致骨头间相互磨擦,产生酸痛的感觉。常见于运动过度的人或年长者。在饮食上,建议多补充维生素C及优良蛋白质,因为两者在体内可以合成胶原蛋白,保持软骨的弹性。维生素C广泛存在于蔬菜及水果中,柑橘类水果如橘子、葡萄柚等含量尤其丰富。优良蛋白质多来自动物性蛋白质,包括牛奶、蛋类以及肉类。

目前很流行的氨基葡萄糖,也是保护我们关节的一个重要营养成分,它的主要作用是增加关节腔中的润滑液,这与机器要加润滑油的原理是一样的。不过氨基葡萄糖不易从天然食物中摄取,因此要通过保健食品补充。建议咨询专业营养师之后,依据个人状况,有针对性地补充为宜。

# 每天正确饮食七法则

要吃得健康，除了要均衡营养，更要养成良好的饮食习惯。
错误的饮食方式，不但导致事倍功半，长期下来也会给身体带来负担。
每天实践七法则，更易吃出健康。

**饮食法则 01\*　早餐质量要好**

早餐很重要。品质好的蛋白质和淀粉类食物，例如馒头夹鸡蛋，配上一个苹果和一杯豆浆或牛奶，能让一上午的精神和体力都处在上佳状态。

**饮食法则 02\*　午餐少吃淀粉类食物**

为了避免午餐吃得太饱而导致血糖突然升高，使人体释放大量胰岛素引起下午昏昏欲睡，淀粉类食物不宜食用过多，可多吃蔬果补充维生素，还能帮助分解早餐中尚未代谢完全的糖类和蛋白质，帮助产生能量。随着午餐的逐渐消化，到了下午3点左右血糖下降，人往往会出现困倦感，这时可补充一点能量，吃些点心。

**饮食法则 03\*　晚餐简单吃**

晚餐宜吃得简单些，蛋白质和糖类的分量要少，可吃些富含钙和镁的蔬菜、豆类和乳制品，有助于镇定神经、释放压力，对夜晚入睡有益。

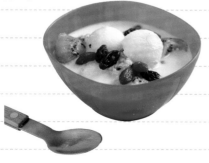

**饮食法则 04\*　水果要饭前吃**

食物进入胃须经1~2小时消化，若饭后立刻吃水果，反而增加胃肠负担，易造成消化功能紊乱。所以水果在用餐前1小时吃较适当。

**饮食法则 05\*　餐后不宜大量喝水**

餐后大量喝水会冲淡胃液，不但妨碍食物的消化、吸收，也会影响免疫细胞的活力，易致细菌繁殖。

**饮食法则 06\*　每日保证饮用充足水分**

每日至少应摄取2000毫升的水，才能保证身体各功能正常运作，千万不能以饮料代水，因为饮料含有较多的糖与电解质，长期饮用会影响消化与食欲，并增加肾脏负担，还会因热量摄入过多而引起肥胖。

**饮食法则 07\*　多吃蔬果**

多吃新鲜的蔬果，补充膳食纤维、维生素、矿物质等，能使人排便通畅，有助于延缓衰老，预防癌症和心血管疾病。有研究机构提倡"蔬果579"的观念，认为儿童和青少年每日应食用5份新鲜蔬果（3份蔬菜和2份水果）；成年女性应每日食用7份新鲜蔬果（4份蔬菜和3份水果）；成年男性应每日食用9份新鲜蔬果（5份蔬菜和4份水果）。

# 第一篇

## 蔬菜类

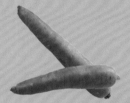

● 增加关节弹性、保护心血管、使气色红润、预防骨质疏松、抗氧化、促进伤口愈合

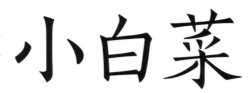

# 小白菜

挑选：叶片完整、呈嫩绿色，叶茎雪白、肥厚、坚挺者较佳。

清洗：将根部切除，在水中浸泡5分钟，再用流水清洗。根部容易残留泥土，要剥开洗净。

保存：用微湿的报纸包起后，放入多孔的塑料袋中，根部向下，直立放在冰箱冷藏室中，可保存5～7天。

 **主要保健功效** 小白菜可以提供维生素A、B族维生素、维生素C、钾、钙等营养成分，是常见的蔬菜之一。维生素C可以增强身体抵抗力，有效预防感冒，防止皮肤和黏膜老化；钾可以发挥利尿和调节血压的作用；膳食纤维可以促进排便。

## 营养烹调方式

小白菜炒和煮的时间不宜过长，以免营养流失。小白菜煮熟时，所含的钙会变成不溶性的无机钙，难以被人体吸收，因此欲保留小白菜的营养，不妨将它做成养生果菜汁，以充分吸收其中的钙。

## 营养师健康叮咛

小白菜属凉性食材，脾胃虚弱、经常腹泻的人不适合食用；常有痛经症状的女性也需慎食。再者，小白菜所含叶酸的量相对较低，建议将它与其他颜色的蔬菜搭配食用，以摄取更全面均衡的营养。

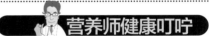

**食材配对①**

# 小白菜+豆腐+鳕鱼 →增加关节弹性

豆腐既可提供蛋白质，又具有低脂的优点，而鳕鱼则含有优良的蛋白质及不饱和脂肪酸。二者的蛋白质除了可作为身体生长发育的主要营养成分被利用，还能在小白菜中维生素C的作用下形成胶原蛋白，增加关节及皮肤弹性。豆腐中的卵磷脂及鳕鱼中的不饱和脂肪酸则有保护心血管的作用。

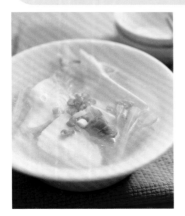

## 小白菜鳕鱼豆腐汤

● **材料**
小白菜1棵，鳕鱼片300克，豆腐1块，高汤4～5杯，葱1根，姜2片。

● **调味料**
盐1小匙，甜酒酿1大匙，胡椒粉少许。

● **做法**
1 将小白菜洗净，切小段；将葱洗净，切末；将豆腐切块；将鳕鱼洗净，切成方块。
2 锅中倒入高汤和豆腐煮滚，加入姜片、鳕鱼片和所有调味料煮滚，小火续煮20分钟，最后加入小白菜段，撒上葱末即可。

 **提示** **豆腐** →虽含有丰富的蛋白质，但一次不宜食用过多，否则不但会阻碍人体对铁的吸收，还可能引起消化不良，出现腹胀、腹泻等症状。

**食材配对②**

# 小白菜+虾皮→使气色红润、预防骨质疏松

虾皮含有丰富的铁及钙，其铁可在小白菜中维生素C的帮助下加速被人体吸收利用。人体内储存有足够的铁，才能使红细胞载氧功能正常，供给足够的氧气，使气色红润。小白菜中的镁则能促进虾皮中钙的吸收，能预防因为钙摄取不足而引起的骨质疏松。虾皮中含有锌，锌能维持正常的味觉功能，并且有促进伤口愈合的作用；锌还是维持男性性功能正常的重要营养成分。

## 虾皮炒小白菜

●材料
小白菜300克，虾皮1大匙，蒜末1小匙。

●调味料
米酒、香油各1小匙，盐1/2小匙，清水1大匙。

●做法
1 将小白菜洗净，切段；将虾皮洗净，沥干备用。
2 锅中倒入香油烧热，爆香蒜末、虾皮，放入小白菜段及剩余调味料，大火快炒均匀，炒至小白菜段熟软即可。

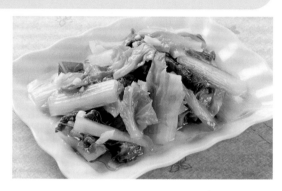

---

**食材配对③**

# 小白菜+墨鱼→抗氧化、促进伤口愈合

墨鱼含有的维生素E为重要的抗氧化维生素，当它和小白菜中的维生素C同时存在时，维生素C能保护维生素E，使其发挥更好的抗氧化效果，能防止细胞因氧化而失去相关功能或病变的现象出现。此外，墨鱼中的锌具有使毛发正常生长、维持正常的味觉功能、促进伤口愈合的作用。

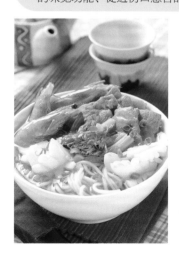

## 什锦汤面

●材料
油面150克，小白菜50克，墨鱼、猪肝、猪肉、胡萝卜各40克，虾2只。

●调味料
A料：高汤2杯。
B料：盐1/2小匙，胡椒粉1/4小匙。

●做法
1 将墨鱼洗净，切花后切片；将猪肝、猪肉均洗净，切片；将胡萝卜洗净，切片；将小白菜洗净，切段；将虾洗净，剪去足须，挑去肠泥；将油面以冷开水冲净。
2 将油面之外的所有材料放入滚水中汆烫，捞出。
3 锅中倒入A料煮开，加入全部材料及B料煮匀即可。

 提示 **墨鱼**→墨鱼与鱿鱼一样，同属软体动物头足纲，分类属于十足目、乌贼科，因此正式名称叫"乌贼"。墨鱼身体的厚度是乌贼科所有动物中最厚的。

● 防止皮肤干燥、改善便秘、减少肠胃功能障碍、强健骨骼、保持关节润滑度

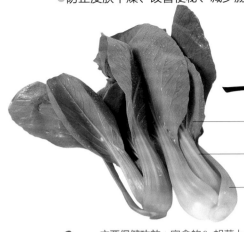

# 上海青

**挑选：**要选择小株，叶片完整、颜色青翠、富有光泽，茎部坚挺，整株肥厚者。

**清洗：**上海青的根部容易堆积泥土，要仔细清洗。

**保存：**用湿纸包好后，装入多孔的塑料袋中，直立放在冷藏室中，可保存5~7天。

 **主要保健功效** 富含的β-胡萝卜素可预防皮肤和黏膜老化；所含的膳食纤维可调理肠胃、改善便秘、预防大肠癌；所含的钙及铁则是促进骨骼和牙齿生长、维持红细胞功能正常的重要营养成分。

## 营养烹调方式

上海青可快炒、烫煮，可搭配肉类、海鲜等食材一起烹饪。上海青最好用加油快炒的方式烹调，一方面，可避免过度加热使维生素C流失；另一方面，β-胡萝卜素溶于油脂中，也好吸收。

## 营养师健康叮咛

上海青含有抗氧化营养成分，包括β-胡萝卜素及维生素C，生活压力较大或经常吸烟的人可经常食用上海青。上海青含有较多的草酸，有草酸钙结石病史的人应尽量避免食用。

**食材配对①**

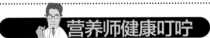
## 上海青＋鸡肉→保持皮肤弹性、改善便秘

鸡肉的口感细嫩，与富含维生素C和膳食纤维的上海青同炒，对高血压、动脉硬化、便秘有预防的效果，也能维持牙齿、骨骼健康，使血管和肌肉的功能保持正常；上海青含有维生素A、维生素C和蛋白质，对皮肤有很好的保养作用，能促进细胞再生，可使皮肤保持光滑且富有弹性，减少皱纹产生。

### 鸡肉泥炒上海青

● 材料
鸡胸肉300克，上海青100克，火腿20克，鸡蛋2个。

● 调味料
A料：盐、淀粉各1小匙，高汤1/2杯。
B料：米酒1大匙，白胡椒粉1/2小匙。
C料：植物油适量。

● 做法
1 材料洗净。将上海青切段；将火腿切末；鸡蛋取蛋白；将鸡胸肉用刀锋剁成泥，加入蛋白及A料腌15分钟。
2 锅中倒适量C料烧热，放入上海青段略炒，盛起；往锅中再倒入2大匙C料烧热，放入鸡肉泥不停拌炒，待鸡肉泥炒至黏稠时加入上海青段、火腿末及B料，翻炒数下即可。

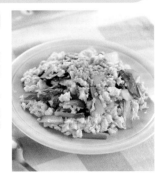

# 上海青+干香菇→抗氧化、强健骨骼

上海青含有维生素E，与香菇所含的硒共同作用，能增强身体的抗氧化能力，并能避免细胞因氧化而出现老化现象，也可减少因细胞氧化造成变异而引发癌症的危险。上海青含有钙，香菇所含的维生素D能促进人体对钙的吸收，两者同食可强健骨骼。

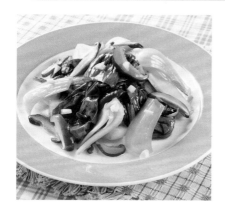

## 香菇炒上海青

●材料
上海青300克，干香菇2朵，蒜末1小匙。

●调味料
米酒1杯，盐1小匙，胡椒粉1/2小匙，清水2大匙，植物油适量。

●做法
1 将上海青洗净切段；干香菇泡软洗净，切丝。
2 锅中倒入植物油烧热，爆香蒜末、香菇丝，放入上海青段及其余调味料，大火快炒均匀，炒至上海青段熟软即可。

 提示 **干香菇**→每100克的香菇中含有约300毫克的嘌呤，故肾病患者或痛风患者应慎食香菇。

---

# 上海青+鲷鱼→促进脂肪代谢、预防脂肪肝

维生素$B_2$有促进脂肪代谢的功效，可避免脂肪在肝脏堆积，上海青中的维生素C能加强鲷鱼中维生素$B_2$的作用，降低脂肪肝的发病率。而鲷鱼含有易消化吸收的蛋白质，上海青含有维生素C，两者共同作用，能维持皮肤弹性，预防皱纹产生。

## 碧绿鱼片

●材料
上海青20克，鲷鱼肉150克，绿竹笋60克，香菇6朵，胡萝卜20克。

●调味料
A料：盐1/4大匙，米酒1/2小匙，香油1小匙。
B料：植物油适量。
C料：水淀粉适量。

●做法
1 将鲷鱼肉、胡萝卜均洗净，切片；将香菇去蒂、泡软，绿竹笋去皮、洗净，均切片；将上海青洗净，放入滚水中烫熟，捞出，沥干备用。
2 锅中倒B料烧热，放入鲷鱼片烫至变色即盛出，沥油；锅中留1大匙油继续加热，放入香菇片、胡萝卜片、绿竹笋片略炒，加入鲷鱼片、上海青段及A料炒熟，最后C料勾芡即可。

 提示 **鲷鱼**→富含维生素$B_2$，可以促进细胞生长发育，并能保护视力、缓解视疲劳，还可促进糖类、脂肪和蛋白质的代谢。

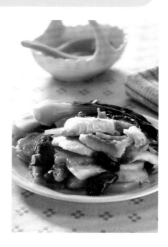

●清除宿便、降低胆固醇、改善循环、促进胃肠蠕动、增加皮肤弹性

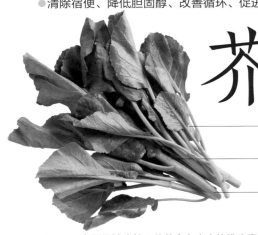

# 芥蓝

**挑选：**购买芥蓝时，可以挑选叶片饱满、翠绿，没有枯黄叶梗，梗茎幼嫩者。

**清洗：**将芥蓝浸泡在水中5分钟，然后用流水充分冲洗，以免农药残留。

**保存：**用报纸将芥蓝包起来，放入打洞的塑料袋内，存放于冰箱的冷藏室保存。

**主要保健功效** 芥蓝含有丰富的维生素A，能防止皮肤干燥；所含的钙和镁有镇定神经的作用，可维持心脏和血管的健康；所含的镁可防止钙沉积在血管和组织中；所含的钾有益于血压的稳定；所含的铁则有助于预防缺铁性贫血。

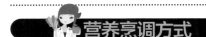 **营养烹调方式**

芥蓝含有脂溶性的维生素A，可利用油炒的方式，以促进身体对维生素A的吸收。如果不喜欢芥蓝的苦味，只要加一点糖及少许料酒，即可去除苦味。芥蓝的老皮较粗，在烹煮时要剔除较粗的老筋。

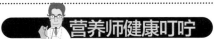 **营养师健康叮咛**

芥蓝含大量叶酸及少量蛋白质，孕妇可多食用。芥蓝也富含铁及钙，适合发育中的青少年食用。不过芥蓝的纤维较粗，胃肠炎或溃疡患者，尤其是处于急性发作期的患者不宜食用。

**食材配对①**

## 芥蓝＋竹荪→补中益气、帮助消化

竹荪含有人体所需的氨基酸、矿物质、维生素及粗纤维，对增强免疫力、促进新陈代谢以及帮助消化都很有效果；搭配深绿色的芥蓝一起食用，除了可以去油解腻，还可消暑降火。此外，竹荪能补中益气，食之起到增强抵抗力的作用。

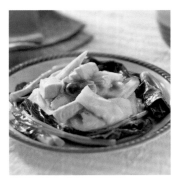

## 碧绿什锦

●**材料**
芥蓝200克，蘑菇、玉米笋、干竹荪各50克。

●**调味料**
盐、香油各1小匙，鲜奶油5大匙，水1/3杯，植物油适量。

●**做法**
1 将干竹荪放入热水中泡软，剪去头、尾，再以冷水冲洗20分钟；将蘑菇和玉米笋洗净，去蒂，均切块；将芥蓝洗净，切除根部备用。

2 锅中倒油烧热，放入芥蓝以大火炒熟，盛入盘中备用。

3 原锅再倒进油烧热，加入其余调味料煮开，再加入蘑菇块、玉米笋块和竹荪煮至汤汁略收干，浇在芥蓝上即可。

**食材配对 ②**

# 芥蓝+蒜+虾仁→强健骨骼、降低血中胆固醇

虾仁含有丰富钙，与芥蓝中的镁共同作用，能增加钙在人体的吸收利用，起到强健骨骼的作用。蒜含有大蒜素，具有降低胆固醇的作用；而芥蓝的膳食纤维则可在肠道中吸附多余的胆汁，进而降低胆固醇。此外，大蒜素还可以与维生素B₁结合，促进胃肠蠕动，因此可清除宿便、预防便秘。

## 开洋芥蓝

●材料
芥蓝110克，虾米1大匙，蒜1瓣，姜1/2块。

●调味料
A料：糖3大匙。
B料：辣椒油1大匙，花椒油1小匙，盐1小匙，糖1/2小匙。
C料：植物油适量。

●做法
1 将芥蓝洗净，切段；将蒜去皮，切末；将姜洗净，切丝。
2 在锅中倒水烧开，加入A料后，放入芥蓝段烫熟，捞起，泡入冰水中冰镇，待凉，备用。
3 锅内倒C料烧热，爆香蒜末、姜丝及虾米，加入B料，放入芥蓝段拌炒均匀即可。

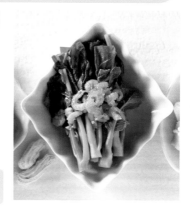

 提示 **大蒜**→含有硫化物，能减少自由基的产生，并可降低胆固醇，预防心血管疾病，还能够促进新陈代谢、改善血液循环。

---

**食材配对 ③**

# 芥蓝+牛肉→使气色红润、增加皮肤弹性

芥蓝中的维生素C能促进人体对牛肉中的铁的吸收，充足的铁能提高红细胞的载氧量，使人气色红润。芥蓝中的维生素C可搭配牛肉中的蛋白质，加速胶原蛋白合成，增加皮肤弹性。芥蓝所含的镁可避免钙沉积在血管壁上，降低动脉硬化的发病率。

## 芥蓝牛肉片

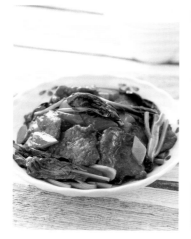

●材料
芥蓝300克，牛肉片150克，蒜3瓣，辣椒1个。

●调味料
A料：酱油、米酒各1小匙，淀粉2小匙，鸡蛋1个。
B料：植物油适量。
C料：糖1小匙，蚝油1大匙。

●做法
1 材料洗净。将芥蓝切小段；将蒜切片；将辣椒切段；将牛肉片以A料腌约15分钟。
2 锅中倒B料烧热，放入牛肉片炒至七分熟，捞出。
3 锅中留余油烧热，爆香蒜片与辣椒段，放入芥蓝段，加入C料炒至熟，再加入牛肉片炒匀即可。

 提示 **牛肉**→是一种有益健康的肉类，含有丰富的铁、蛋白质和维生素，适合工作压力大的上班族、发育中的青少年及身体较虚弱的人食用。

● 促进皮肤和黏膜健康、促进血液循环、调节神经和肌肉功能、改善便秘

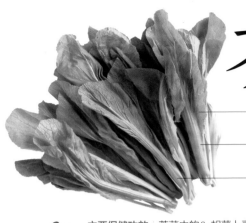

# 芥菜

挑选：叶用芥菜的叶片必须完整，没有枯叶，没有抽苔或开花；大心菜的茎必须肥厚、幼嫩。

清洗：清洗时要将芥菜泡在水中几分钟，再以流水洗净。

保存：可用报纸包起后装在塑料袋中，放在冷藏室内保存。通常可以保存5～7天，但应尽早食用，以免营养流失。

 **主要保健功效** 芥菜中的$\beta$-胡萝卜素含量十分丰富，可以促进皮肤和黏膜的健康；含有B族维生素，可以参与身体代谢，促进血液循环，调节神经和肌肉功能。芥菜中的膳食纤维可以促进胃肠蠕动，改善便秘，减少大肠癌发病率。

## 营养烹调方式

芥菜属于寒性蔬菜，可在烹煮时加老姜以中和其寒性。芥菜中含有丰富的$\beta$-胡萝卜素，与油脂一起烹调，可增加人体对$\beta$-胡萝卜素的吸收。腌过的芥菜和肥肉一起焖煮，更有油润香滑之效。

## 营养师健康叮咛

芥菜含草酸，有草酸钙结石病史的人应避免经常食用，以免引起结石。芥菜纤维较粗、较硬，若习惯用鸡油或猪油烹调，则要注意动物性油脂中胆固醇的含量，避免摄取过多。

**食材配对①**

## 芥菜＋干贝→预防血栓、促进伤口愈合

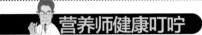

干贝含有丰富的维生素E，能与芥菜中的$\beta$-胡萝卜素及维生素C同时作用，产生更好的抗氧化效果。而且维生素E可预防不正常凝血造成的血栓；还能促进红细胞正常生长，预防贫血。此外，干贝中的锌具有促进伤口愈合的作用。

### 干贝芥菜

● 材料
芥菜450克，干贝40克，胡萝卜片适量。

● 调味料
A料：高汤1杯，盐1小匙。
B料：水淀粉1大匙。

● 做法
1 材料洗净。将干贝用热水泡软，连水放入锅中蒸约1小时，取出，撕成丝，干贝水留用；将芥菜切长条，烫软后取出冲凉备用。
2 在锅中加入A料及干贝水，放入胡萝卜片、干贝丝与芥菜条煮滚，再加入B料勾芡即可。

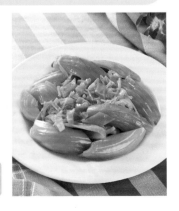

 **提示** **干贝**→富含锌，可增强人体抵抗力、预防感冒，还能增强男性的性功能；所含的牛磺酸能促进肝功能，使体内的毒素被尽快排出体外。

**食材配对 ❷**

# 芥菜+牛肉 →使气色红润、皮肤有弹性

芥菜和牛肉都含有丰富的铁，而芥菜中的维生素C可以促进人体对铁的吸收利用。体内储存足够的铁，能维持红细胞载氧功能正常，身体有足够的氧气，气色自然红润。而芥菜中的维生素C搭配牛肉中的蛋白质，可稳定胶原蛋白的结构，增加皮肤弹性，减少皱纹产生。

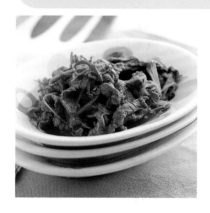

## 牛肉芥菜苗

●材料
芥菜苗300克，牛肉丝70克，姜丝20克，辣椒丝20克。

●调味料
盐1/4小匙，米酒1/2小匙，香油1小匙，植物油适量。

●做法
1 材料洗净。在炒锅中加入植物油，爆香姜丝、辣椒丝。
2 加入牛肉丝略炒，炒至快熟时加入芥菜苗及其余调味料，拌炒均匀即可。

**提示 牛肉**→其氨基酸组成比猪肉更接近人体需要，能提高身体抗病能力。但牛肉属于高蛋白食品，肾炎患者不可多吃。

---

**食材配对 ❸**

# 芥菜+老姜 →促进消化、使排便顺畅

芥菜属于寒性食材，建议烹调时加入姜以中和其寒性；姜中的辣椒素能促进胃酸分泌，有帮助消化的作用；芥菜及姜中的膳食纤维能促进肠道蠕动，并且增加粪便的柔软度，使排便顺畅。芥菜中的胡萝卜素还有保护黏膜的作用。

## 焖芥菜

●材料
芥菜1200克，老姜2大块。

●调味料
香油3大匙，盐适量。

●做法
1 将老姜洗净，切半后拍扁；芥菜洗净，切长段。
2 锅中放入半锅水及少许盐煮滚，放入芥菜余烫后捞出沥干。
3 锅中放入3大匙香油烧热，爆香老姜，放入芥菜炒匀；加水至半锅，盖上锅盖，焖煮至芥菜软黄，最后加入盐调味即可。

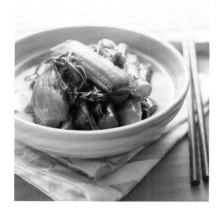

**提示 老姜**→因保存不良而腐烂、变质的烂姜和冻姜中会产生一种叫黄樟素的致癌物质，吃了易诱发肝癌和食管癌等癌症。因此，腐坏变质的姜不能吃。

使精力旺盛、预防脂肪肝、保护心血管、避免水肿、抗氧化、抗感染

# 生菜

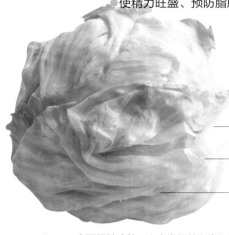

挑选：叶片必须紧密翠绿，没有烂叶、斑点，拿在手上有沉重感，切口要洁白、水润。

清洗：必须去除外叶以免农药残留，剥下单片叶在水中浸泡5分钟，再用流水冲洗。

保存：可以用保鲜膜包起后，切口向下，放在冷藏室保存。

 **主要保健功效**：富含类胡萝卜素和膳食纤维，类胡萝卜素具有抗氧化作用，在体内转变为维生素A后，可保护上呼吸道黏膜，预防感冒。所含的膳食纤维能促进肠道蠕动，可预防多种癌症及心脏病。其所含的钾则具有利尿及降压的作用。

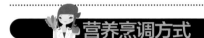 **营养烹调方式**

生菜含有维生素C，维生素C容易因为加热而流失，所以建议生吃。生菜含有脂溶性维生素A，所以生吃时可以拌入一些橄榄油，增加维生素A在人体内的吸收利用率。

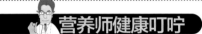 **营养师健康叮咛**

生菜属于凉性蔬菜，体质虚寒、胃肠不适者不宜食用太多。生菜常被生吃，故食用前应仔细清洗。此外，在购买生菜时应注意是否有过量的农药残留，以免对身体产生不良影响。

**食材配对①**

## 生菜 + 蚝油 →保护心血管、避免水肿

生菜含维生素C和膳食纤维，维生素C有抗氧化作用，能预防因氧化而引起的动脉硬化；而膳食纤维则可以降低血中胆固醇。综合二者的功效，能达到预防癌症和心血管疾病的食疗效果。多食用含膳食纤维的生菜，可降低血脂及改善便秘，减少慢性疾病的发病率。而生菜中的钾能促进体内过多的钠排出体外，因此可避免身体出现水肿现象。生菜搭配蚝油，能吃出生菜的甜味及蚝油的鲜味。

### 蚝油生菜

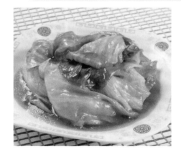

●材料
生菜200克。

●调味料
A料：绍兴酒1/2大匙，蚝油1大匙，香油1小匙，高汤1/2杯，色拉油适量。
B料：水淀粉1大匙，盐1小匙。

●做法
1 将生菜洗净，切大片。
2 锅中倒入半锅水煮沸，放入生菜烫熟，捞起，沥干水分。
3 另起锅，加入适量色拉油烧热，放入剩余A料煮沸，用B料勾芡，淋在生菜上即可。

## 食材配对 ❷

# 生菜+虾仁→使精力旺盛、预防脂肪肝

生菜搭配虾仁时，虾仁富含的蛋白质和生菜中的维生素C可以相互作用，补充体力、消除疲劳。虾仁所含的维生素$B_2$除了能缓解口舌发炎的症状，还能消除疲劳，使精力旺盛。此外，维生素$B_2$还能促进脂肪代谢，避免脂肪堆积在肝脏而引起脂肪肝。虾仁还含有丰富的锌及蛋白质，有增强男性性功能的功效。

## 生菜虾松

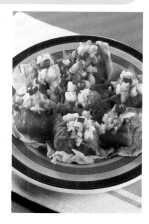

●材料

虾仁450克，荸荠50克，生菜100克，油条、葱各1根，姜3片。

●调味料

A料：蛋白1个，淀粉1大匙，米酒、姜汁各1/2小匙，盐、胡椒粉各1/4小匙。

B料：盐1/4小匙，香油、淀粉各1小匙。

C料：植物油适量。

●做法

1 将蚝仁去肠泥，洗净，切丁，加A料腌5分钟；荸荠去皮，切小粒；生菜洗净；葱及姜洗净，切末。

2 油条放入C料锅中炸酥，捞出，切小段，锅中留油烧热，爆香葱末及姜末，放入荸荠粒及虾仁丁炒熟，加入B料调拌均匀即可盛出。食用时，将油条段与虾松包在生菜内即可。

 提示 **虾**→虾线中存留的其实是虾尚未排泄完的废物，在食用前最好先去除虾线。虾卵具有强精的功效，但富含胆固醇，因此血脂过高者要避免过量食用。

## 食材配对 ❸

# 生菜+橘子→抗氧化、避免感染

生菜富含维生素C，橘子富含$\beta$-胡萝卜素，维生素C能保护$\beta$-胡萝卜素，而$\beta$-胡萝卜素在体内能转化成维生素A。维生素A具有抗氧化的作用，可保护眼睛、避免黏膜组织受到感染。

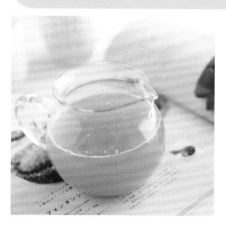

## 活力蔬果汁

●材料

生菜70克，橘子1个，西芹、大白菜各50克。

●做法

1 将生菜、大白菜均洗净，切小片；西芹摘除叶子，撕去老筋，洗净，切小段。

2 将橘子去皮，剥开，去籽，放入榨汁机中，加入生菜片、大白菜片和西芹段打匀成汁，滤除果菜渣，倒入杯中即可。

 提示 **橘子**→富含叶酸，可以保护血管；含有的钾可以调节血压、维持正常心律；另外，维生素C、类胡萝卜素及黄酮类化合物可以防止动脉硬化。

● 帮助消化、消除疲劳、预防动脉硬化、预防骨质疏松、抗氧化、促进新陈代谢

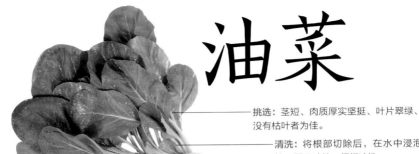

# 油菜

挑选：茎短、肉质厚实坚挺、叶片翠绿、没有枯叶者为佳。

清洗：将根部切除后，在水中浸泡5分钟，展开叶片，仔细冲洗。

保存：用半湿的报纸将油菜包起，装入塑料袋内，直立放在冰箱冷藏室中保存。

 **主要保健功效** 油菜含有钙，可改善骨质疏松的症状；其富含B族维生素，能缓解精神压力。其维生素C的含量颇高，对预防癌症十分有效，如果搭配维生素E一起食用，就可以发挥"抗癌黄金组合"的效果。

## 营养烹调方式

油菜与海鲜、豆制品等蛋白质含量丰富的食材一起食用，可有效缓解压力，预防骨质疏松。将油菜和韭菜切碎后榨汁饮用，可以改善便秘。若想喝热饮，可用微波炉加热烹调，便能避免水煮导致的维生素C流失。

## 营养师健康叮咛

油菜所含的纤维较长，对于咀嚼困难者，烹调前应适当改刀使其适口。油菜富含钾，血钾较高者应汆烫后食用，可减少对钾的摄取。另外，深绿色蔬菜含有较多营养成分，建议每日适量食用。

食材配对 ①

## 油菜 + 丁香鱼 → 预防动脉硬化及骨质疏松

油菜含有丰富的维生素A、维生素C以及膳食纤维，可以防止胆固醇氧化并沉积在血管壁上；且膳食纤维可以清除胆固醇，预防动脉硬化。此外，膳食纤维也可清除肠道中多余的胆汁，进一步清除血液中的胆固醇。加上含钙量丰富的丁香鱼、香油及白芝麻，更能充分补钙，预防骨质疏松。油菜中的镁也有促进钙被人体吸收的作用。

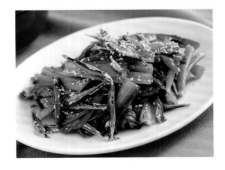

### 油菜炒丁香鱼

● **材料**
油菜300克，丁香鱼100克，蒜末1小匙，白芝麻少许。

● **调味料**
A料：香油2大匙。
B料：米酒1大匙，盐1/4小匙，水2大匙。

● **做法**
1 将油菜洗净，切段；将丁香鱼洗净，沥干备用。
2 锅中放A料，爆香丁香鱼至水分收干，捞出；锅中留余油，放入蒜末炒香，再放入油菜段及B料以大火快炒，放入丁香鱼拌匀，菜软后盛出，撒上白芝麻即可。

## 油菜+猪肉→帮助消化、消除疲劳

油菜及猪肉皆含丰富的B族维生素，猪肉中的维生素$B_1$与油菜中维生素$B_2$、维生素$B_6$等协同作用，能发挥更好的效果。维生素$B_1$能维持神经及肌肉的正常功能，还有帮助消化、促进糖类代谢的功效。B族维生素更能活化肝脏细胞，增强其代谢排毒的功能，以达到清除废物、消除疲劳的效果。

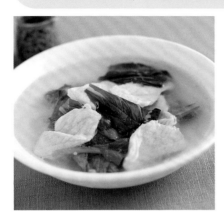

### 油菜肉片汤

●材料
油菜300克，猪肉片200克，姜2片。

●调味料
A料：淀粉1大匙，盐1小匙。
B料：盐1小匙。
C料：香油1/4小匙。

●做法
1 将猪肉洗净，以A料略腌，用沸水氽烫一下，立即捞出；将油菜洗净，切段备用；姜片洗净。
2 锅中倒入3碗水煮滚，放入姜片煮滚后，放入油菜段和猪肉片，加入B料调匀，淋上C料即可。

 提示　**猪肉**→含矿物质，如磷、硫、钾，能提供骨骼与牙齿所需的营养，维持神经功能的正常。

## 油菜+蒜→抗氧化、促进新陈代谢

油菜中的$\beta$-胡萝卜素、蒜中的维生素C、食用油中的维生素E都具有抗氧化的作用，三种维生素同时存在时，能发挥更强大的抗氧化作用。食用油可选择含单不饱和脂肪酸较多的橄榄油、苦茶油、芥花油等，这类油可以降低低密度脂蛋白并升高高密度脂蛋白。蒜中的大蒜素具有降低血脂的功效。油菜中的膳食纤维则可在肠道中吸收多余的胆汁，进而使体内胆固醇水平下降。

### 蒜香油菜

●材料
油菜300克，蒜25克。

●调味料
盐1/4小匙，香油1/2小匙，水少许，植物油适量。

●做法
1 将蒜切粒，油菜洗净切段备用。
2 炒锅烧热后加入植物油，爆香蒜粒。
3 加入油菜段及其余调味料快炒即可。

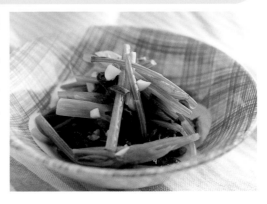

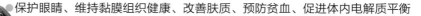
保护眼睛、维持黏膜组织健康、改善肤质、预防贫血、促进体内电解质平衡

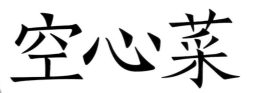

# 空心菜

**挑选：** 要选择叶片翠绿、完整，茎干翠绿，没有枯黄者。

**清洗：** 将空心菜浸泡几分钟后再清洗，清洗完再切，以免营养流失。

**保存：** 以半湿的报纸包起来，装进塑料袋内，放在冰箱冷藏室可保存3~5天。

**主要保健功效** | 空心菜所含的膳食纤维可以促进胃肠蠕动，清除宿便，改善因胃肠功能不佳而造成的口臭。空心菜中的维生素C可以消除水肿、养颜美容，有助于降低血液中的胆固醇，减少静脉中血栓的产生，还可以和维生素A一起发挥抗癌的作用。

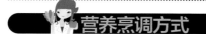
## 营养烹调方式

空心菜可以炒、氽烫，其茎干含有丰富的叶绿素和膳食纤维，食用时最好连茎一起吃。炒的时候要大火快炒，以免叶片变黄，营养成分流失。

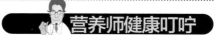
## 营养师健康叮咛

空心菜富含钾，高血压患者食用有助于调节血压；但肾病患者代谢不畅，容易产生高钾血症，故不宜食用。此外，空心菜所含的草酸可能与其他食材中的钙结合而降低人体对钙的吸收，食材搭配上应特别注意。

**食材配对❶**

## 空心菜 + 虾仁 → 保护眼睛、维持黏膜组织健康

虾仁中的维生素A与空心菜中的类胡萝卜素及叶黄素共同作用，可以保护眼睛。虾仁中的维生素A能维持黏膜组织健康，空心菜的膳食纤维则有促进肠道蠕动及降低胆固醇的效果。虾仁所含的铁及空心菜中的叶酸为构成红细胞的重要营养成分，搭配其他食物中的蛋白质，能维持造血功能正常，预防贫血。

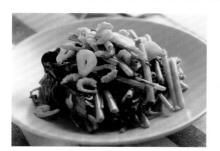

## 虾仁空心菜

**●材料**
空心菜600克，虾仁20克，蒜20克。

**●调味料**
盐1/4小匙，植物油适量。

**●做法**
1 将所有材料洗净、沥干，空心菜切段，蒜切片。
2 热锅加入植物油，爆香虾仁、蒜片，加入空心菜段略炒，再放盐和少许水，拌炒至熟即可。

## 食材配对② 空心菜+虾酱→预防水肿、改善贫血

把虾酱与富含钾的空心菜一同烹调，可利用空心菜的钾能与钠相互竞争的原理，促进过多的钠排出体外，达到体内电解质平衡，避免因体内滞留过多的钠而使水分无法排出所引起的水肿。空心菜含有丰富的叶酸，叶酸为维持红细胞生长的重要营养成分，能预防因红细胞发育不良而造成的贫血。

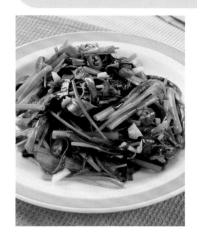

### 虾酱空心菜

●材料
空心菜300克，蒜3瓣，辣椒1个，高汤或水3大匙。

●调味料
A料：虾酱1大匙，辣椒酱1大匙。
B料：植物油适量。
C料：糖1小匙，白胡椒粉1小匙。

●做法
1 将空心菜洗净去梗，切段；将蒜去皮，切末；将辣椒去蒂，洗净切圈。
2 锅中放入B料烧热，以小火爆香蒜末、辣椒圈，放入A料炒匀，加入高汤，以大火煮滚，加入C料，最后放入空心菜段炒熟即可。

 提示 **虾酱**→为干燥海虾研磨成的泥状物，加入盐调味而成，钠含量较高，肾功能不佳的人应少吃。

## 食材配对③ 空心菜+牛肉+辣椒→改善肤质、预防贫血

空心菜所含的维生素C能促进牛肉中的蛋白质合成胶原蛋白，增加皮肤弹性；而维生素C本身除了能提高免疫力，对皮肤还有美白淡斑的效果。空心菜及牛肉含有丰富的铁，可以预防贫血，使脸色红润。辣椒中的辣椒素除了有开胃健脾的功效，还可以促进血液循环，加快机体代谢。空心菜中的膳食纤维则可增加胃肠蠕动，辣椒也有促进食欲的效果。

### 辣炒牛肉空心菜

●材料
空心菜300克，牛肉片150克，蒜20克，辣椒50克。

●调味料
盐1小匙，豆瓣酱1大匙，植物油适量。

●做法
1 将所有材料分别洗净、沥干，空心菜切段，蒜切末，辣椒切片。
2 热锅中加入油，炒香辣椒片、蒜末和其余调味料，加入牛肉片炒至五分熟，再放入空心菜段，拌炒至熟即可。

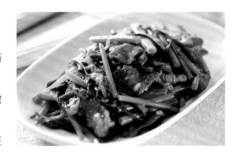

● 补钙、改善贫血、通利大便、保护呼吸道、预防动脉硬化

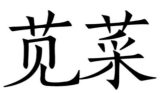

# 苋菜

挑选：叶片茂密、富有水分、茎部细嫩、容易折断者佳。绿苋菜的叶片须呈嫩绿色，红苋菜的叶片须呈紫红色，紫斑苋则以绿中带紫红色者为佳。

清洗：将根部切除，在水中浸泡几分钟后，用流水清洗。

保存：用报纸包起后，根部朝下，放置在冰箱的冷藏室中，可保存3～5天。

**主要保健功效** 苋菜的铁和钙含量非常丰富，其铁含量比菠菜高，又不像菠菜含有草酸，其营养更容易被人体吸收。苋菜含有钾，有助于调节血压；所含的β-胡萝卜素可以预防动脉硬化，维持皮肤、头发和牙齿的健康。

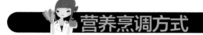
## 营养烹调方式

苋菜可以炒，可以煮汤，加入银鱼、虾米或肉末同煮，美味又营养。喂食婴幼儿时，可将苋菜洗净、切碎后做成汤，或把切细的苋菜炒熟捣成泥。烹调苋菜的时间不宜过长，以免营养流失。

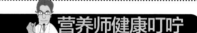
## 营养师健康叮咛

苋菜含有丰富的铁及钙，且质地较软，很适合儿童食用。苋菜属于凉性蔬菜，体质虚寒的人不宜经常食用。苋菜钾含量较高，肾功能不全患者应避免食用。

**食材配对①**

## 苋菜+皮蛋→补钙、改善贫血

皮蛋中的维生素D能促进人体对苋菜中钙的吸收，使骨骼强健，如果配合适度运动，预防骨质疏松的效果会更好。皮蛋在腌渍的过程中，其强碱作用使蛋白质分解成氨基酸。皮蛋与苋菜搭配，有助于预防因缺铁而引起的贫血，并可促进生长发育。

### 苋菜炒皮蛋

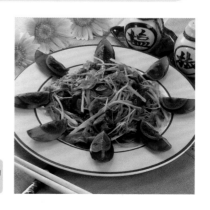

● **材料**
苋菜200克，皮蛋3个，蒜3瓣。

● **调味料**
花生油2大匙，酱油1小匙，盐、糖各1/2小匙。

● **做法**
1 将苋菜洗净，切段；将皮蛋去壳，以冷开水冲净，切半月形小块；将蒜去皮，切末备用。
2 锅中倒入2大匙花生油烧热，爆香蒜末，放入苋菜段翻炒至变软，加入部分皮蛋块略炒，再加其余调味料炒匀即可，用剩余皮蛋装饰。

**提示** **皮蛋**→经过强碱作用后的变性蛋白质并不易被人体吸收，且幼儿和孕妇不宜吃过量的腌制食物，因此还是建议偶尔食用为佳。

食材
配对
②

# 苋菜+咸蛋→保护呼吸道、维持眼睛湿润

苋菜和蛋黄均含有丰富的维生素A，能维护上皮细胞健康、预防感染，可以保护呼吸道、消化道、皮肤等，还有助于维持眼睛湿润。苋菜中的维生素C与维生素A可协同作用，充分发挥维生素C的抗氧化作用。蛋黄含有丰富的维生素B$_2$，可预防嘴唇干裂起皮。

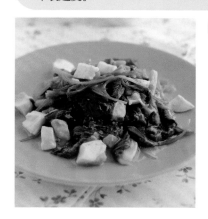

## 苋菜炒金银蛋

●材料
苋菜200克，咸蛋、皮蛋各1个，蒜1瓣。

●调味料
A料：糖1小匙，胡椒粉1/2小匙。
B料：水淀粉2小匙。
C料：植物油适量。

●做法
1 将苋菜洗净，切段；将咸蛋及皮蛋去壳，切大丁；将蒜去皮，切片备用。
2 锅中放入C料烧热，放入蒜片爆香，放入苋菜段炒至变软，加入咸蛋丁及皮蛋丁略炒，加入A料调味，最后倒入B料勾芡即可。

提示 **咸蛋**→咸蛋含钠量尤其高，故在食用时，最好减少盐的添加量，才不会造成身体负担。

---

食材
配对
③

# 苋菜+羊肉→改善贫血、温补阳气

苋菜含有铁，搭配含有丰富蛋白质和铁的羊肉一起食用，可以促进人体对铁的吸收，改善贫血症状。羊肉可改善脾胃虚寒引起的反胃、肾阳虚引起的畏寒和腰膝酸软等症状，具有温补阳气的作用。苋菜富含铁和钙，适合生长发育中的青少年以及孕妇食用。

## 苋菜炒羊肉

●材料
苋菜200克，羊肉片100克，蒜1瓣，辣椒1个。

●调味料
A料：盐、糖、淀粉、米酒各1/2大匙，蛋白1/2个。
B料：酱油、糖各1/2大匙，胡椒粉1/2小匙。
C料：植物油适量。

●做法
1 将苋菜洗净，去根，切段；将蒜去皮，切片；将辣椒去蒂洗净，切斜段备用。
2 将羊肉片洗净，放入小碗中，加入A料腌约20分钟。
3 锅中倒入C料加热，放入蒜片及辣椒段爆香，放入羊肉片炒至变色，放入苋菜段炒匀，加入B料即可。

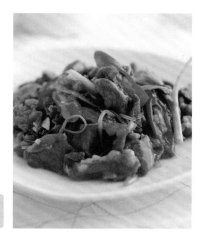

提示 **羊肉**→所含的胆固醇较猪肉少，且含有丰富的蛋白质，高脂血症患者可适量食用。

●改善贫血、缓解产后腹痛、消除水肿、增强免疫力、抗氧化、降低胆固醇

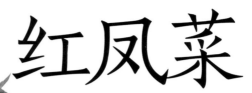

# 红凤菜

**挑选：** 叶片完整，叶片绿色鲜艳，紫红色也十分明显，且茎梗挺直而容易折断者为佳。

**清洗：** 在水中浸泡几分钟后用流水冲洗。最好清洗后再将叶片摘下，以免营养流失。

**保存：** 购买回来之后沥干水，用半湿的报纸包起，放在冰箱冷藏室中，可以保存3～5天。

 **主要保健功效** 红凤菜富含铁，具有促进造血的作用，能有效改善贫血的症状。红凤菜还含有丰富的钾，可以促进体内水液代谢，将多余水分排出体外，消除水肿，还可以调节血压，适合高血压患者食用。

## 营养烹调方式

红凤菜属于凉性蔬菜，含有丰富的铁，有贫血症状又体寒的人烹调红凤菜时，可加入姜及酒，中和其凉性。用香油炒红凤菜，不仅增加香味，香油的油脂还可以促进人体对$\beta$-胡萝卜素的吸收。

## 营养师健康叮咛

红凤菜属于凉性蔬菜，因此手脚冰冷、经常腹泻与脾胃较寒的人不宜多吃。红凤菜也是属于钾含量较高的蔬菜，肾功能不全患者应以余烫方式食用，以减少钾的摄入，且应少食。

**食材配对①**

## 红凤菜+鸡蛋+牛奶→强健骨骼、滋阴补血

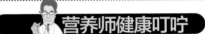

鸡蛋有养心安神、滋养强壮的作用。红凤菜除了补血，还具有清热凉血的功效。鸡蛋中的维生素D还能促进人体对红凤菜及牛奶中钙的吸收，有强健骨骼的功效。这道菜加了牛奶和蛋白，不仅增加了香味，还可以促进人体对铁的吸收，可达到上佳的补血效果。

### 雪白红凤菜

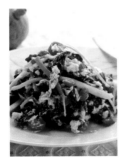

●**材料**
红凤菜1把，胡萝卜、黄萝卜各1/2根，蛋白2个，牛奶1大匙。

●**调味料**
盐、糖、蒜末各1小匙，辣椒2个，植物油适量。

●**做法**
1 将红凤菜取叶，洗净；将胡萝卜、黄萝卜去皮，切丝；辣椒洗净，去蒂切片。
2 锅中倒入植物油烧热，把蛋白和牛奶加在一起拌打均匀，倒入锅中过油炒匀，盛起。
3 余油放入胡萝卜丝、黄萝卜丝及辣椒片、蒜末炒香，加入蛋白牛奶、红凤菜叶及其余调味料炒匀即可。

食材配对 ②

# 红凤菜＋姜＋黑芝麻油→增强免疫力、保护血管

黑芝麻油中的维生素E可以和红凤菜的维生素A、维生素C协同作用，具有很好的抗癌效果；姜的辛辣有助于增进食欲、促进血液循环和新陈代谢；红凤菜中的胡萝卜素可以增强身体的免疫力；黑芝麻油富含单不饱和脂肪酸，可以保护血管、预防心血管疾病。

## 清炒红凤菜

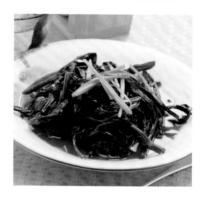

●材料
红凤菜300克，姜3片。

●调味料
A料：黑芝麻油1大匙。
B料：盐1/4小匙，水1/3杯。

●做法
1 将红凤菜取叶，洗净；将姜片洗净，切丝备用。
2 锅中倒入A料烧热，放入姜丝爆香，加入红凤菜及B料拌匀。

提示 **姜**→中医认为，生姜偏重发汗、止呕和解毒，干姜重在祛寒，而嫩姜则适合生食。由于姜具有发汗及消炎作用，除可用于食疗，还常作为外用药使用。

---

食材配对 ③

# 红凤菜＋荞麦→抗氧化、降低胆固醇

红凤菜富含β-胡萝卜素，搭配荞麦的维生素E，能发挥较好的抗氧化作用，可以改善因细胞氧化导致的病变或老化现象。红凤菜与荞麦都含有丰富的膳食纤维，有降低胆固醇、保护心血管的作用。红凤菜中的维生素C能增强荞麦中维生素$B_2$的作用，同食可促进消化。

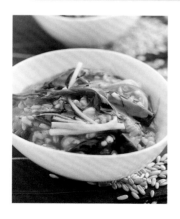

## 什锦荞麦粥

●材料
红凤菜段、胡萝卜丝各50克，竹笋丝100克，菜脯20克，荞麦、燕麦、小米各40克。

●调味料
盐1/4小匙。

●做法
1 材料洗净。将荞麦、燕麦、小米洗净后泡一晚；将竹笋丝用沸水余烫。
2 汤锅里加入水，以小火煮沸，再加入荞麦、燕麦、小米一同煮熟。
3 加入竹笋丝、胡萝卜丝、红凤菜段、菜脯，大火煮熟，最后加入调味料即可。

提示 **荞麦**→荞麦含有一些容易引起过敏的物质，容易引发或加重过敏反应，所以过敏体质者应避免食用。

● 增加皮肤弹性、改善皮肤粗糙、强健骨骼、降低胆固醇、预防高血压、抗氧化

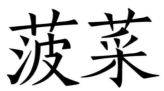

# 菠菜

挑选：叶片深绿色，茎较短，根部呈鲜艳的深粉红色，切口新鲜者为佳。

清洗：将菠菜在水中浸泡几分钟，使表面的农药溶于水中，用流水冲净即可。

保存：可用报纸包好放入多孔的塑料袋中，根部向下，直立放在冰箱冷藏室中。

 **主要保健功效** | 菠菜中 $\beta$-胡萝卜素的含量仅次于胡萝卜，$\beta$-胡萝卜素可以预防动脉硬化，维持皮肤、头发的健康。菠菜所含的维生素C还可以促进人体对铁的吸收。菠菜还含有丰富的膳食纤维、维生素$B_1$、维生素$B_2$、叶酸和钙等人体不可缺少的营养成分。

## 营养烹调方式

夏天的菠菜，其营养成分含量只有冬天的一半，但由于带有涩味的草酸成分也会减少，因此夏天的菠菜可以生吃。菠菜虽然可以水煮、余烫来去除涩味，但也易导致维生素C流失，因此水煮和余烫时间均不宜过久。

## 营养师健康叮咛

菠菜含有较多草酸，草酸和钙结合会形成草酸钙，也会影响铁的吸收，建议贫血的人，可多摄取其他深色蔬菜以获得足够的铁。对于有草酸钙结石病史的人而言，应避免同时食用菠菜及高钙食材。

**食材配对 ❶**

## 菠菜+鸡蛋→增加皮肤弹性、强化骨骼

菠菜中的维生素C与鸡蛋中的蛋白质共同作用，可保持皮肤弹性及关节的灵活性，改善关节因过度磨损引起的酸痛。鸡蛋中的磷含量较高，可配合菠菜中的钙，使人体达到钙磷平衡，有助于钙储存于骨骼中。蛋黄中的DHA及卵磷脂可减缓脑组织退化、保护心血管。菠菜富含铁及叶酸，搭配鸡蛋中的优良蛋白质，可帮助改善贫血症状。此外，鸡蛋富含维生素$B_2$，可预防口腔溃疡和口角炎。

### 菠菜炒西红柿鸡蛋

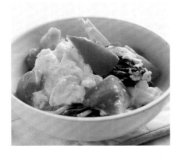

● 材料
菠菜400克，西红柿70克，鸡蛋2个。

● 调味料
糖1/6小匙，胡椒粉少许，盐1/4小匙，植物油适量。

● 做法
1 将所有材料洗净沥干。将菠菜切段，西红柿去皮切小块，鸡蛋加入除油以外的调味料打匀。
2 热锅加入油，先放入西红柿块炒香，再加入菠菜段略炒。
3 加入鸡蛋炒至八分熟即可。

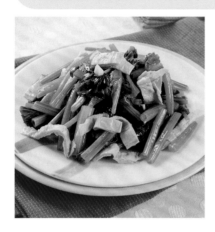

## 食材配对 ② 菠菜+豆腐皮→降低胆固醇、预防高血压

豆腐皮以豆浆为主要原料制作，属于高蛋白、低脂肪的食物，且不含胆固醇。菠菜含有丰富的膳食纤维和维生素，具有促进胃肠蠕动的作用，有助于改善便秘，降低胆固醇，预防冠心病；其含有的钾可以调节血压，预防高血压等多种疾病，还具有增强免疫力、延缓机体衰老的功效。

### 豆腐皮炒菠菜

●材料
菠菜300克，豆腐皮1块，蒜末1小匙，姜片2片。

●调味料
米酒、香油各1小匙，盐1/2小匙，水2大匙，植物油适量。

●做法
1 材料洗净。将菠菜切段；将豆腐皮切小条；将姜片切丝备用。
2 锅中倒油烧热，爆香蒜末、姜丝，放入菠菜段、豆腐皮条及其余调味料，大火快炒均匀，炒熟即可。

 **提示** **豆腐皮**→选购豆腐皮时要闻一下，如果有异味就是劣质产品，可能是商家为了降低成本使用劣质油制成的。烹调时，可先将豆腐皮氽烫，以确保食用安全。

## 食材配对 ③ 菠菜+芝麻→抗氧化、改善皮肤粗糙

芝麻富含维生素E，菠菜富含β-胡萝卜素，它们都有抗氧化作用。维生素E还能抑制血小板不正常凝集，避免血栓产生。β-胡萝卜素可在体内转变为维生素A，能改善皮肤粗糙状况。芝麻中的油脂和菠菜中的膳食纤维均能促进肠道蠕动，减少便秘发生。

### 芝麻菠菜

●材料
菠菜200克，白芝麻10克。

●调味料
蚝油1大匙。

●做法
1 将菠菜洗净，氽烫后捞出沥干，切长段，排盘备用。
2 淋上调味料，撒入白芝麻即可。

 **提示** **芝麻**→若保存不当，外表会出现油腻、潮湿的现象，并散发油哈喇味，说明已变质，最好不要食用，以免对人体造成伤害。嘴唇易干燥破皮及易因小伤而出血不止的人，尽量少吃炒过的芝麻，以免加重症状。

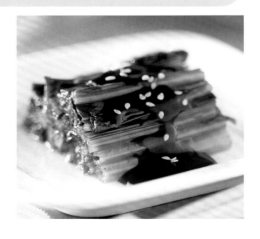

● 养颜美容、稳定情绪、消除疲劳、滋润皮肤、预防贫血

# 茼蒿

**挑选：** 以叶片呈深绿色、表面油亮，叶肉肥厚，没有枯黄叶子，茎粗细适中，切口不泛白者为佳。

**清洗：** 清洗时先切除靠近根部的粗梗，浸泡几分钟，展开叶片，直立，用流水冲洗。

**保存：** 茼蒿不宜久放，最好吃新鲜的。确实吃不完时，可以用半湿的报纸包起，放进塑料袋中，根部朝下，直立放置在冰箱冷藏室中，最多保存2天。

 **主要保健功效** 茼蒿中β-胡萝卜素的含量仅次于菠菜，其养颜美容效果显著。所含的维生素C可以预防感冒；所含的钾可以利尿，调节血压；富含的膳食纤维可以促进胃肠蠕动，使排便顺畅。

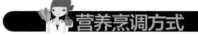 **营养烹调方式**

茼蒿的味道有点涩，炒前可余烫一下，但炒时不宜加水，也不能煮太久，以免营养流失。余烫茼蒿，一定要等水煮沸后才放入，并迅速捞起，以减少维生素C的流失。

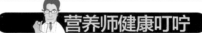 **营养师健康叮咛**

茼蒿性滑利，故脾胃虚寒、大便溏泄者不宜食用。因茼蒿农药残留量较其他蔬菜高，所以建议清洗时一定要仔细，避免农药残留。

**食材配对❶** ## 茼蒿+猪肉 →养心安神、稳定情绪

茼蒿含有丰富的β-胡萝卜素，和香油等油脂一起食用，可以促进人体对β-胡萝卜素的吸收。猪肉含有丰富的维生素B₁，再搭配富含维生素A、维生素C、维生素K的茼蒿一起食用，可以养心安神、稳定情绪。

### 五彩汤圆

**●材料**
茼蒿80克，猪肉丝75克，五彩汤圆300克，红葱头末、香菇丝、虾米末各10克，芹菜末、香菜末各少许。

**●调味料**
酱油2大匙，盐、胡椒粉各1/2小匙，冰糖1小匙，植物油2大匙。

**●做法**
1 将茼蒿去根，洗净；锅中倒入半锅水煮沸，放入五彩汤圆转小火煮熟，捞出，冲凉开水备用。
2 锅中倒油，爆香红葱头末，放入香菇丝、虾米末及猪肉丝炒香，加入其余调味料炒匀，倒入1500毫升水煮沸，加入煮熟的五彩汤圆及茼蒿煮匀，盛起，撒上芹菜末和香菜末即可。

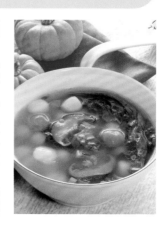

 **提示** **猪肉**→维生素B₁含量丰富，能促进新陈代谢，预防末梢神经炎。
煮汤时，B族维生素易溶解到汤里，因此可多喝肉汤。

食材配对❷

# 茼蒿+猪腰→改善口舌生疮、消除疲劳

猪腰含有丰富的维生素$B_2$及维生素$B_{12}$，维生素$B_2$与茼蒿的维生素C同时存在于体内时，能改善口舌生疮症状，还有消除疲劳的作用。茼蒿含有丰富的铁，而猪腰则含有丰富的蛋白质，这两种营养成分有助于红细胞合成及维持红细胞输送氧气的正常功能，可预防身体缺氧及贫血。

## 茼蒿猪腰汤

●材料
茼蒿100克，猪腰50克，姜3片。

●调味料
盐1小匙，胡椒粉少许，高汤2杯，植物油1大匙。

●做法
1 将茼蒿洗净，切段；将猪腰洗净，去蒙皮、腰臊，切薄片，放入滚水中烫去血水备用。
2 锅中倒油烧热，爆香姜片，放入茼蒿段炒香，加入高汤煮滚，最后放入猪腰片及其余调味料调匀即可。

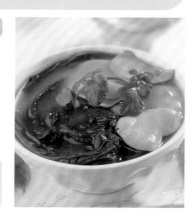

提示 **猪腰**→就是猪肾，烹调前最好用清水浸泡半小时以去除异味。猪腰富含蛋白质、脂肪和维生素A、B族维生素、维生素C，中医认为其可补肾强腰、补虚强身。

---

食材配对❸

# 茼蒿+鸡蛋→滋润皮肤、强健骨骼

茼蒿含有丰富的胡萝卜素，与鸡蛋一同烹调时，鸡蛋所含的油脂能促进胡萝卜素被人体吸收。胡萝卜素能保护眼睛及黏膜组织，还能滋润皮肤。鸡蛋中的维生素D则能促进人体对茼蒿中钙的吸收，再搭配适度运动，有强健骨骼、预防骨质疏松的效果。

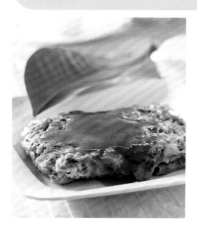

## 茼蒿煎蛋

●材料
茼蒿2棵，鸡蛋4个。

●调味料
A料：酱油1小匙，盐1/2小匙
B料：植物油3大匙。
C料：西红柿酱3大匙。

●做法
1 将茼蒿洗净，余烫后沥干水分，切小段备用。
2 鸡蛋打入碗中，加入茼蒿段及A料搅匀。
3 锅中倒入B料烧热，倒入打匀的鸡蛋，煎成圆形薄片；待凝固之际，撒入茼蒿段卷起，捞出切块，食用时均匀淋上C料即可。

提示 **鸡蛋**→不宜生吃，因为生鸡蛋中的抗生物蛋白和抗酶蛋白，会妨碍人体对营养成分的分解和吸收。

● 舒缓情绪、维持黏膜组织健康、帮助发育、促进排便、改善失眠、降低胆固醇

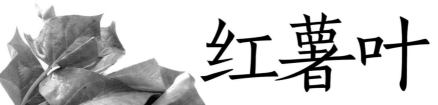

# 红薯叶

挑选：以叶片完整、翠绿、水分充足者为佳。

清洗：红薯叶生长较快，病虫害较少，只需在流水下冲去表面污垢即可。

保存：用半湿的报纸包起来，放在冰箱冷藏室保存，通常可以保存3~5天。

 **主要保健功效** 红薯叶富含胡萝卜素，能改善皮肤粗糙的状况，保护黏膜组织免受感染。红薯叶还富含镁和钙，镁可以促进心脏、血管健康，促进钙的吸收和代谢，防止钙在组织、血管内沉积，二者同时作用时，还可以发挥舒缓情绪的作用。

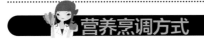 ## 营养烹调方式

余烫时间不宜过久，以免红薯叶的营养流失，最好用油炒，并连同汤汁一起吃，就可充分摄取营养。红薯叶所含的胡萝卜素属于脂溶性营养成分，油脂可以促进胡萝卜素在人体内的吸收。

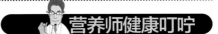 ## 营养师健康叮咛

红薯叶含胰蛋白酶抑制剂，最好不要生吃，否则容易消化不良，造成胃肠不适。红薯叶中的草酸含量也不低，草酸与钙会结合成草酸钙，因此最好用热水余烫以去除草酸，以免妨碍铁与钙的吸收。

**食材配对❶**

## 红薯叶 ＋ 香油 → 促进排便、提振精神

红薯叶所含的膳食纤维可促进肠道蠕动，配合香油食用，有润肠的作用，可使排便顺畅。而香油中的维生素E可促进人体吸收红薯叶里丰富的B族维生素，可使人精力旺盛，并能促进肝脏细胞活动，加速体内废物代谢，并具有镇定神经、缓解炎症反应及改善睡眠的功效。

### 香油红薯叶

● 材料
红薯叶400克，老姜20克，辣椒10克。

● 调味料
香油1大匙，酱油、米酒各2小匙，水1/5杯。

● 做法
1 将所有食材洗净、沥干，红薯叶去除老筋，老姜切片，辣椒切片。
2 锅热后用香油将老姜片略爆一下，加入除水以外的调味料。
3 加入剩余的食材，再放入1/5杯水，用中火将食材煮熟即可。

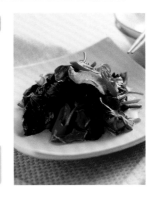

 **提示** **香油**——据《神农本草经》记载，常食芝麻可强壮身体，滋补肝肾，润养脾肺，益寿延年。但黑芝麻油属于温燥的食品，体质燥热的人不宜多吃。

食材
配对
❷

# 红薯叶 + 蒜 → 预防动脉硬化、降低胆固醇

蒜所含的维生素C能加强红薯叶中维生素$B_2$的功效，加速脂肪代谢，避免过氧化物在血管壁上堆积，减少动脉硬化的发病率。红薯叶及蒜中的膳食纤维能促进肠道蠕动，从而促进胆汁的分泌，促使胆汁分解血液中的胆固醇，进而降低胆固醇含量。

## 蒜香红薯叶

●材料
红薯叶300克，蒜4瓣，辣椒1个。

●调味料
酱油2大匙，芥花油2大匙。

●做法
1 红薯叶摘下叶片，洗净，放入沸水中汆烫一下，捞起；将蒜去皮，辣椒洗净、去蒂，分别切末。
2 锅中倒入芥花油烧热，爆香蒜末及辣椒末，加入酱油炒匀，盛出，淋在烫好的红薯叶上搅拌均匀即可。

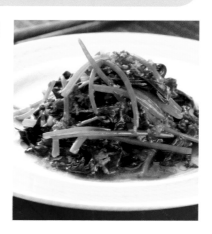

提示 **蒜**→蒜里的大蒜素有刺激作用，会刺激胃酸分泌，因此有胃部疾病的患者，尤其是胃溃疡、十二指肠溃疡患者最好不要吃蒜，以免引起身体不适。

食材
配对
❸

# 红薯叶 + 小鱼干 → 预防骨质疏松、帮助生长发育

红薯叶这一类的深色蔬菜及小鱼干都是钙的良好来源，小鱼干所含的维生素D能促进钙在人体内的吸收利用，再配合适度运动，就可以使骨骼强健，预防骨质疏松。同时，红薯叶及小鱼干能提供足够的蛋白质，促进身体正常生长发育。

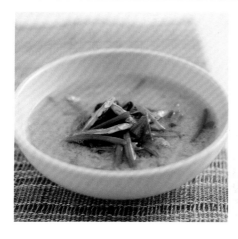

## 红薯叶味噌汤

●材料
红薯叶60克，小鱼干10克。

●调味料
味噌2大匙，水2杯，盐适量。

●做法
1 将红薯叶挑除老叶、洗净；小鱼干洗净备用。
2 味噌加水拌匀，加入小鱼干煮3~5分钟使小鱼干入味；起锅前加入红薯叶煮熟即可，可依个人喜好加盐调味。

提示 **小鱼干**→含有丰富的钙，钙除了能促进骨骼生长，还对甲状旁腺功能正常运作和预防高血压有重要作用。

● 美容养颜、加速肝脏排毒、预防贫血、预防大肠癌、预防骨质疏松、消除疲劳

# 卷心菜

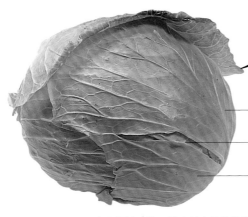

挑选：卷心菜的切口必须新鲜，叶片紧密，整颗卷心菜拿在手上，感觉沉手者为佳。

清洗：外侧的叶子要摘除，将叶片在水中浸泡5分钟后，放在流水下一片片清洗。

保存：卷心菜的心易烂，可将心挖除，塞入沾湿的报纸，再用保鲜膜包起，放入冰箱冷藏室保存。

 **主要保健功效** | 卷心菜中的维生素K具有促进血液凝固的功效，维生素U可以增强胃功能、促进胃黏膜的修复。卷心菜富含的膳食纤维可以促进排便，有效预防大肠癌的发生。研究发现，卷心菜含有吲哚类化合物、异硫氰酸丙酯衍生物和多酚化合物，抗癌效果佳。

## 营养烹调方式

卷心菜所含的维生素C和吲哚类都是水溶性营养成分，经过余烫、快炒和炖煮等加热烹调，营养成分会流失一半，因此生吃卷心菜或煮汤时连汤一起食用，才能摄取更全面的营养。

## 营养师健康叮咛

卷心菜中的纤维含量丰富却粗糙，消化功能不强、脾胃虚寒或腹泻的人最好少吃，以免引起不适。卷心菜的某些成分会抑制甲状腺功能，甲状腺功能失调者切忌大量食用卷心菜。

**食材配对❶**

## 卷心菜+香菇→预防骨质疏松、消除疲劳

香菇含有维生素D，可促进卷心菜中钙、磷在体内的吸收，配合适度运动，有利于钙储存于骨骼中，有强健骨骼的作用。卷心菜及香菇皆含丰富的B族维生素，B族维生素能促进肝脏代谢，加速体内废物排出，有消除疲劳、提振精神的功效。

### 卷心菜烩香菇

●材料
卷心菜350克，胡萝卜、香菇各50克，姜20克。

●调味料
盐1/2小匙，米酒、胡椒粉各少许，水淀粉1大匙，植物油2小匙，水少许。

●做法
1 将全部材料洗净，沥干。将卷心菜对切；胡萝卜去皮，切花片；香菇去蒂，切粗丝；姜去皮，切花片。
2 分别余烫胡萝卜片、香菇丝，捞起沥干。
3 热锅倒入油，放入姜片及香菇丝爆香，再加卷心菜及盐、米酒和胡椒粉略炒后，加入少许水，卷心菜烩熟后，用水淀粉勾芡即可。

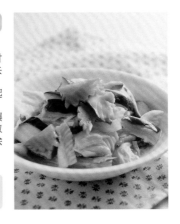

 **香菇**→所含的香菇多糖有抑制癌细胞生长的作用，而其含有的胆碱有助于活化脑细胞及增强记忆力，可预防阿尔茨海默病。

食材配对 ❷

# 卷心菜+猪肉→提高免疫力、增加皮肤弹性

卷心菜中的维生素C可增强免疫力，预防感冒；所含的维生素K可增强凝血因子的功效；所含的维生素C可协助人体合成胶原蛋白，使皮肤有弹性，减少皱纹的出现，还能保护关节。

## 三色卷心菜

●材料

卷心菜350克，胡萝卜50克，黑木耳、蒜末各20克，猪肉丝150克。

●调味料

A料：盐1/2小匙，淀粉、植物油各2小匙。
B料：盐1/2小匙，米酒、胡椒粉、水各少许。

●做法

1 将所有材料洗净沥干，再将胡萝卜、黑木耳、卷心菜切丝。

2 猪肉丝用除油以外的A料腌约10分钟，余烫。

3 锅热后加入2小匙植物油，先爆香蒜末，放入胡萝卜丝、黑木耳丝略炒至干，再加入卷心菜丝、B料，炒至卷心菜丝熟软，加入猪肉丝拌炒均匀即可。

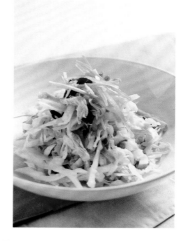

提示 **猪肉**→猪肉是肉类中脂肪含量较高的一种，虽然各部位含量不同，但瘦肉中也含有高达10%以上的脂肪，因此患有冠心病的人或老年人不宜过量食用。

食材配对 ❸

# 卷心菜+枸杞子→预防贫血、美容养颜

卷心菜富含维生素C，可促进人体对枸杞子中铁的吸收，预防贫血，使人脸色红润。维生素C对皮肤有美白祛斑的作用；枸杞子中的类胡萝卜素在体内转化成维生素A后，能避免皮肤因角质化而变得粗糙，有美肤的效果。两者所含的B族维生素有助于促进肝脏排毒，起到消除疲劳的作用。

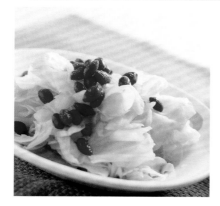

## 枸杞子炒卷心菜

●材料

卷心菜400克，枸杞子10克。

●调味料

蘑菇粉1小匙，盐1/2小匙，胡椒粉少许，植物油2小匙，水少许。

●做法

1 将卷心菜剥开叶片，洗净，切片；将枸杞子略泡备用。

2 锅中倒油烧热，放入卷心菜、剩余调味料翻炒至熟软，最后加入枸杞子炒匀即可。

提示 **枸杞子**→富含甜菜碱，能抑制脂肪在肝脏中的堆积，并促进肝细胞生长。枸杞子能提高人体淋巴细胞的活性，防止早衰。

●美容养颜、防癌、消除疲劳、强健骨骼、预防动脉硬化

# 大白菜

挑选：挑选大白菜时，以叶片紧密、底部的切口新鲜、拿在手上沉重者为佳。

清洗：大白菜最外侧叶子应剥掉，不要食用，将剩余叶片放在水中浸泡几分钟后，用流水冲洗干净。

保存：可以用报纸包起后，直立放置在阴凉干燥处，可保存较长时间。

 **主要保健功效** 大白菜富含维生素C，热量极低；富含钾，有助于将钠排出体外，调节血压，还有利尿作用，能消除身体水肿；所含的镁可促进人体对钙的吸收，保护心脏及血管健康；富含非水溶性膳食纤维，能促进肠道蠕动，改善便秘。

## 营养烹调方式

大白菜略带寒性，身体虚寒者食用时宜加入一些姜丝以祛寒。但其纤维较长，建议老人或儿童食用时，可延长烹调时间使菜煮至软烂，或事先将大白菜切碎，使其便于食用、消化。

## 营养师健康叮咛

过量食用大白菜可能会导致腹泻，手脚冰冷或是白带分泌较多的女性不建议食用。大白菜的植酸会与矿物质形成不易溶解的物质，影响人体对矿物质的吸收，所以不宜过量食用。

**食材配对①**

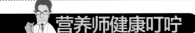

## 大白菜+栗子→防癌、消除疲劳

栗子含有的$\beta$-胡萝卜素是一种抗氧化营养成分，与大白菜所含的维生素C同时存在时，维生素C能增强$\beta$-胡萝卜素的抗氧化作用，可增强抵抗力，并能预防细胞因氧化而导致的病变，达到预防癌症的目的。维生素C还能增强栗子中维生素$B_2$的功能，促进细胞生长及再生，亦有消除疲劳的作用。

### 栗子烧白菜

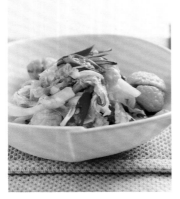

●材料
大白菜400克，虾米20克，黑木耳30克，栗子50克，辣椒10克。

●调味料
盐1/6小匙，酱油、植物油各2小匙。

●做法
1 将所有材料洗净、沥干。虾米泡水，黑木耳、辣椒、大白菜切丝。
2 将栗子、黑木耳丝氽烫后备用。
3 热锅加入2小匙植物油，爆香沥干水的虾米，再加入其余食材及调味料，一同烧煮至熟即可。

 **栗子**→糖含量非常高，还含有蛋白质、钙、磷、铁，其中的维生素C、B族维生素和$\beta$-胡萝卜素的含量较一般干果高，是降胆固醇、防衰抗老的优良食材。

## 大白菜+牛奶→强健骨骼、增加皮肤弹性

大白菜所含的镁能帮助人体吸收牛奶中的钙，使钙在体内得到更有效的利用，再配合适度运动，有利于钙的储存，可强健骨骼，预防骨质疏松。大白菜中的维生素C含量极为丰富，维生素C有美白淡斑、增强抵抗力的作用；牛奶消化后分解产生氨基酸。维生素C与氨基酸共同作用，可加速胶原蛋白的合成，增加皮肤弹性。

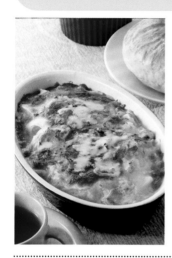

### 奶油焗白菜

●材料
大白菜900克，罐头蟹肉1罐，面粉、奶油、牛奶各3大匙，葱1根，姜2片，奶酪丝适量。

●调味料
盐适量，米酒1大匙，植物油2大匙。

●做法
1 将大白菜洗净，切大块；将葱洗净，切段；将姜洗净备用。
2 锅中倒油烧热，爆香葱段、姜片，放入罐头蟹肉及其余调味料炒香，挑除葱、姜后备用；另起锅倒油烧热，加入大白菜炒软，连汤汁一同盛起。
3 锅中放入奶油以小火热至融化，分次加入面粉及大白菜汤汁搅匀，加入牛奶搅成糊状。
4 加入大白菜块及一半的蟹肉拌匀，盛入烤盘，铺上奶酪丝及剩余蟹肉，移入烤箱以180℃烤20分钟即可。

 提示 牛奶→不宜空腹饮用，饮用前最好先吃些东西，以降低胃中乳糖浓度，可帮助营养成分吸收。

## 大白菜+鳊鱼→美容养颜、抗氧化

鳊鱼是小条比目鱼制成的鱼干，脂肪含量低，在油炸时会吸附部分烹调油，因此食用这种鱼不仅可以补充蛋白质，还可以摄取溶于油脂的维生素E。大白菜富含维生素C，鳊鱼富含蛋白质，能协助身体形成胶原蛋白，维持组织的弹性，避免血管硬化，还能使皮肤水嫩、有弹性；维生素C可抑制维生素E的氧化，加强维生素E抗老防癌的作用。鳊鱼的钠含量可能会比较高，而大白菜所含的钾在体内可促进过多的钠排出，避免人体因钠含量过高而水肿。

### 鳊鱼白菜

●材料
鳊鱼100克，大白菜、胡萝卜片各100克，蒜末1小匙。

●调味料
酱油1/6小匙，米酒1/4小匙，植物油适量，水1/4杯。

●做法
1 材料洗净。鳊鱼用烤箱烤香；将大白菜切长片，备用。
2 热锅加油，爆香蒜末，加入鳊鱼、大白菜片、胡萝卜片及除水以外的调味料，再加入1/4杯水，一同烧煮至熟即可。

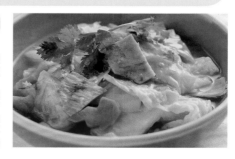

●维持组织弹性、促进伤口愈合、促进肝脏细胞活性、消除疲劳、降低胆固醇、预防贫血

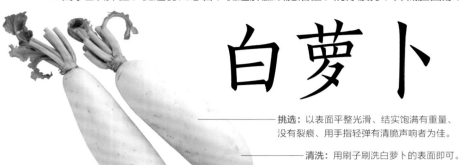

# 白萝卜

**挑选：** 以表面平整光滑、结实饱满有重量、没有裂痕、用手指轻弹有清脆声响者为佳。

**清洗：** 用刷子刷洗白萝卜的表面即可。

**保存：** 如要保存较久，可购买带有泥沙者。用报纸包裹，可储存5~7天。

**主要保健功效：** 白萝卜的营养成分主要包括维生素C、膳食纤维及芥子油。因为白萝卜清凉爽口，经常搭配口味较重的食材食用，可摄取较多的维生素C。其所含的膳食纤维则可促进胃肠蠕动，搭配芥子油，可促进食欲，有助消化。

## 营养烹调方式

维生素C容易因加热而流失，芥子油也可能因加热而挥发，故白萝卜生吃才能发挥其最大的营养功效。白萝卜所含的维生素C大量储存在表皮上，烹调时最好不要去皮，以保留更多营养。

## 营养师健康叮咛

体质偏寒者或女性经期不畅者应避免大量食用白萝卜，以免造成腹泻或经期不适。此外，白萝卜可能会影响含维生素K的凝血药物的作用，服用此类药物的人应先向医生咨询正确的饮食方式。

**食材配对①**

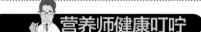

## 白萝卜+鲈鱼→维持组织弹性、促进伤口愈合

鲈鱼含有维生素D，可促进人体对白萝卜中的钙的吸收。鲈鱼中的优良蛋白质与白萝卜中的维生素C可促进胶原蛋白的合成，维持组织弹性。蛋白质是维持生长发育必需的营养成分，搭配鲈鱼中所含的锌，具有促进伤口愈合的作用。

### 白萝卜鲈鱼汤

●材料
鲈鱼1尾，白萝卜1个，老姜4片，葱末1大匙，香菜叶适量，水4杯。

●调味料
盐1/2小匙，米酒1大匙，植物油2大匙。

●做法
1 将鲈鱼洗净，去除内脏，擦干水分；将白萝卜洗净，切成粗条备用。
2 炒锅中放油，放入老姜片爆香，放入鲈鱼煎至两面微黄后盛出。
3 汤锅中放入略煎过的鲈鱼及白萝卜条，加入清水，以小火焖煮约2小时后开盖，加入其余调味料，待沸后即可熄火。起锅前，撒入葱末及香菜叶即可。

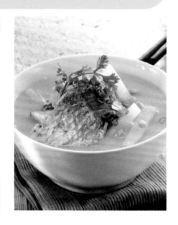

 **提示** **鲈鱼**→可改善胎动不安的症状，并促进产妇乳汁分泌，对手术后的伤口愈合也有帮助。

食材配对 ❷

# 白萝卜+干贝+蛤蜊→促进肝脏细胞活性、消除疲劳

　　干贝和蛤蜊含有B族维生素及牛磺酸，B族维生素在白萝卜中的维生素C辅助之下，能发挥更好的功效。而B族维生素与牛磺酸能促进肝脏细胞活性，使其加速清除体内废物，以达到消除疲劳的效果。此外，干贝和蛤蜊所含的锌能维持味觉灵敏度、加速伤口愈合，还能增强男性性功能。

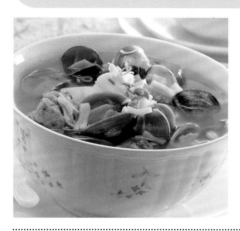

## 干贝萝卜蛤蜊汤

●材料
白萝卜400克，蛤蜊、排骨块各300克，干贝40克，姜2片。

●调味料
盐1/2小匙。

●做法
1 将材料洗净。白萝卜切块；干贝泡软，撕成细丝；将蛤蜊泡水使其吐沙，备用。
2 汤锅中放入白萝卜块、排骨、干贝丝及姜片，倒入适量清水，以大火煮沸后转小火煮40分钟，放入蛤蜊续煮3分钟，起锅前加入盐调味即可。

提示　**蛤蜊**→常和保肝联系在一起，主要是因为其含有能活化肝细胞的牛磺酸。此外，蛤蜊含有丰富的锌，可谓"男性补品"。

食材配对 ❸

# 白萝卜+排骨→降低胆固醇、预防贫血

　　排骨含有脂肪，由于动物性脂肪中含有易造成血管硬化的胆固醇，搭配食用膳食纤维含量丰富的白萝卜，一方面可减少肉类的食用量，另一方面则可利用膳食纤维吸附肠道中的多余胆汁，进而降低血中胆固醇含量。另外，白萝卜中的维生素C能促进排骨所含的铁在人体中的吸收，预防缺铁性贫血。

## 白萝卜排骨酥羹

●材料
排骨200克，白萝卜100克，蒜3瓣，笋干30克，香菜20克。

●调味料
A料：酱油、米酒、淀粉各1大匙。
B料：高汤3杯。
C料：盐1小匙，酱油、胡椒粉、糖各1/2小匙。
D料：水淀粉2大匙。
E料：植物油适量。

●做法
1 将蒜去皮；排骨洗净，切小块，放入碗中加入A料拌匀并腌10分钟，和蒜一起放入加了E料的锅中炸酥，捞出，沥油。
2 将香菜洗净，切小段；白萝卜洗净、去皮，切小丁，放入沸水中烫熟、捞出，沥干；笋干洗净，泡软。
3 锅中倒入B料煮开，放入白萝卜丁、笋干及C料煮至入味，加入D料勾芡，再加入排骨块煮约1分钟，撒上香菜段即可。

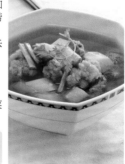

提示　**排骨**→在烹调中所使用的排骨多为子排，肉质较嫩，所含的脂肪较多，是蛋白质的食物来源之一，适合老人及儿童食用。

●维持视力正常、保持皮肤湿润、增强免疫力、预防便秘、镇定神经

# 胡萝卜

挑选：以表皮光滑、色泽佳、形状匀称结实者为佳，若带有叶子应为绿色，且不宜过大。

清洗：若胡萝卜外皮有泥土，可浸泡在水中刷洗干净即可。

保存：用保鲜膜包住，放在冰箱冷藏室中，尽早食用。

 **主要保健功效** 胡萝卜含有丰富的胡萝卜素，可帮助视紫质形成，维持视觉正常；可改善皮肤干燥等症状，使皮肤更健康；还可使上皮细胞正常分化，并提高免疫力。

## 营养烹调方式

胡萝卜中的胡萝卜素是脂溶性营养成分，和油脂一起摄取，吸收率更高。此外，胡萝卜最好不要与含酒精的饮料一起食用，因为胡萝卜素与酒精一起进入体内，类胡萝卜素的活性会降低。

## 营养师健康叮咛

胡萝卜含有丰富的胡萝卜素，大量摄入时容易使胡萝卜素沉积于皮肤表层，导致全身皮肤发黄。只要停止食用一段时间，症状就会慢慢消失。

食材配对❶

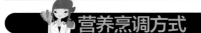

## 胡萝卜+鸡蛋+香油→预防便秘、维持视力正常

香油有润肠通便的作用，与胡萝卜中的膳食纤维搭配，可使排便更顺畅。胡萝卜中的胡萝卜素属于脂溶性营养成分，经过香油烹调后，它的吸收效果会比生吃好。胡萝卜素可预防及改善皮肤干燥，而于体内转化为维生素A之后，有保护眼睛及抗氧化的功效。鸡蛋含有丰富的蛋白质，氨基酸的含量和种类十分均衡，搭配富含胡萝卜素及膳食纤维的胡萝卜食用，可以增强眼部组织功能，提高夜间视力，而且有助于强健骨骼和排除宿便。

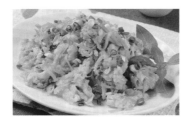

### 胡萝卜香油炒蛋

●材料
胡萝卜150克，鸡蛋4个，葱末1小匙，香油1大匙。

●调味料
盐1/2小匙。

●做法
1 将胡萝卜洗净去皮，用刨丝器刨成丝；鸡蛋打散成蛋汁备用。
2 锅中倒入香油烧热，放入葱末、胡萝卜丝及盐炒软，倒入蛋汁翻炒至凝固即可。

**食材配对②**

# 胡萝卜+排骨→保持皮肤弹性、促进生长发育

胡萝卜中的胡萝卜素可改善皮肤粗糙、干燥等问题，而维生素C可美白淡斑，与猪肉中的蛋白质搭配，可促进胶原蛋白的合成，有助于保持皮肤弹性，减少皮肤皱纹。排骨含有钙及铁，配合猪肉的优良蛋白质，可为机体活动提供能量，有助于肌肉、骨骼等的生长发育。

## 胡萝卜排骨粥

●**材料**
大米1杯，排骨150克，胡萝卜50克，姜1片。

●**调味料**
盐1/2小匙，胡椒粉1/8小匙。

●**做法**
1 将大米洗净，浸泡30分钟，捞出；将排骨洗净，切块，放入滚水中汆烫，捞出冲净；胡萝卜去皮、洗净，切小块。
2 锅中放入排骨块、姜片及适量水，大火煮沸改小火煮半小时，待排骨块熟软，捞出姜片，加入大米熬煮成粥。
3 放入胡萝卜块煮熟，加入调味料煮匀即可。

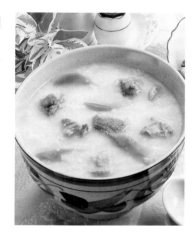

**提示 排骨**→富含磷和钙，可以帮助骨骼生长发育，预防骨质疏松，还可镇定神经、松弛肌肉、改善失眠与痉挛。

---

**食材配对③**

# 胡萝卜+番石榴→抗氧化、降低胆固醇

胡萝卜所含的维生素$B_2$可减轻神经痛，胡萝卜素搭配番石榴中的维生素C，可以加强抗氧化功效，延缓细胞衰老及抑制细胞病变，达到防癌抗老的效果。此外，两种食材均含有丰富的膳食纤维，能降低胆固醇含量、清除宿便。

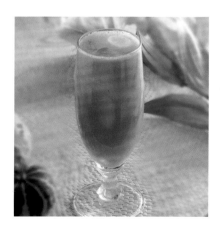

## 胡萝卜番石榴汁

●**材料**
胡萝卜1根（约300克），番石榴1/2个。

●**调味料**
柠檬1/4个，蜂蜜1小匙，水、冰块各适量。

●**做法**
1 将番石榴切开、去籽，切成小丁；将胡萝卜洗净，去皮，切小块；柠檬挤汁备用。
2 将全部材料放入果汁机中打匀，倒入杯中，加入柠檬汁、蜂蜜及冰块即可。

**提示 番石榴**→所含粗纤维可使人产生饱腹感，减肥的人可以在饭前半小时吃番石榴以降低食欲。番石榴不宜大量食用，否则易引起便秘，若连番石榴心一起食用，会让便秘更严重。

● 促进排便、调节肝脏代谢功能、维持血管壁弹性、帮助睡眠、防癌

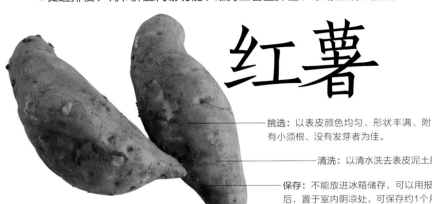

# 红薯

**挑选：**以表皮颜色均匀、形状丰满、附有小须根、没有发芽者为佳。

**清洗：**以清水洗去表皮泥土即可。

**保存：**不能放进冰箱储存，可以用报纸包裹后，置于室内阴凉处，可保存约1个月。

**主要保健功效** │ 红薯含有膳食纤维、维生素A、B族维生素、维生素C、钙、磷、铜、钾等营养成分。所含的黏液蛋白能维持血管壁弹性，促进低密度脂蛋白排出，保护消化道黏膜等。丰富的膳食纤维可促进胃肠蠕动，改善便秘。

## 营养烹调方式

红薯含有β-胡萝卜素等营养成分，但是生红薯中的营养成分不易被人体消化吸收，所以红薯要蒸煮后食用，这样人体才能吸收更完整的营养成分。

## 营养师健康叮咛

红薯含有一种氧化酶，这种酶易在人的胃肠道产生大量二氧化碳气体，故容易胀气的人应少吃红薯。

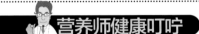

**食材配对❶**

# 红薯+小米+薏仁→帮助睡眠、维持消化道功能正常

红薯及薏仁中的B族维生素，能与小米中的色氨酸协同作用，色氨酸转变为烟酸，可维持消化及神经系统的正常运作。此外，色氨酸还有促进睡眠的作用。B族维生素可促进肝脏代谢，加速排毒过程，可以消除疲劳，使精力旺盛。

## 红薯小米薏仁粥

● 材料
红薯200克，排骨、薏仁各100克，绿豆仁、小米各20克。

● 调味料
盐1/4匙，胡椒粉少许。

● 做法
1 将所有材料洗净、沥干；排骨切小块、略余烫；红薯去皮、切小丁。
2 汤锅加入适量水煮滚，加入排骨块炖煮20分钟后，放入其余材料及调味料，煮熟即可。

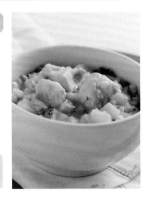

 **小米**→小米中的蛋白属于低过敏性蛋白质，适合老人及儿童食用。小米能降胃火，煮粥食用，对产后妇女或病后体虚、腹泻、恶心呕吐者有益。

## 红薯+糙米→抗氧化、防癌、促进排便、降低胆固醇

红薯含有丰富的β-胡萝卜素，与糙米中的维生素E协同作用，有很好的抗氧化效果，可避免细胞因氧化引发的病变，预防癌症。红薯及糙米皆含有膳食纤维，能促进肠道蠕动，加速有毒物质排出体外，使排便顺畅。此外，膳食纤维还能降低血液中胆固醇的水平。

### 红薯糙米饭

●材料
红薯约90克，糙米1杯。

●做法
1 红薯洗净表皮，切丁备用。
2 糙米以适量水浸泡半小时后，铺上红薯，入电饭锅，加适量水，以煮饭方式煮熟即可。

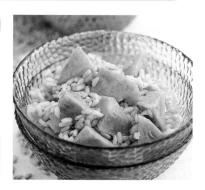

提示 **糙米**→所含的B族维生素和维生素E可促进血液循环与新陈代谢、安抚焦躁情绪、提高免疫力、预防脚气病、维持皮肤健康。

## 红薯+黄瓜+香菇→促进脂肪代谢、帮助消化

香菇中的维生素B₂和黄瓜中的维生素C共同作用，可促进脂肪代谢，避免脂肪在血管及肝脏中蓄积。维生素C还可保护β-胡萝卜素，使其产生更好的抗氧化作用。红薯、黄瓜和香菇同时提供丰富的膳食纤维，能降低胆固醇，还能促进胃肠蠕动，帮助消化。

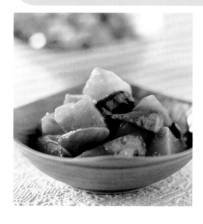

### 双色烧红薯

●材料
红薯1/2个，黄瓜、葱各1根，鲜香菇3朵。

●调味料
酱油2大匙，糖1大匙，植物油适量。

●做法
1 材料洗净。将红薯去皮、切滚刀块，黄瓜洗净、切滚刀，香菇切块，葱切小段。
2 将红薯块炸过，香菇块余烫，备用。
3 另起锅，加1大匙植物油，放入葱段爆香后加其他材料，再加其余调味料及适量水，煮至汤汁收干即可。

提示 **黄瓜**→取1根黄瓜洗净切小段，加3碗水煮至水剩下一半即可，每日分3次空腹饮用，可改善夏日体燥引起的食欲不振。

● 增加饱腹感、稳定血糖、预防贫血、抗氧化、维持消化功能正常、促进排便

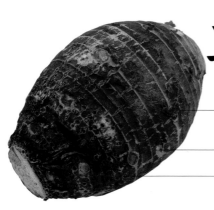

# 芋头

挑选：根须少，且外表带有湿气、沾附湿泥者较佳。

清洗：将外侧泥巴用鬃刷刷净后去皮即可。

保存：不要放入冰箱冷藏，要保持干燥，最好使用纸类材料包裹后，放在常温下保存。

 **主要保健功效** 芋头含有丰富的糖类，可作为主食食用，其中的膳食纤维可增加饱腹感，同时稳定血糖。芋头的钾及磷含量也较高，钾有助于钠的排出，有利尿的作用，而磷则是维持牙齿及骨骼健康的重要矿物质之一。

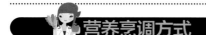

芋头含有生物碱，皮肤接触后会有发痒现象，所以处理芋头时应该戴手套。芋头不宜生食。食用芋头的时候，尽量不要喝太多水，以免冲淡胃液，影响消化，出现腹胀等不适症状。

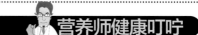

芋头属于淀粉含量较高的主食类，血糖偏高者或者糖尿病患者应将芋头纳入主食量来计算。芋头也容易导致胀气，消化功能较差或者容易胀气者应避免食用。

---

**食材配对①** 

## 芋头 + 排骨 → 预防贫血、促进肝脏代谢

排骨中的维生素$B_{12}$搭配芋头中的叶酸，有造血、补血的功效。芋头中的维生素C有助于人体对排骨中铁的吸收，可预防缺铁性贫血。芋头中的钾可促进体内多余的钠排出，调节血压。排骨富含B族维生素，可促进肝脏代谢，有消除疲劳、提振精神的效果。

### 芋头排骨酥汤

● 材料
排骨300克，芋头1个，芹菜末1大匙。

● 调味料
A料：酱油2大匙，盐1小匙，五香粉1/2小匙，酒、胡椒粉、糖各适量。
B料：红薯淀粉2大匙。
C料：盐1小匙，高汤3杯。
D料：植物油适量。

● 做法
1 将芋头去皮洗净，切成滚刀块。
2 将排骨洗净切块，用A料腌20分钟，再蘸裹B料，放入加了D料的锅中炸至金黄色，捞起，沥干。
3 将炸好的排骨酥、芋头块和C料放入蒸锅隔水蒸40分钟，取出，撒上芹菜末即可。

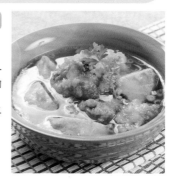

## 芋头 + 大米 → 维持消化功能正常、促进排便

芋头含有烟酸，而大米中的维生素B₆则能把体内的色氨酸转变为烟酸，为人体补充烟酸。烟酸能维持消化系统的健康，改善食欲不振，并且能维持神经及大脑功能正常。芋头所含的膳食纤维能促进消化道蠕动，使排便更加顺畅。

### 芋头粥

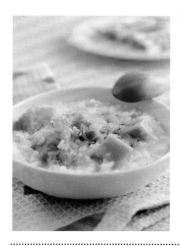

●材料
大米1杯，芋头200克，红葱酥1/2杯，芹菜1根。

●调味料
A料：酱油2大匙。
B料：盐1/4大匙，胡椒粉1/4小匙。
C料：芥花油4大匙。

●做法
1 将大米洗净，浸泡30分钟，捞出，放入锅中，加入适量水以大火煮滚，改小火煮成白粥。
2 将芹菜洗净，切末，将芋头洗净去皮，切丁。
3 锅中倒入C料烧热，放入芋头丁炒至外皮微干，倒入红葱酥与A料炒匀；再加入白粥，煮至芋头酥软熟，再加入B料调匀，撒上芹菜末即可。

提示 **大米**→含有丰富的糖类，能作为能量的主要食用来源。而其中的B族维生素具有促进肝脏排毒的功效。

## 芋头 + 鸭肉 → 预防贫血、抗氧化、降血压

鸭肉中B族维生素及维生素C含量较高，且脂肪含量较低。维生素B₁₂和芋头中的叶酸皆是造血所需的营养成分，搭配食用可预防贫血，还可促进儿童成长，增进食欲。而芋头中的维生素C可增强鸭肉中维生素E的抗氧化作用，有抗老防癌的效果。芋头含钾量高，可帮助身体排出多余的钠，进而降低血压。

### 芋头炖鸭

●材料
芋头300克，鸭肉块200克，椰浆1杯，香菇20克。

●调味料
盐1/4匙、植物油2小匙。

●做法
1 将除椰浆外的材料洗净、沥干。芋头去皮、切小块，香菇余烫、切小块，鸭肉块余烫备用。
2 热锅加入2小匙植物油，爆香香菇块，再加入芋头块与鸭肉块略炒。
3 加入椰浆、其余调味料及适量水一起炖煮30分钟即可。

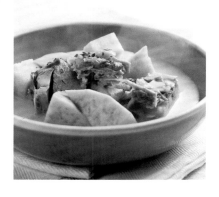

提示 **鸭肉**→性寒凉，适合体内有热、上火的人吃，低热、体质虚弱、食欲不振、大便干燥及水肿的人食用更佳，有滋阴养胃、利尿消肿的作用。

● 维持神经和肌肉功能稳定、预防动脉硬化、改善便秘、帮助减肥、预防血栓、降低胆固醇

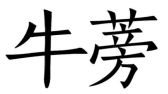

# 牛蒡

挑选：根端丰圆、无空洞，歧根及须根少，裂缝少且肉质柔软，具香味者较佳。

清洗：用鬃刷清洗表面泥土，削皮即可。

保存：完整的长条牛蒡，只需用报纸包起，直立放在阴暗处即可，不必洗掉表面的泥土；如果买一小段牛蒡，则须洗掉表面泥沙，装入保鲜袋，放入冰箱冷藏。

 **主要保健功效** 牛蒡所含的营养成分包括胡萝卜素、钾、钙、镁、膳食纤维等。胡萝卜素具有保护黏膜、避免感染的作用，钾可以调节血压。钙与镁在体内互相拮抗，可以维持肌肉及神经系统的功能正常。膳食纤维则可使排便顺畅。

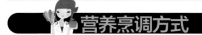
## 营养烹调方式

牛蒡的纤维丰富且质地较粗，与其他食材相比，不易咀嚼，因此建议切细后再烹调，可使口感更好，调味时也比较容易入味。

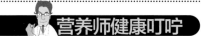
## 营养师健康叮咛

牛蒡的纤维质地较粗，因此在烹调时多切成细丝或薄片，这样比较好入口。但好入口并不代表好消化，因此建议有胃炎等消化系统疾病的人，应避免食用这类纤维较粗的食材。

**食材配对①**

## 牛蒡 + 芝麻 → 维持神经功能稳定、预防动脉硬化

牛蒡含有镁，能与芝麻中的钙产生相互拮抗的作用，使血液中的钙维持稳定，进而帮助维持神经及肌肉功能正常。牛蒡中的膳食纤维一方面能促进消化，另一方面则有降低胆固醇的功效。而芝麻含有维生素E及不饱和脂肪酸，对预防动脉硬化有不错的效果。

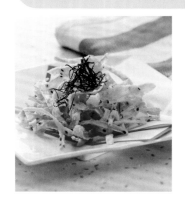

### 炸牛蒡

●材料
牛蒡1根，炸虾粉、海苔丝各适量，黑芝麻1大匙。

●调味料
椒盐粉1大匙。

●做法
1 牛蒡去皮，削薄片，洗净擦干备用。
2 碗中放入炸虾粉、黑芝麻及少许水混合成面糊，放入牛蒡片一起拌匀，放入160℃的热油中炸至金黄色捞出，沥油。食用时，撒上海苔丝和椒盐粉即可。

 **提示** 芝麻 → 连皮一起食用不易消化，而且就营养效果来说，食用去皮芝麻比带皮芝麻的消化吸收率高。食用芝麻时，也可将芝麻磨碎，以提高人体吸收率。

食材配对 2

# 牛蒡+魔芋→改善便秘、利于减肥

牛蒡与魔芋均属于膳食纤维含量丰富且含水量高的食材，搭配食用，有助于增加粪便的体积及柔软度，使排便更顺畅，从而改善便秘。这道菜提供的热量较少，但容易让人产生饱腹感，所以想减肥的人可以选择食用。

## 开胃牛蒡丝

●材料
牛蒡1/3根，莴菜1小把，腌渍黄萝卜1/2条，红椒1/4个，魔芋、九层塔、醋各适量。

●调味料
香油2大匙，黑胡椒、盐各适量。

●做法
1 将牛蒡洗净削皮，切丝，泡入醋中；莴菜洗净，切段；黄萝卜、红椒、魔芋均洗净，切丝；九层塔洗净。
2 用开水将食材全部烫熟，捞出，加入调味料拌匀即可。

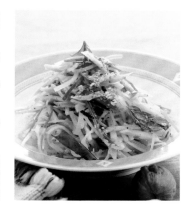

提示 **魔芋**→含丰富的膳食纤维，且热量低，可作为减肥食材食用。而且其富含水分，可避免减肥时因油脂摄取较少所引起的排便不畅。

食材配对 3

# 牛蒡+旗鱼→预防血栓、降低胆固醇

旗鱼含有Ω−3脂肪酸，能防止血液不正常凝集，避免血栓的产生。而牛蒡所含的镁则有防止钙沉积在血管壁上而引起血管狭窄及阻塞的作用。牛蒡中的膳食纤维则可以降低血液中胆固醇的含量，保护心血管。牛蒡中的维生素A还有抗氧化的作用，可延缓器官老化。

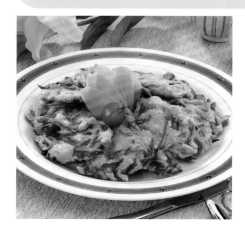

## 牛蒡鱼浆片

●材料
旗鱼浆300克，牛蒡1根。

●调味料
糖1/2大匙，盐1/2小匙，植物油适量。

●做法
1 将牛蒡洗净，去皮，切成薄片，略泡水，捞出沥干，放入碗中，加入旗鱼浆、盐和糖用力拌匀，捏成薄片。
2 锅中放入植物油烧热，放入牛蒡鱼浆片炸至两面呈金黄色即可。可以洗净的水果装饰摆盘。

提示 **旗鱼**→含丰富的蛋白质、维生素D和不饱和脂肪酸，适量食用有助于保护心血管。

● 促进消化、减少油脂吸收、淡斑、增加饱腹感、降低胆固醇、保护心血管

# 竹笋

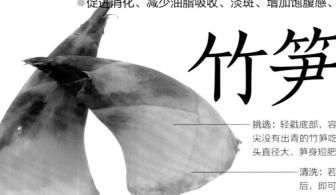

**挑选：**轻戳底部，容易按压出指痕的较鲜嫩；笋尖没有出青的竹笋吃起来比较嫩，也不会苦；笋头直径大、笋身短肥、带弯曲者更好。

**清洗：**若未剥壳，在笋外壳垂直划一刀后，即可顺利剥壳清洗。

**保存：**带壳以沸水煮熟，以报纸包好再放进保鲜袋中，以防水分蒸发。放入冰箱内冷藏，尽早食用。

 **主要保健功效**｜属于低糖、低脂、多膳食纤维的食物，能刺激胃肠蠕动，防止脂肪堆积，帮助减重，抑制胆固醇的吸收；所含的蛋白质有助于维持正常生理功能。其属性偏寒且富含维生素C，是夏季美白淡斑的好食材。

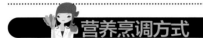
## 营养烹调方式

竹笋暴露在空气中容易氧化和变苦，所以建议购买后先用清水仔细清洗表面，连壳一起入锅煮，想要食用时再剥壳切块。如果马上要吃，可以剥壳切片或切块之后于沸水中煮熟，便可尝到竹笋的清甜味。

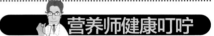
## 营养师健康叮咛

竹笋含有草酸，有草酸钙结石病史的人应避免将笋和高钙食物一起食用。此外，竹笋的纤维较粗，要细嚼慢咽，以免肠胃不适。竹笋性寒，体质偏寒的人应避免大量食用，以免引起腹泻。

**食材配对①**

## 竹笋 + 羊肉 → 消除疲劳、防治贫血

羊肉含有维生素$B_1$，竹笋含有维生素$B_2$及维生素$B_6$，维生素$B_1$在维生素$B_2$与维生素$B_6$同时存在的时候，能发挥更好的作用。竹笋中的维生素C与维生素$B_1$协同作用，达到促进肝脏代谢、消除疲劳、保护神经的效果。竹笋还含有叶酸，与羊肉中的铁均可维持红细胞载氧功能正常，促进红细胞的生成。适量摄取这些营养成分，能使皮肤红润，对防治贫血、消除疲劳有益。

### 竹笋炒羊肉

**● 材料**
竹笋300克，羊肉80克，蒜2瓣，辣椒1个。

**● 调味料**
A料：高汤1杯，蚝油1小匙，盐1/2小匙。
B料：植物油适量。
C料：香油1/2小匙。

**● 做法**
1 将蒜去皮，切末；将辣椒去蒂，洗净切丝；将竹笋洗净，去皮，切段；将羊肉洗净，切丝。
2 锅中倒入B料烧热，爆香蒜末及辣椒丝，放入羊肉丝及竹笋段拌炒，加A料以小火炒至入味，淋上C料即可。

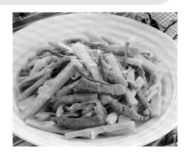

食材配对❷

# 竹笋+辣椒→养颜淡斑、增加饱腹感

竹笋及辣椒含有丰富的维生素C，有提高免疫力、消除皮肤斑点、预防皮肤点状出血的作用。竹笋的膳食纤维可以增加饱腹感，因为糖含量低，适合作为糖尿病患者三餐之外的点心食用。煮熟的竹笋和辣椒凉拌后食用，不仅口感清爽，还有瘦身养颜及抗衰老的功效。

## 红焖竹笋

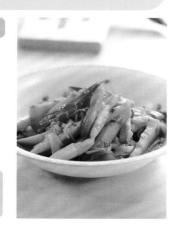

●材料
竹笋120克，辣椒10克，蒜2瓣。

●调味料
酱油、橄榄油各1大匙，糖5克，豆瓣酱1小匙。

●做法
1 将辣椒洗净去蒂及籽，切丝；蒜拍碎。
2 往锅中倒入半锅水煮沸，将竹笋去皮，放入沸水中余烫，捞出，待凉，切成小段。
3 锅中放橄榄油烧热，爆香辣椒丝及蒜碎，放入竹笋段拌炒均匀，加入其余调味料焖至上色即可。

提示 **辣椒**→患冻疮者，用红辣椒煮水，取放凉的辣椒水擦拭患处，可改善症状。辣椒、姜和泡菜一起腌渍食用，可促进新陈代谢，有一定的减脂作用。

食材配对❸

# 竹笋+香菇+鸡肉→降低胆固醇、保护心血管

竹笋中的维生素C能增强鸡肉中维生素$B_1$及维生素$B_2$的作用，维生素$B_1$能维持心脏功能正常，而维生素$B_2$则可预防口角炎及脂溢性皮炎。鸡肉所含胆固醇较少，再搭配含有丰富膳食纤维的竹笋及香菇一同烹调，一方面可减少胆固醇的摄取，另一方面可促进体内胆固醇的排出，以此降低血中胆固醇含量，预防动脉硬化及血管阻塞。香菇含有的维生素D还有促进钙吸收的作用。

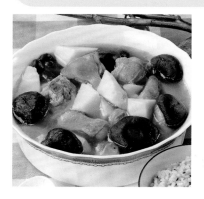

## 竹笋香菇鸡汤

●材料
土鸡、竹笋各600克，干香菇40克。

●调味料
盐1小匙。

●做法
1 将土鸡洗净，切成块；将竹笋去皮，洗净，切块；将干香菇泡软，洗净去蒂。
2 高压锅中放入土鸡块、竹笋块、香菇以及适量水，盖紧锅盖焖煮至熟，加盐调匀即可。

提示 **香菇**→烹调前，最好用约80℃的热水泡发，才能释放出其所含的鲜味物质，但不可浸泡过久，以免鲜味物质流失。

● 预防贫血、消除疲劳、抗氧化、帮助消化、预防骨质疏松、避免水肿

# 芦笋

**挑选**：形状正直、笋尖花苞紧密、表皮鲜亮、基部未老化、以手折之即断者较佳。

**清洗**：浸泡几分钟后，以流水冲洗。

**保存**：用报纸包好，放在冰箱冷藏，可保存2~3天。

 **主要保健功效** 芦笋的矿物质含量丰富，其中以钙、铁、磷、钾为主。钙的主要功能是强健骨骼，预防骨质疏松。铁则能提高血液的含氧量，使气色更好。磷是维持骨骼及牙齿健康的重要营养成分。钾能促进体内过多的钠排出，避免水肿。

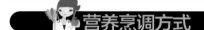

## 营养烹调方式

芦笋含有胡萝卜素及维生素C，建议不要过度烹调，以免营养流失或使芦笋变黄。烹调时可搭配含维生素E的食用油，一方面可增加胡萝卜素的吸收率，另一方面可增强抗氧化的作用。

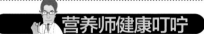

## 营养师健康叮咛

芦笋含有丰富的钾，有调节血压的作用，适合血压偏高的人食用。肾功能不全患者则应避免食用，或者可在烹调时先以滚水汆烫，能减少钾的摄入。

**食材配对❶**

# 芦笋 + 墨鱼 → 抗氧化、帮助消化

芦笋中的维生素C能增强墨鱼所含维生素E的抗氧化作用，能预防细胞因氧化而产生变异。此外，芦笋含有丰富的膳食纤维，搭配比较难消化的墨鱼一同食用，能延长食物在胃中消化的时间，避免消化不良的情况产生。墨鱼含有锌，有促进伤口愈合的作用，芦笋中的胡萝卜素及维生素C则有避免感染的功效，再搭配二者所含的蛋白质，可使伤口快速愈合。

## 墨鱼芦笋色拉

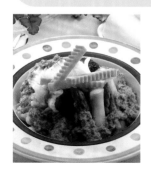

● **材料**
蟹肉、墨鱼各112克，圣女果4个，芦笋2根，柠檬1/2个，胡萝卜、色拉酱各少许，橄榄油1大匙。

● **调味料**
盐少许。

● **做法**
1 将蟹肉、墨鱼分别洗净，墨鱼刻花切片，二者放入锅中烫熟，捞出，沥干水分。
2 圣女果、芦笋、胡萝卜分别洗净。芦笋去硬皮，胡萝卜去皮切长条，均汆烫，捞出，放入冷水中，待凉，沥干；将柠檬榨汁。
3 蟹肉、墨鱼、圣女果、芦笋、胡萝卜条放入碗中，加入柠檬汁、橄榄油及盐混合拌匀，装盘，淋上色拉酱即可。

## 芦笋+干贝→预防贫血、消除疲劳

芦笋富含维生素C，可帮助人体吸收芦笋及干贝中的铁，再加上芦笋中的叶酸，能促进红细胞生长及功能正常，可预防贫血。芦笋中的B族维生素与干贝中的牛磺酸有镇定神经、消除疲劳的功效。且芦笋膳食纤维含量高，可以促进肠道蠕动，使排便顺畅。

### 芦笋炒鲜贝

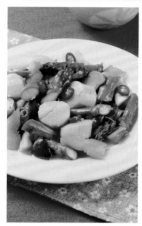

●材料

芦笋200克，新鲜干贝100克，草菇30克，胡萝卜20克，蒜末1小匙，辣椒1个。

●调味料

A料：植物油1大匙。

B料：绍兴酒1/2大匙，蚝油1大匙，盐1/4小匙，糖1/2小匙，香油1小匙，高汤50毫升。

C料：水淀粉适量。

●做法

1 将芦笋去老皮，洗净切段；草菇洗净切片；胡萝卜洗净去皮切片；辣椒洗净去蒂剖开，去籽切片。

2 锅中加入半锅水煮沸，将芦笋段余烫，捞起泡入冷水，再放入干贝余烫5分钟捞起洗净，沥干。

3 锅中加入A料烧热，放入蒜末、辣椒片爆香，加入胡萝卜片、芦笋段、干贝、草菇片略炒，加入B料炒匀。

4 用C料勾芡即可。

 提示 **干贝**→干贝富含胆固醇，胆固醇高者应避免食用；干贝亦含有较多的钾，肾病患者也不宜食用。

## 芦笋+甜椒+香菇→预防贫血、预防骨质疏松、促进肝脏代谢

芦笋含有丰富的维生素C，不仅能保护维生素A与维生素E，还可帮助人体吸收食物中的铁；加上芦笋中的叶酸，可增强机体造血的功能，有预防贫血的效果。香菇中的维生素D有助于人体吸收芦笋中的钙，再结合适当运动，有助于钙储存于骨骼中，预防骨质疏松。此道菜中丰富的膳食纤维则有促进肠道蠕动、使排便顺畅的作用。芦笋中的维生素$B_1$及维生素$B_2$有镇定神经、促进肝脏代谢、帮助红细胞正常增殖，以及消除疲劳的功效。

### 甜椒拌芦笋

●材料

芦笋300克，红甜椒、黄甜椒各1/2个，鲜香菇150克，洋葱100克。

●调味料

盐、黑胡椒各2小匙，香油1大匙。

●做法

1 红甜椒、黄甜椒分别洗净、去蒂及籽；芦笋洗净、去老皮；鲜香菇洗净，洋葱去皮。全部材料切丝备用。

2 锅中放入半锅水煮沸，放入全部材料烫熟，捞出沥干，放凉，加入调味料拌入味即可。

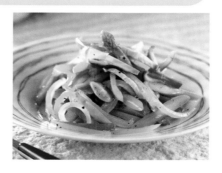

●增加关节灵活性、改善口舌炎、改善贫血、降低胆固醇、消除水肿、帮助排便

# 茭白

**挑选：** 肥圆细直、洁白光滑者较佳；切口处若有黑点或呈现海绵状，就表示太老，不宜选购。

**清洗：** 浸泡几分钟后，在流水下仔细冲洗。

**保存：** 用纸张包住，再用保鲜膜包裹，放入冰箱中冷藏，可保存较久。

 **主要保健功效** ┃ 茭白含有维生素C、膳食纤维和钾。维生素C可提高身体免疫力、预防感冒、美白淡斑。膳食纤维则有促进胃肠道蠕动的功效，可使排便更加顺畅。钾有助于促进体内过多的钠排出，缓解水肿症状，并且能调节血压。

## 营养烹调方式

茭白不像竹笋会有苦味，最好的烹调方式是用水烫熟，这样能较好地保留茭白的甜味，且建议先带壳煮熟再去壳，以减少鲜味的流失。茭白含有草酸，应避免与豆腐同食，以免影响钙质吸收。

## 营养师健康叮咛

茭白含有草酸，会妨碍钙吸收；草酸还会与食物中的钙结合，在肾脏形成结石，且茭白含有较高的钾，因此肾功能不全患者应减少食用，以避免形成结石或体内血钾过高。

**食材配对①**

## 茭白+猪肉→增加关节灵活性、改善口舌炎

茭白中丰富的维生素C可促进猪肉中的蛋白质形成胶原蛋白，增加关节及组织弹性，缓解关节因过度磨损而引起的酸痛，并且能使肌肉富有弹性，减少皮肤皱纹。茭白中的维生素C更能促进人体吸收猪肉中的维生素$B_2$，可有效改善口舌发炎的症状，并且有促进代谢的作用。

### 茭白拌肉片

●**材料**
茭白300克，猪里脊肉100克，胡萝卜50克，黑芝麻1/2小匙。

●**调味料**
A料：蛋白、淀粉各少许。
B料：盐2小匙，白胡椒粉1小匙。
C料：植物油适量。

●**做法**
1 茭白与胡萝卜均洗净，去皮，切薄片，放入沸水中烫熟，捞出待凉备用。
2 猪里脊肉洗净切片，放入碗中加入A料抓拌后略腌，放入加了C料的锅中炒熟，捞出，放凉。
3 将全部材料及B料放入碗中，搅拌均匀即可。

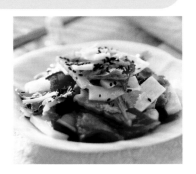

## 茭白 + 榨菜 →预防水肿、改善便秘

茭白含有丰富的钾，榨菜虽然有特殊的风味，但含有较多的钠。茭白中的钾在体内能和榨菜中的钠相互竞争，促使过多的钠排出体外，避免发生水肿现象。茭白及榨菜都含有大量的膳食纤维，能促进消化，并增加粪便的体积及柔软度，使其容易排出，可以改善便秘。

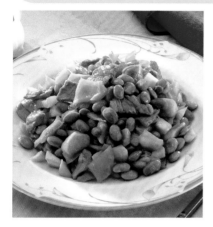

### 茭白榨菜

●材料
茭白3根，榨菜、毛豆各100克。

●调味料
A料：酱油1大匙，糖1/2小匙。
B料：植物油2大匙。
C料：芝麻油1/2小匙。

●做法
1 将茭白去壳，洗净，去根部，切滚刀块；将榨菜洗净，切薄片。
2 将毛豆洗净，放入滚水中烫熟，捞出，沥干。
3 锅中倒入B料烧热，放入茭白块、毛豆炒熟，加入榨菜片及A料炒匀，淋上C料拌匀即可。

提示 **榨菜**→是用芥菜以盐腌渍而成的，咸味较重，烹调前可将其放入水中清洗一下，以免摄取过多盐分。

## 茭白 + 牛肉 →改善贫血、降低胆固醇

茭白富含维生素C，能促进人体对牛肉中铁的吸收，再配上牛肉中优良的蛋白质，能促进红细胞正常生长及运载氧气，可以改善缺铁性贫血。牛肉含有较多的动物性脂肪，搭配膳食纤维含量高的茭白一同食用，可减少因血液中胆固醇含量过高而引起的心血管疾病。

### 茭白炒牛肉丝

●材料
牛肉、茭白各150克，葱、辣椒各1根，蛋白1个。

●调味料
A料：淀粉1大匙。
B料：黑胡椒粉1/2小匙，糖1小匙，米酒、酱油、水各1大匙。
C料：水淀粉1大匙。
D料：香油1小匙。
E料：植物油适量。

●做法
1 将茭白去壳、洗净，切粗丝；将葱洗净，切段；将辣椒洗净去蒂及籽，切丝备用。
2 牛肉洗净、切丝，放入碗中，加入蛋白及A料拌匀，放入有适量E料的锅中略炒，捞出，沥油。
3 锅中倒入剩余E料烧热，放入葱段及辣椒丝爆香，加入茭白丝炒熟，再加入B料及牛肉丝炒匀，最后加入C料勾芡，淋入D料即可。

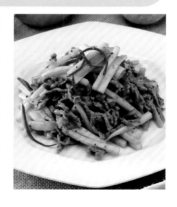

● 保护眼睛、美白祛斑、提高免疫力、强健骨骼、预防贫血

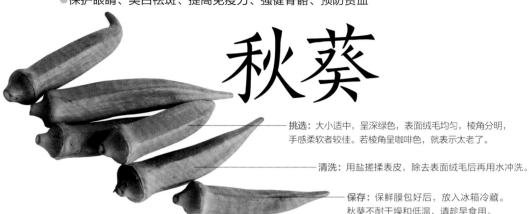

# 秋葵

挑选：大小适中，呈深绿色，表面绒毛均匀，棱角分明，手感柔软者较佳。若棱角呈咖啡色，就表示太老了。

清洗：用盐搓揉表皮，除去表面绒毛后再用水冲洗。

保存：保鲜膜包好后，放入冰箱冷藏。秋葵不耐干燥和低温，请趁早食用。

**主要保健功效** | 秋葵含有叶黄素及胡萝卜素，可增加视网膜感光细胞的敏感度，有保护眼睛的作用。秋葵维生素C的含量很高，又具有低热量的特性，对于想要减肥的人及美白皮肤的人而言，是很好的食材。

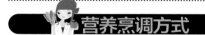 **营养烹调方式**

秋葵含有对健康有益的黏液，为了避免这些黏液在烹调过程中流失，建议整株一起煮，不要在煮之前就切开。烹调方式可以余烫、快炒，这样能较好地保留原汁原味。

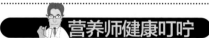 **营养师健康叮咛**

秋葵属于寒性食物，适合体质燥热的人食用，可缓解热性病症。但体质本身偏寒的人，建议不要吃太多，以免引起胃肠虚寒、腹泻或者呼吸道不适等问题。

**食材配对①**

## 秋葵+辣椒→提高免疫力、改善皮肤状态

辣椒含有丰富的维生素C，能提高免疫力，搭配在菜中能增添食物风味，又能配色，但其缺点是会刺激胃黏膜，而秋葵的黏液可保护皮肤及胃黏膜。因此二者搭配食用，可减少辣椒素对胃黏膜的刺激，既能吃出营养，也能吃出健康。秋葵及辣椒所含的胡萝卜素则可改善皮肤粗糙状态。

### 辣味拌秋葵

●材料
秋葵300克，辣椒40克，蒜2瓣。

●调味料
辣豆腐乳1块，豆瓣酱1大匙，糖2小匙，香油1小匙。

●做法
1 秋葵用盐抓拌均匀，去除表面绒毛后再用清水洗净，放入沸水中余烫3分钟，捞起泡入冰水，凉后捞出，沥干，切去蒂头，排入盘中。
2 将辣椒洗净，去蒂切末；将蒜去皮切末，一起放入碗中，加入调味料调匀，淋在秋葵上拌匀即可。

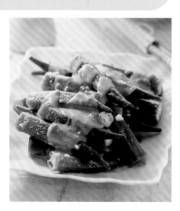

 **提示** **辣椒**→富含维生素C和芦丁，因为芦丁可防止维生素C被氧化并可促进维生素C的吸收，所以辣椒即使被加热，其维生素C也不易流失，适合天冷时烹调食用。

**食材配对❷**

# 秋葵+培根→预防贫血、降低血压

秋葵中的维生素C能促进人体对培根中铁的吸收，再配上秋葵本身富含的叶酸，两者同食，能预防贫血的发生。且秋葵所含的钾能促进培根中过多的钠排出体外，具有降低血压及预防水肿的效果。秋葵中的抗癌营养成分更可避免培根类的烟熏食品可能对身体造成的伤害。

## 培根炒秋葵

●材料
培根100克，秋葵200克，姜丝20克，辣椒1个，蒜3瓣。

●调味料
A料：盐、糖各1/2小匙，米酒1/2杯，香油适量。
B料：水淀粉适量。
C料：植物油适量。

●做法
1 将培根切小段；秋葵洗净，去蒂头，切斜厚片；辣椒洗净，去蒂，斜切长段；蒜去皮，拍碎备用。
2 锅中倒C料烧热，放入培根及姜丝同炒，放入秋葵片、辣椒段、蒜碎炒熟，加入A料，淋入B料勾薄芡即可。

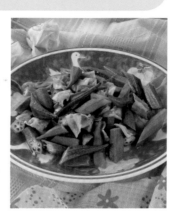

**提示** **培根**→培根因取肉部位和制作方式不同，有咸、淡、肥、瘦之分，可以依自己的喜好进行选择。

---

**食材配对❸**

# 秋葵+鸡蛋→强健骨骼、降低胆固醇

蛋黄的维生素D可促进人体吸收、利用秋葵中的钙，进而增加体内钙的储存，强健骨骼。鸡蛋是一种营养价值较高的食物，尤其是蛋黄中的维生素A、卵磷脂等都对人体有益，但为避免蛋黄中的胆固醇影响心血管健康，可将其与秋葵搭配食用，通过秋葵丰富的膳食纤维来清除过量的胆固醇。

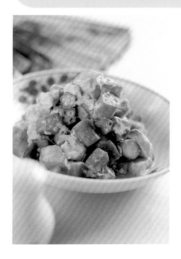

## 芙蓉秋葵

●材料
秋葵12根，鲑鱼300克，鸡蛋2个。

●调味料
A料：盐1小匙，米酒、奶酪粉各2小匙，胡椒粉少许。
B料：食用油适量。
C料：盐1小匙。

●做法
1 锅中加水煮沸，放入秋葵烫至熟透，捞出沥干，去头尾，切小段。
2 鲑鱼洗净，切小块，放入碗中，加A料抓拌并腌5分钟。
3 将鸡蛋打散。
4 锅中倒B料烧热，放入鲑鱼块以小火煎至两面呈金黄色，捞起、沥干。
5 锅中余油烧热，放入蛋汁炒至八分熟，加入鲑鱼块、秋葵段及C料炒匀即可。

**提示** **鸡蛋**→中医认为，蛋白性寒、蛋黄性温，整颗鸡蛋则性平，味甘。鸡蛋有补益气血、滋阴润肤等作用，可安心神、润五脏。

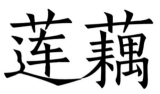

●预防贫血、促进排便、增强体力、消除疲劳、消炎、止血、抗癌

# 莲藕

挑选：莲藕的节与节之间必须粗长，最好呈漂亮的圆柱形，表面富有光泽、呈乳白色，空洞较小，洞中不带有泥土的较好。

清洗：如果莲藕上有泥土，可浸泡在水中以去除污泥。

保存：保鲜膜包起后，放入冰箱冷藏，请趁早食用。

**主要保健功效**┆切莲藕时所产生的丝就是黏液蛋白，其可促进脂肪和蛋白质的消化，减轻胃肠负担。所含的膳食纤维可促进排便；所含的维生素B$_{12}$可以促进人体对铁的吸收；所含的鞣酸可消炎、止血；所含的维生素C具有抗癌功效。

## 营养烹调方式

莲藕的切口极易变色，将莲藕切好后可以先放在醋水中；余烫时加入少量醋，可让莲藕保持原色；余烫时间不宜过久，以免失去清脆的口感。在藕孔中塞入糯米后，以糖蜜的方式烹调，可尝到莲藕松软的口感。

## 营养师健康叮咛

生莲藕属寒性食材，体质本身偏寒的人，建议不要大量食用生莲藕，以免腹泻。经期不畅的女性也不建议食用生莲藕，以免引起痛经。莲藕淀粉含量高，糖尿病患者不宜过量食用。

食材
配对
①

## 莲藕+香菜+辣椒→预防贫血、促进排便

香菜及莲藕都含有铁，在莲藕中维生素C的作用下，铁会被人体加速吸收。充足的铁能增加红细胞的载氧量，有效改善血氧不足造成的晕眩。莲藕、香菜及辣椒的膳食纤维含量丰富，可促进肠道蠕动，使排便更加顺畅，也有利于体内毒素的排出。

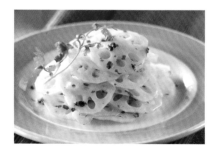

## 醋拌莲藕

●材料
莲藕300克，香菜20克，辣椒1个。

●调味料
糯米醋、糖各1/2杯，香油2大匙。

●做法
1 将香菜洗净、切去根部，将辣椒洗净、去蒂及籽，均切末。
2 将莲藕去皮、洗净，切除硬节再切片，放入沸水中煮熟，捞出后泡入冰水中待凉，捞出沥干，加入其他材料及所有调味料拌匀即可。

# 莲藕+麦片→增强体力、消除疲劳

**食材配对②**

　　莲藕与麦片同属淀粉类食物，可在体内转化为葡萄糖，为身体活动提供能量，两者还含有丰富的B族维生素。B族维生素除了有消除疲劳、增强体力的功效，还能促进蛋白质、脂肪、糖类等三大营养成分的转换代谢，维持身体正常功能。

## 莲藕麦片粥

●材料
莲藕200克，麦片、大米各100克，胡萝卜、猪里脊肉各50克。

●调味料
盐1大匙。

●做法
1 将莲藕去皮、洗净，切片；将胡萝卜去皮、洗净，切丝；将猪里脊肉洗净，切丝。
2 将大米洗净，放入锅中加入适量水煮开，再加入麦片和莲藕片，大火煮沸后转小火煮至米粥呈浓稠状，加入胡萝卜及猪里脊肉煮熟，最后加入调味料调匀即可。

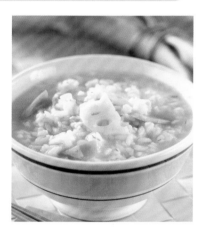

> **提示　麦片**→富含B族维生素、维生素C、维生素E、钙、磷、铁、铜、锌、锰、硅及水溶性膳食纤维等营养成分，是一种营养价值很高的食品。

---

# 莲藕+排骨→预防贫血、消炎、止血

**食材配对③**

　　莲藕所含蛋白质中有多种必需氨基酸，但因动物、植物可提供的氨基酸种类不同，故莲藕和排骨一同炖煮可使营养更加完整，对维持人体生理功能正常十分有益。莲藕中的维生素C亦可促进人体对排骨中铁的吸收，能维持红细胞载氧功能正常，预防贫血；所含的鞣酸有消炎及止血的作用。

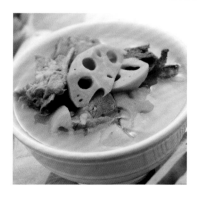

## 莲藕排骨汤

●材料
莲藕500克，排骨300克，醋适量。

●调味料
盐1/2小匙。

●做法
1 将莲藕去皮切片，放入冷水中加少许醋浸泡，捞出沥干；将排骨洗净切块，放入沸水中余烫，捞出沥干。
2 锅中倒入半锅水煮开，放入排骨块煮至八分熟，加入莲藕片煮15分钟至熟软，加盐即可。

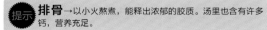

> **提示　排骨**→以小火熬煮，能释出浓郁的胶质。汤里也含有许多钙，营养充足。

● 改善皮肤状态、提供能量、保护眼睛、增强体力、使气色红润、保持血管弹性

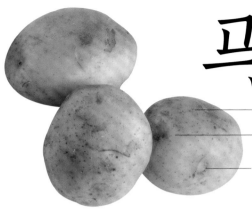

# 马铃薯

挑选：薯体硬实，表皮有光泽、无损伤。

清洗：马铃薯外皮要清洗干净，可用细毛刷把外皮泥土刷干净。

保存：将马铃薯放在铺了报纸的纸箱中，置于阴凉处；若要放入冰箱，可在密封袋中放一个苹果，苹果释放的乙稀可抑制马铃薯发芽。

 **主要保健功效** 马铃薯富含维生素C，可保持血管弹性，防止脂肪沉积在血管壁上。富含多糖蛋白质的混合物，且其纤维素较柔软，可促进消化，不会刺激胃肠黏膜。

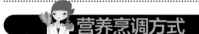 **营养烹调方式**

发芽或皮色变绿变紫的马铃薯有毒，切勿食用。马铃薯富含钾，可促进体内多余的钠排出，具有调节血压、预防脑血管破裂的功能。对于有心血管疾病的人，建议用马铃薯部分取代米饭和面食。

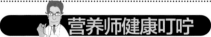 **营养师健康叮咛**

马铃薯属于糖分较高的主食类，所以糖尿病患者应将其计算入主食，以免摄取过多糖类，使血糖失控。普通人食用时亦需留意，以免摄取过多热量。

**食材配对 ❶**

## 马铃薯 + 玉米 → 改善皮肤状态、提供能量

玉米含有丰富的$\beta$-胡萝卜素，和马铃薯中的维生素C共同作用，能发挥更好的抗氧化作用，而$\beta$-胡萝卜素进入体内转化成维生素A后，更有改善皮肤粗糙状态的功效。马铃薯与玉米都属于淀粉含量高的食材，淀粉在体内会水解为葡萄糖，为身体活动提供能量。

### 玉米马铃薯色拉

**●材料**
生菜3片，罐头玉米粒15克，马铃薯70克，苹果1/2个。

**●调味料**
色拉酱10克，黑胡椒适量，欧芹碎1小匙。

**●做法**

1 将马铃薯去皮，切丁；将苹果去皮，切丁，放入清水中加少许盐浸泡，以保持颜色不变黄；将生菜叶洗净，撕成适当大小备用。

2 锅中倒入适量水，放入马铃薯丁煮熟，捞出沥干。

3 将生菜叶垫在盘中，放上马铃薯丁、苹果丁和玉米粒，淋上色拉酱，撒上黑胡椒、欧芹碎调味即可。还可依个人口味加入芝麻菜等。

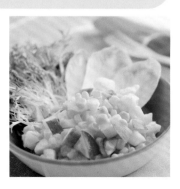

# 马铃薯+胡萝卜→保护眼睛、改善皮肤状态

　　马铃薯中的维生素C可使胡萝卜中的维生素A发挥更好的抗氧化作用，维生素A还能增加眼睛的感光度并可以保护眼睛，而且有改善皮肤状态的功效。维生素A对保护黏膜也有很好的效果，能避免上呼吸道黏膜感染，减少感冒的发生。马铃薯中的淀粉在人体内可被水解为葡萄糖，为人体提供能量；胡萝卜中的维生素C可增强维生素B$_2$分解淀粉的能力。两者同食，可增强体力、提振精神。

## 咖喱马铃薯

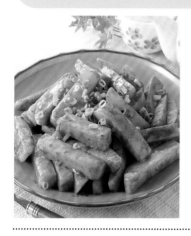

●材料
马铃薯2个，胡萝卜1/2根，葱1根。

●调味料
A料：咖喱粉2大匙。
B料：西红柿酱1大匙。
C料：植物油适量。

●做法
1 将马铃薯洗净去皮，切长条，浸水泡去涩味；将胡萝卜去皮，洗净，切条，分别放入适量C料的锅中略炸，捞出，沥干油分；葱洗净，切末。
2 锅中倒入剩余C料烧热，放入A料炒香，加入B料及适量水煮开，再加入马铃薯条及胡萝卜条煮至汤汁收干，撒上葱末即可。

提示 **胡萝卜**→具有调节血压、促进血液循环、净化血液、促进新陈代谢、强化肝脏功能及清理胃肠的作用。

# 马铃薯+猪肉→增强体力、使气色红润

　　马铃薯中的淀粉在体内可水解为葡萄糖，为身体活动提供能量，加上本身所含的维生素B$_1$及猪肉中的B族维生素，有增强体力、消除疲劳的作用。而马铃薯中的维生素C可促进人体对猪肉中铁的吸收，帮助身体储存足够的铁，维持红细胞载氧功能正常，使脸色红润。

## 马铃薯炒肉末

●材料
马铃薯200克，猪绞肉40克，胡萝卜30克，洋葱末1大匙，蒜末1小匙。

●调味料
酱油、米酒各1/2匙，盐1/4匙，糖1/2匙，黑胡椒1/4小匙，香油1小匙，高汤1/2杯，植物油适量。

●做法
1 将马铃薯去皮，洗净切丁，胡萝卜去皮，洗净切丁。
2 起油锅烧热，放入马铃薯丁，炸至呈金黄色，捞出沥油。
3 另起锅加入1大匙植物油烧热，爆香蒜末、洋葱末，放入猪绞肉炒至肉末松散，再加入马铃薯丁、胡萝卜丁及剩余调味料，炒至汤汁收干即可。

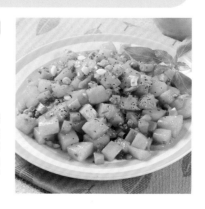

●降低胆固醇、增强免疫力、美容养颜、消除疲劳、帮助睡眠、强健骨骼

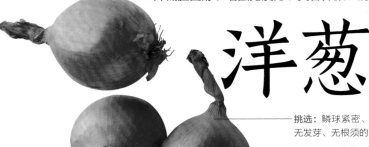

# 洋葱

挑选：鳞球紧密、结实，无病虫害、无发芽、无根须的较好。

清洗：如果洋葱上有泥土，可浸泡在水中去除污泥。

保存：将未剥皮的洋葱用网袋装起，存放室内阴凉处，可存放约1个月；若已切开，则需放入密封袋中保存。

 **主要保健功效**：洋葱含有许多对人体有益的营养成分及化学物质，如维生素C、钙。维生素C具有抗氧化的功效，还能增强免疫力。钙则能使神经传导正常，保持精神稳定，并且有预防骨质疏松的作用。

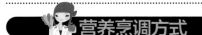 营养烹调方式

洋葱适合多种烹调方法，尤其是食用高脂肪食物时，最好能搭配些洋葱，有助于消除高脂肪食物对人体的危害，因此牛排、猪排通常会搭配洋葱一起吃。吃生洋葱，则可摄取比较多的维生素C。

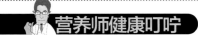 营养师健康叮咛

洋葱所含挥发性油脂的硫化物在蒜氨酸的作用下，会转化产生一种气体，若过量食用，会产生胀气情况，甚至出现排气过多的现象。有脂溢性皮炎的人应避免食用洋葱，因为洋葱容易使症状加重。

**食材配对❶**

## 洋葱＋鳕鱼＋金枪鱼→降低胆固醇、增强免疫力

洋葱可以促进高密度脂蛋白的产生，降低胆固醇，降低心脏病的发病率。金枪鱼则含有不饱和脂肪酸EPA及DHA，能避免不正常凝血，减少血栓的生成。适量吃洋葱，可以保护胃，更能帮助睡眠。洋葱及蒜、葱、韭菜等蔬菜，因含有可抗癌的大蒜素，食之可以增强免疫力。

### 洋葱鳕鱼

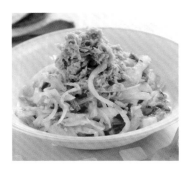

●材料
洋葱300克，鳕鱼10克，罐头金枪鱼肉30克，熟芝麻1克。

●调味料
盐、白醋各适量，糖50克。

●做法
1 洋葱对切成两半，洗净去皮，切丝，用盐（调味料外）抓拌。
2 鳕鱼洗净，放入碗中，加入调味料混合拌匀，浸泡10分钟，做成鳕鱼腌汁。
3 将洋葱丝放入鳕鱼腌汁中混合拌匀，放入冰箱腌2日至入味。
4 食用时取出盛盘，加入金枪鱼肉及熟芝麻，拌匀即可。

# 洋葱+鸡蛋→美容养颜、强健骨骼

洋葱所含的化合物能阻止血小板异常凝集，并加速血液凝块溶解，搭配蛋黄中的卵磷脂，可使血脂正常代谢，预防心血管疾病。洋葱含有维生素C，可促进鸡蛋中的蛋白质合成胶原蛋白，使皮肤富有弹性。鸡蛋中的维生素D能提高洋葱中的钙在人体内的吸收率，强健骨骼。

## 滑蛋洋葱

●材料
洋葱丝100克，培根丝50克，鸡蛋4个，葱花30克。

●调味料
A料：盐1/2小匙。
B料：水淀粉1大匙。
C料：橄榄油2大匙。

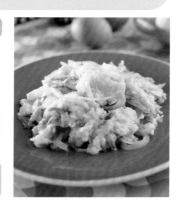

●做法
1 将鸡蛋打散，加入葱花、A料与一半C料，拌成蛋汁备用。
2 锅中放入剩余C料，倒入洋葱丝与培根丝，以小火炒至洋葱丝软烂，倒入蛋汁炒至凝固，加入B料勾芡即可。

提示 **鸡蛋**→不含维生素C，但含有丰富的铁、维生素E及维生素A，若与富含维生素C的食材搭配，将有助于铁的吸收，也可避免维生素C的流失。

# 洋葱+牛肉→消除疲劳、帮助睡眠

洋葱含有大蒜素，可以增强免疫力；牛肉含有丰富的蛋白质，可以增强体力；牛肉还含有维生素B$_1$，与洋葱搭配食用，有消除疲劳、集中注意力、预防癌症等功效。而且洋葱可以增加高密度脂蛋白，降低胆固醇，降低心脏病发病率。多吃洋葱，还可以保护胃肠、预防感冒、帮助睡眠，更能预防哮喘。

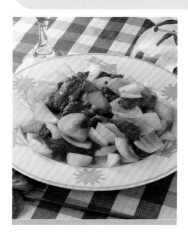

## 洋葱牛肉片

●材料
牛里脊肉200克，洋葱1个，蒜3瓣。

●调味料
A料：蛋黄1个，酱油1/2大匙，胡椒粉、淀粉各1/2小匙。
B料：米酒1大匙，盐适量。
C料：植物油适量。

●做法
1 将牛里脊肉洗净切薄片，放入碗中加入A料腌拌10分钟；洋葱洗净去皮，切块；蒜去皮，切末。
2 锅中倒入C料烧热，放入牛肉片爆炒至六分熟，盛起；将余油继续加热，爆香蒜末，加入洋葱块及B料，炒熟后加入牛肉片，大火炒匀即可。

提示 **牛肉**→除了含有丰富的蛋白质，铁含量也较高，常作为补铁的食材，可预防贫血。

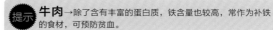

●促进消化、增进食欲、预防心血管疾病、美容养颜、改善便秘、消除疲劳

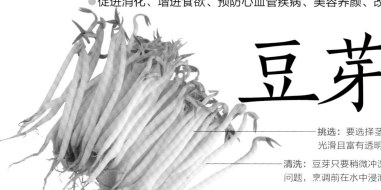

# 豆芽

**挑选**：要选择茎粗大、洁白、滋润、光滑且富有透明感者。

**清洗**：豆芽只要稍微冲洗一下即可；若担心漂白剂问题，烹调前在水中浸泡60分钟以上即可。

**保存**：可将豆芽装在保鲜袋，放入冰箱冷藏室中，但豆芽容易变质，要尽早食用。

 **主要保健功效** 豆芽富含类胡萝卜素与维生素C，有助于改善皮肤粗糙状态；还含有一种有助于分解淀粉的酶，可促进胃肠功能，增进食欲；其膳食纤维可以促进排便，将体内多余的胆固醇排出体外。

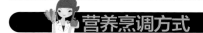
## 营养烹调方式

豆芽含水量高，烹调时容易出水，建议不要长时间加热；可以在烹煮时加少许醋，使豆芽中的蛋白质凝固，不易出水软化，还可以保持清脆的口感，更能够保护更多营养成分、减轻土腥味。

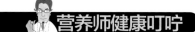
## 营养师健康叮咛

豆芽在人体内消化分解，会产生一定量的嘌呤，嘌呤再经由肝脏代谢，会产生尿酸。痛风或尿酸过高患者若大量食用豆芽，容易使痛风发作或加重痛风的症状，因此要特别注意。

**食材配对❶**

## 豆芽+草菇+海藻面→促进消化、增进食欲

豆芽中的维生素C能加强草菇中B族维生素的作用，促进消化代谢，尤其是维生素B$_2$能促进糖类的分解，可使海藻面中的淀粉更容易被消化利用，为身体活动提供能量。

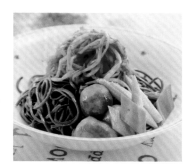

## 豆芽海藻面

●材料
豆芽泡菜150克，海藻面100克，胡萝卜50克，玉米笋20克，草菇10克。

●调味料
盐、香油各2克，糖1克。

●做法
1 将胡萝卜洗净，去皮，切片；将玉米笋、草菇均洗净。
2 锅中烧滚水，加入海藻面煮熟，捞起，沥干，再余烫胡萝卜片、玉米笋及草菇，捞起，沥干。
3 将烫熟的胡萝卜片、玉米笋及草菇加入调味料拌匀，与豆芽泡菜一起浇在海藻面上拌匀即可。

食材配对 ❷

# 豆芽+豆包→美容养颜、改善便秘

豆包属于黄豆加工品，富含大豆蛋白，其中的维生素C可促进其合成胶原蛋白，使皮肤更有弹性。豆芽是一种具营养价值的蔬菜，它含有的膳食纤维可促进肠道蠕动，使排便顺畅。使用豆包替代肉类作为蛋白质来源，可避免胆固醇的摄取，且豆包含有少量膳食纤维，具有吸附油脂的功效。

## 豆包炒豆芽

● 材料
豆包1片，豆芽200克，红椒、青椒各50克，蒜20克。

● 调味料
低盐酱油2小匙，盐1/4小匙，胡椒粉1/2小匙，植物油适量。

● 做法
1 分别将所有材料洗净，沥干。将豆包、红椒、青椒切丝，蒜切末。
2 在热锅中加油，炒香蒜末后，加入豆芽、豆包丝与调味料一同烧煮，最后放入红椒丝与青椒丝略炒即可。

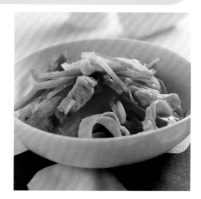

提示　**豆包**→富含大豆卵磷脂，除了对神经、血管及大脑的生长发育有益，还能预防阿尔茨海默病。

---

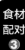

食材配对 ❸

# 豆芽+鸡肉+黑胡椒→消除疲劳、预防心血管疾病

黑胡椒性质温热，能祛寒、缓解脘腹冷痛、帮助排汗及预防感冒，搭配富含B族维生素的鸡肉同食，可使人精力旺盛。鸡肉本身的优良蛋白质具有容易被消化吸收的特点，结合豆芽中的维生素C，可促进胶原蛋白合成，同时鸡皮中的胶质能使皮肤嫩白、富有弹性。比起其他肉类食材，鸡肉本身脂肪含量较低，加上豆芽的膳食纤维具有吸油的作用，可减少脂肪摄取，预防心血管疾病。

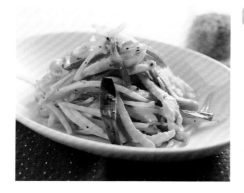

## 黑胡椒鸡柳炒豆芽

● 材料
豆芽、鸡肉各200克，韭菜30克，甜椒50克。

● 调味料
奶油1大匙，黑胡椒粉2小匙，盐1/4小匙，白胡椒粉1/2小匙，陈醋少许，米酒适量。

● 做法
1 分别将所有材料洗净、沥干。将豆芽掐头去尾，鸡肉切丝，韭菜切段，甜椒切丝，备用。
2 用热锅将奶油热至融化，加入其余调味料，炒香后放入鸡肉丝略炒，再加入豆芽、韭菜段、甜椒丝一同拌炒至熟即可。

● 消除疲劳、抗氧化、保护黏膜、改善皮肤状态、保护关节、预防动脉硬化

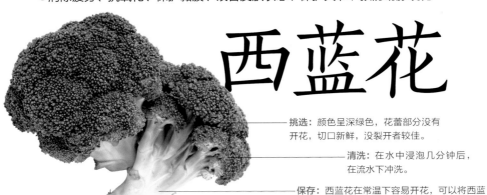

# 西蓝花

**挑选：** 颜色呈深绿色，花蕾部分没有开花，切口新鲜，没裂开者较佳。

**清洗：** 在水中浸泡几分钟后，在流水下冲洗。

**保存：** 西蓝花在常温下容易开花，可以将西蓝花放入保鲜袋中，放进冰箱冷藏保存。

**主要保健功效** ｜ 西蓝花维生素C的含量丰富，也含有胡萝卜素、维生素B₂、钾和钙，可以保护皮肤黏膜的健康、预防感冒、美白皮肤、预防动脉硬化。它还含有促进胰岛素分泌的成分，有助于改善糖尿病，稳定血糖。

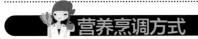
## 营养烹调方式

西蓝花的茎营养价值较高，烹煮前，只需要将外皮剥除，再稍微汆烫一下，就可避免维生素C流失。西蓝花在汆烫后可用冷水浸泡，能保持清脆的口感，也可避免变黄。

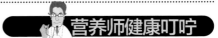
## 营养师健康叮咛

西蓝花富含钾，而肾功能异常的人排钾能力减弱，所以最好将西蓝花烫过再食用。凝血功能异常者需服用一种叫华法林的药物来防止血栓形成，而西蓝花中的维生素K会降低华法林的药效，不宜多食。

**食材配对❶**

## 西蓝花＋蒜→消除疲劳、抗氧化

蒜中的大蒜素及西蓝花中的B族维生素可提高肝脏代谢功能，清除体内有毒物质，消除疲劳。西蓝花所含丰富的维生素C可加速蛋白质合成胶原蛋白，促进皮肤及骨骼结缔组织内胶原蛋白的合成。此外，还能作为抗氧化剂以保护维生素A、维生素E及不饱和脂肪酸，避免其氧化而失去作用或产生有害物质。

### 清炒西蓝花

● **材料**
西蓝花500克，蒜2瓣，红椒适量。

● **调味料**
盐1小匙，糖1/2小匙，食用油适量。

● **做法**
1 将西蓝花去除老皮、洗净，切小朵；蒜去皮，红椒去蒂，二者切片。
2 锅中倒入食用油烧热，放入蒜片炒香，加入西蓝花、红椒、适量水及其余调味料，用大火炒匀，改小火炒至熟即可。

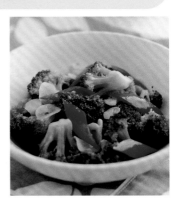

 **提示** **蒜→** 会抑制亚硝酸盐转化成亚硝胺，具有防癌效果；而常接触铅的人，食用蒜可预防铅中毒；蒜里的硒能延缓细胞老化，增强免疫力。

食材配对 ❷

## 西蓝花+椰浆→保护黏膜、改善皮肤状态

西蓝花含有胡萝卜素，而椰浆中的油脂可促进人体对胡萝卜素的吸收；维生素A具有保护黏膜的作用，能避免上呼吸道感染，也能改善皮肤状态。西蓝花中的营养成分具有保护心血管的作用，丰富的膳食纤维还能降低胆固醇。

### 椰香西蓝花

●材料
西蓝花1棵，姜片10克，椰浆50毫升。

●调味料
盐1小匙，橄榄油1大匙。

●做法
1 锅中倒入半锅水煮沸，将西蓝花整棵放入沸水中余烫4～5分钟，取出待凉，切成小朵备用。
2 锅中放入1大匙橄榄油烧热，爆香姜片，放入西蓝花炒匀，加入盐略炒，倒入椰浆炒匀即可。

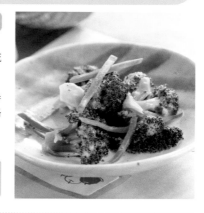

提示 **椰浆**→椰子的脂肪和蛋白质含量很高。椰浆是椰子果肉加水磨碎过滤后制成的液体，看起来像牛奶一样。

---

食材配对 ❸

## 西蓝花+洋葱+蒜→促进排毒、预防高血压

蒜与洋葱中的大蒜素，以及西蓝花中的B族维生素共同作用，可提高肝脏的代谢功能，清除体内有毒废物，消除疲劳。西蓝花富含维生素C，可促进皮肤再生与骨骼结缔组织形成；维生素C还可作为抗氧化剂，保护维生素A、维生素E及不饱和脂肪酸，以免其氧化而失去作用。西蓝花含有丰富的钾，有助于预防高血压，对心血管也有一定保护作用。

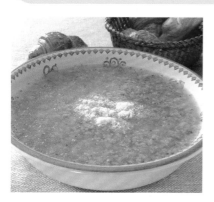

### 西蓝花汤

●材料
西蓝花500克，洋葱50克，蒜2瓣，奶酪粉1大匙。

●调味料
A料:橄榄油1大匙。
B料:高汤适量。
C料:盐适量，黑胡椒1小匙。

●做法
1 将西蓝花洗净，切小块；将洋葱去皮，洗净，切块；将蒜去皮，洗净。
2 在锅中倒入A料，放入蒜、洋葱块及西蓝花翻炒；加入B料，以小火煮30分钟；再加C料调匀，盛出，待凉放入果汁机中搅成蔬菜汁。
3 锅中倒入蔬菜汁煮开，盛入碗中，撒上奶酪粉即可。

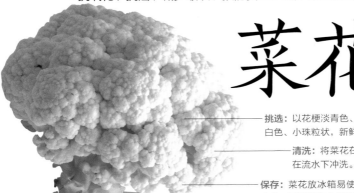

●抗氧化、抗癌、减少皱纹、预防贫血、减少骨质流失、增强免疫力、美白淡斑

# 菜花

**挑选：**以花梗淡青色、瘦细鲜脆，花蕾呈白色、小珠粒状，新鲜、清洁者为佳。

**清洗：**将菜花在水中浸泡几分钟后，在流水下冲洗。

**保存：**菜花放冰箱易使花蕾开花，营养和口感都会变差。可将菜花汆烫后放入保鲜袋中再冷藏。

 **主要保健功效** 菜花含有胡萝卜素、维生素B₁、维生素B₂及维生素C，其中胡萝卜素及维生素C能避免细胞氧化，延缓身体老化；维生素C还可增强免疫力、美白淡斑。而维生素B₁可以消除疲劳，维生素B₂则可促进消化、改善口舌发炎的症状。

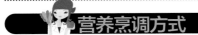 **营养烹调方式**

菜花以汆烫或快炒的方式烹调较能保留原始风味，烹调时可加入含有维生素E的烹调油，除了能增强抗氧化能力，还能促进胡萝卜素在人体的吸收。因为菜花容易生虫，烹饪前应仔细清洗。

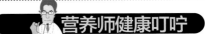 **营养师健康叮咛**

菜花含有某些可能引发甲状腺肿大的物质，食用时最好搭配含碘量较高的食材一起烹调，以便维持甲状腺的健康。

**食材配对①**

# 菜花+胡萝卜→抗氧化、抗炎

菜花维生素C及硒的含量丰富，与胡萝卜中的β-胡萝卜素一起作用，能更好地发挥抗氧化能力，防止细胞因氧化而变性。而菜花本身含有一种叫作槲皮素的物质，具有一定的抗癌及抗炎作用。

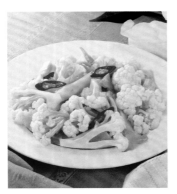

## 凉拌菜花

**●材料**
菜花250克，胡萝卜50克，辣椒1个。

**●调味料**
醋1大匙，盐1小匙，糖1/2大匙。

**●做法**
1 将菜花切成小朵，洗净；将胡萝卜去皮，洗净，切片；将辣椒洗净，切斜段。
2 锅中倒水烧热，放入菜花及胡萝卜片煮熟，捞起，沥干，盛在盘中，加辣椒段和调味料搅拌均匀即可。

 **提示** **胡萝卜**→生食性凉，味甘、辛，可以止渴消滞、清热生津；熟食性平，味甘，可以活血化瘀、帮助消化，还具有润肺、止咳、化痰的功效。

食材配对 ❷

# 菜花+干贝→减少皱纹、预防贫血

菜花含有丰富的维生素C，能促进干贝中的蛋白质在人体合成胶原蛋白，增加皮肤弹性，减少皱纹。维生素C还可促进干贝中的铁在人体的吸收，使体内铁储存量充足，避免贫血。干贝的钠含量较高，搭配钾含量丰富的菜花，能保持体内钠钾平衡。

## 鲜贝菜花

●材料
菜花1个，干贝6个，青豆仁1/2杯，胡萝卜1/4根，牛奶1杯，高汤半杯。

●调味料
A料：盐1小匙，黑胡椒粉1/2小匙。
B料：水淀粉1大匙。
C料：植物油适量。

●做法
1 将菜花洗净，切小朵；将胡萝卜洗净切丁。分别放入滚水中余烫，捞起、泡入冷水。干贝洗净。
2 锅内放C料，放入胡萝卜丁、青豆仁、干贝、菜花拌炒，再加入牛奶、高汤及A料，用大火煮沸后改小火焖煮入味，加B料调匀即可。

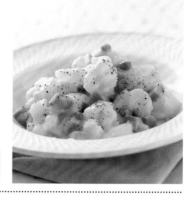

提示　干贝→又称江瑶柱，是用扇贝等软体动物的闭壳肌干制而成，性平，味甘，具有滋阴补肾、养胃调气、生津止渴的功效。

食材配对 ❸

# 菜花+西蓝花+香菇→减少骨质流失、抗癌

菜花及西蓝花含有钙，香菇中的维生素D能促进人体对钙的吸收，配合适度运动，有助于钙储存，减少骨质流失。菜花与西蓝花中的槲皮素及香菇中的多糖，加上蔬菜所含的维生素A和维生素C，更增强了抗细胞氧化及抗癌的作用。

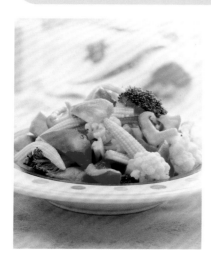

## 防癌五色蔬

●材料
西蓝花100克，菜花30克，玉米笋50克，鲜香菇6~8朵，红椒1个。

●调味料
盐1小匙，醋2大匙，橄榄油少许。

●做法
1 将西蓝花、菜花洗净后切成小朵；玉米笋洗净，切半；鲜香菇洗净，切块；红椒洗净，去蒂及籽，切块。
2 锅中倒入水煮滚，分别放入菜花、西蓝花、玉米笋、鲜香菇块及红椒块余烫至熟，捞出，沥干，盛入大碗中。
3 调味料充分搅拌均匀，再倒入盘中与所有材料拌匀即可。

提示　香菇→长得特别大朵的新鲜香菇最好不要食用，因为很有可能是用激素催大的，如果常食用这种香菇，很可能会损害人体健康。

●预防动脉硬化、预防心脏病、抗癌、美容养颜、改善体质、减少热量摄取

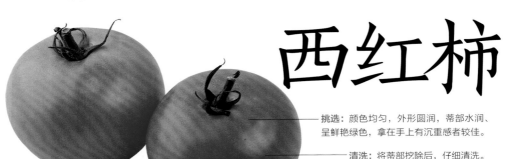

# 西红柿

— 挑选：颜色均匀，外形圆润，蒂部水润、呈鲜艳绿色，拿在手上有沉重感者较佳。

— 清洗：将蒂部挖除后，仔细清洗。

— 保存：成熟西红柿放在保鲜袋内，放入冰箱冷藏；未成熟的西红柿可放在室温下保存。

 **主要保健功效** 西红柿中的番茄红素具有抗氧化的作用，在天然胡萝卜素中，番茄红素清除自由基的能力非常强，可以减少心血管疾病的发生；西红柿中的钾可以有效调节血压，进而预防心脏疾病的发生。

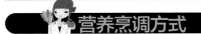

生食西红柿的时候可以吃到比较多的维生素C。烹煮过的西红柿能释放较多的番茄红素。此外，胡萝卜素属于脂溶性营养成分，和油脂一起食用才容易被充分地消化吸收。

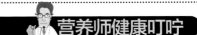

成熟西红柿的抗氧化成分含量比生西红柿更丰富；成熟西红柿的维生素含量为绿西红柿的3～4倍。未成熟的西红柿不可多吃，因为其含有龙葵素，吃了容易引起恶心、呕吐、全身乏力等不适现象。

**食材配对①**

## 西红柿+排骨→防止动脉硬化、抗癌

西红柿和胡萝卜同属红色蔬菜，含有较高的胡萝卜素及维生素C，具有抗氧化作用，可防止血管氧化，使其保持弹性。西红柿中的番茄红素有抗癌的作用，用油加热烹调，吸收会较好，故与排骨共同炖煮，有助于人体吸收番茄红素。西红柿中的维生素C可促进人体吸收排骨中的铁，有助于增强抵抗力，预防贫血。排骨含有丰富的蛋白质、B族维生素、铁、钙和磷，可促进骨骼发育，改善贫血，使脸色红润。

### 清炖西红柿排骨汤

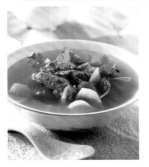

●材料
排骨块600克，洋葱1/2个，西红柿5个，葱2根，姜片、香菜各适量。

●调味料
盐适量。

●做法
1 将排骨块洗净、放入热水中余烫去除血水，捞出放入冷水中冲净，再捞出，沥干。
2 洋葱去皮，切块；西红柿洗净，切成半月形小块；葱洗净，切段；香菜洗净、去梗。
3 锅中倒入适量水，加入烫过的排骨块和其余材料（除了香菜），盖上盖子，移入电饭锅蒸煮约40分钟，加入调味料调匀，撒上香菜即可。

## 西红柿 + 绿豆芽 + 猪肉 → 美容养颜、防止动脉硬化

食材
配对
②

西红柿中的维生素C可促进猪肉中的蛋白质合成胶原蛋白，能增加皮肤弹性，滋润皮肤，减少皱纹。绿豆芽中丰富的维生素C可防止因血管氧化及胆固醇氧化沉积造成的动脉硬化。此外，西红柿富含膳食纤维，可促进肠道蠕动，并使排泄功能正常，预防大肠癌的发生。

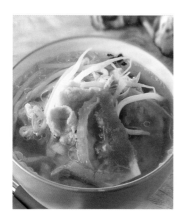

### 西红柿绿豆芽汤

●材料
西红柿1个，猪里脊肉、绿豆芽各100克。

——
●调味料
A料：高汤3杯。
B料：盐1/2小匙，胡椒粉1/4小匙。
C料：香油1小匙。

●做法
1 将西红柿去蒂，洗净，切成块；将绿豆芽去除根部，洗净；将猪里脊肉洗净，切成片。
2 将猪肉片放入滚水中汆烫，捞出。
3 锅中倒入A料煮开，放入西红柿块、猪肉片以小火煮5分钟，加入绿豆芽及B料煮熟，加C料调匀即可。

 提示 **绿豆芽**→有些绿豆芽可能经过漂白剂处理后才出售，因此绿豆芽买回来之后，最好先加水浸泡一段时间，也可选择放入加醋的沸水中汆烫后再食用。

## 西红柿 + 生菜 + 黄瓜 → 改善体质、减少热量摄取

食材
配对
③

西红柿含有丰富的膳食纤维，易产生饱腹感，帮助排便顺畅，且其热量很低，很适合想要控制热量的人食用。西红柿含有的番茄红素可以防癌，经常食用可以改善体质。这道菜的热量低，且有清爽的口感，还能解除吃大鱼大肉产生的油腻感。

### 蔬菜卷西红柿色拉

●材料
西红柿1个，黄瓜1/2根，洋葱1/5个，蒜2瓣，欧芹少许，生菜4片。

——
●调味料
橄榄油1/2小匙，白醋1小匙，糖适量，胡椒粉少许。

●做法
1 将西红柿、黄瓜、洋葱洗净，切小丁；将蒜、欧芹洗净，切末。
2 将除生菜的所有材料放入碗中，加入所有调味料拌匀，即成西红柿色沙酱，以洗净的生菜包卷后食用即可。

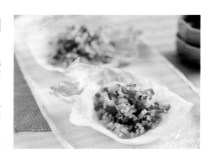

● 促进肠道蠕动、预防贫血、保护眼睛、改善皮肤状态、消除疲劳、预防甲状腺肿大

# 韭菜

**挑选：** 叶直、鲜嫩翠绿者，营养含量较高；纤维太粗糙者，不易消化。

**清洗：** 将韭菜叶分别拨开来洗干净，如果叶子的尾端枯黄，要将其择掉。

**保存：** 韭菜腐烂得很快，保存时要选择新鲜无腐烂的装进保鲜袋，再放进冰箱，最好在1~2日内吃完。

 **主要保健功效** 韭菜含有丰富的膳食纤维，能促进肠道蠕动，还能增加粪便体积及含水量，使其柔软易排出。此外，韭菜含有大量的叶酸及铁，是维持红细胞正常运作的重要营养成分，可预防贫血。

## 营养烹调方式

韭菜多为煮熟后食用，且因为其纤维较粗，不易咀嚼及消化，可以切段或剁碎后烹调，使其更加适口。因为韭菜含有脂溶性的胡萝卜素，在烹调过程中添加油脂，能促进人体吸收胡萝卜素。

## 营养师健康叮咛

韭菜属于产气食物，容易有胀气问题的人应减少食用。夏季的韭菜大多较老，质地粗糙，不易被人体吸收，而且在夏季，一般人的胃肠功能降低，食用过多韭菜，可能会引起腹胀等不适症状。

**食材配对 ①**

## 韭菜 + 虾仁 → 使甲状腺机能正常、保护眼睛

韭菜含有丰富的胡萝卜素，可与虾仁中的碘及硒作用，维持甲状腺功能正常，预防甲状腺肿大。胡萝卜素还有保护眼睛及黏膜的作用。而韭菜的钾含量很高，能促进虾仁中较多的钠排出，缓解水肿的症状。虾仁中的锌则有使味觉灵敏及促进伤口快速愈合的作用；而韭菜中的胡萝卜素及维生素C则有保护黏膜、提高免疫力和避免伤口感染的功效。

### 韭菜炒虾仁

● **材料**
草虾、韭菜各200克，草菇50克。

● **调味料**
盐1/2小匙，米酒1小匙，植物油1大匙。

● **做法**
1 将韭菜洗净，切段。
2 将草虾去头壳及须脚，挑去肠泥洗净，将草菇洗净切片。分别放入沸水中烫熟，捞出，沥干。
3 锅中倒入1大匙植物油烧热，放入韭菜段及草菇片炒香，加入其余调味料炒匀，再加入虾仁拌炒均匀即可。

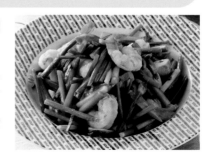

# 韭菜+洋葱→抗氧化、改善皮肤状态

洋葱含有丰富的维生素C，能保护韭菜中的$\beta$-胡萝卜素，使其更好地发挥抗氧化的作用；而$\beta$-胡萝卜素进入人体转化成维生素A之后，有改善皮肤状态、保护眼睛的效果。洋葱中的维生素C还可以促进韭菜中铁的吸收，铁能使红细胞的载氧功能正常；韭菜含有丰富的叶酸，叶酸可使红细胞正常生长；洋葱含有能促进血液循环的大蒜素。它们共同作用，可使体内氧气充足，血液循环通畅，气色自然红润。

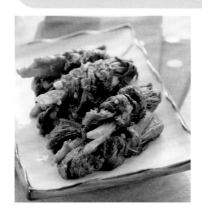

## 韭菜泡菜

●材料
韭菜300克，洋葱100克，蒜30克，姜10克，糖5克。

●调味料
A料：鱼露150克。
B料：辣椒粉30克。

●做法
1 将韭菜洗净，去头尾较老部位，充分沥干。
2 将洗净的韭菜放入容器中，加入A料拌匀，腌20分钟；取出韭菜，留下鱼露，加入B料拌匀成腌汁。
3 将洋葱去皮，洗净，切末；将蒜去皮，切末；将姜洗净，去皮，切末；全部材料放入容器中，加入腌汁和韭菜拌匀，各取5根韭菜卷成一束，放入冰箱腌2日即可。

# 韭菜+鱿鱼→消除疲劳、保护心血管

鱿鱼含有维生素$B_1$及牛磺酸，除了可以促进肝脏清除体内废物，消除疲劳，使精力旺盛，牛磺酸还有防止胆固醇沉积于血管壁的作用；与膳食纤维含量极为丰富的韭菜一同食用，能降低血液中的胆固醇，可以很好地保护心血管。鱿鱼属于不易消化的食物，而韭菜富含膳食纤维，能促进胃肠蠕动，可使鱿鱼更容易被消化。

## 韭菜鱿鱼

●材料
干鱿鱼1条，韭菜150克。

●调味料
米酒、酱油各1大匙，盐1/2小匙，胡椒粉、植物油各适量。

●做法
1 将干鱿鱼泡软，撕去薄膜，斜切花纹再切块，放入沸水中余烫，捞起，沥干备用；将韭菜洗净，切段。
2 锅中倒入油烧热，放入鱿鱼块及韭菜段翻炒均匀，加入剩余调味料炒至入味即可。

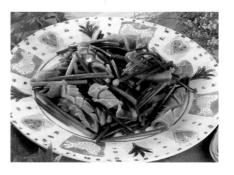

防止动脉硬化、调节血压、预防贫血、稳定情绪、维持皮肤弹性、美白淡斑

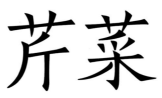

# 芹菜

挑选：芹菜宜选叶子翠绿不发黄，茎粗细适中、长度一致，没有抽苔者。

清洗：清洗时将芹菜根部切除，在水中浸泡几分钟，再仔细清洗叶片根部即可。

保存：可以用报纸包起，装入塑料袋，放在冰箱冷藏室中保存5~7日。

**主要保健功效** 芹菜有特殊的芳香气味，含有挥发油的成分，可安抚情绪。芹菜的根茎含有丰富的钾，加上芹菜含有能使血管舒张的特殊物质，适量食用，有维持血压正常的功效。

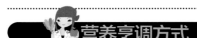

## 营养烹调方式

吃芹菜时最好连叶子一起吃。西芹的茎较宽扁、粗硬，适合做色拉、煮汤或炒食；本土芹菜则细长如管状，常用来炒菜、煮汤，或作为提味的香辛料使用。

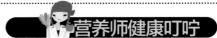

## 营养师健康叮咛

芹菜纤维较粗，有胃炎或胃部不适的人不宜食用。芹菜属于钾含量较高的蔬菜，建议食用前氽烫，以降低钾的含量。肾功能不全而无法排出体内钾的人，则建议不要食用。

食材配对①

## 芹菜 + 墨鱼 + 白果 → 防止动脉硬化、降血压

墨鱼中的维生素E有抗氧化的作用，可减缓血管老化速度，维持血管弹性；白果中的银杏黄酮和苦内酯也有相同功能；而芹菜中含有可使血管舒张的3-正丁基苯酞。三者共同作用，可有效保护血管、降血压。芹菜中含有挥发油和B族维生素，可镇定神经，有助于改善失眠。

### XO酱海鲜炒芹菜

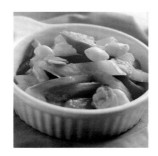

● 材料
芹菜300克，蛤蜊肉50克，墨鱼70克，去壳白果20克，红椒40克。

● 调味料
XO酱1大匙，糖1小匙，胡椒粉适量，酱油、植物油各少许。

● 做法
1 分别将材料洗净、沥干。将芹菜老筋去除，切斜段，红椒切斜片，墨鱼切片。
2 将墨鱼片、白果、芹菜段氽烫至熟，沥干备用。
3 热锅加入适量油，放入芹菜段与其余调味料一同拌炒入味，加入剩余食材一同拌炒均匀即可。

# 芹菜+牛肉→预防贫血、稳定情绪

芹菜含有钾，钾和钠在体内为相互拮抗，协同作用，摄取适量的钾能帮助体内过多的钠排出，减少过多水分滞留在身体中；此外，排出多余水分，也可以调节血压、缓解情绪。而芹菜中的维生素C有抗压力的作用，也能帮助人体吸收牛肉中的铁，预防缺铁性贫血。

## 芹菜炒牛肉

●材料
芹菜、牛肉丝各200克，胡萝卜丝50克，蒜2瓣，辣椒1根。

●调味料
A料：酱油、淀粉各1大匙，糖1/2小匙。
B料：米酒1大匙，高汤3大匙，盐1小匙。
C料：植物油适量。

●做法
1 将芹菜去叶、洗净，切段；将蒜切末；将辣椒去蒂、剖开去籽，切斜段；将牛肉丝以A料腌约20分钟，过油备用。
2 锅中加剩余C料烧热，爆香蒜末、辣椒段，放入胡萝卜丝和芹菜段用大火翻炒，加入B料以小火煮熟，最后加入牛肉丝炒匀即可。

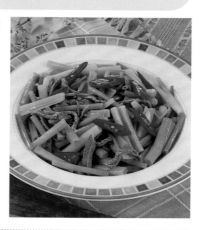

提示 **牛肉**→含维生素B₁、维生素B₆和维生素B₁₂等B族维生素，有镇静安眠及抗炎的作用，还可以改善抑郁的症状。

# 芹菜+鲑鱼→维持皮肤弹性、美白淡斑

芹菜富含维生素C，除了能增强免疫力、预防感冒，还有美白淡斑的作用。当芹菜中的维生素C与鱼肉的优质蛋白质作用时，能加速胶原蛋白的合成，维持皮肤弹性，减少皱纹的产生。亦可选择其他胶质丰富的深海鱼类与芹菜同食，对维持皮肤弹性也有一定的效果。

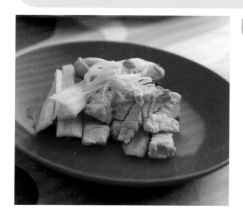

## 鲑鱼炒芹菜

●材料
鲑鱼条150克，芹菜100克，松茸菇70克，姜丝20克。

●调味料
盐1/4小匙，糖1/2小匙，水1小匙，植物油适量。

●做法
1 材料洗净。将鲑鱼条、松茸菇汆烫沥干，芹菜切斜段。
2 炒锅加热，加植物油爆香姜丝，加入芹菜段略炒。
3 将剩余食材及其余调味料加入炒熟即可。

提示 **鲑鱼**→许多人喜欢吃烟熏鲑鱼，但烟熏过程中，食物中的油脂在高温作用下，易形成致癌物质，因此烟熏食品不宜常吃。

●美白祛斑、增强免疫细胞活性、调节血压与血糖、促进伤口愈合、清凉退火

# 苦瓜

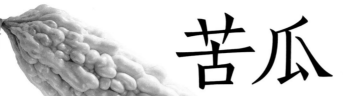

挑选：以表面洁白、滋润，果粒饱满，没有裂痕者为佳。

清洗：由于果粒部分容易积蓄农药，必须用软刷轻轻刷洗干净。

保存：将苦瓜的籽挖除后，用保鲜膜包起，放在冰箱冷藏。

 **主要保健功效** 苦瓜的维生素C含量极高，可美白祛斑，还可以增强免疫细胞的活性。苦瓜还含有维生素A、钠、钾、钙、镁和锌等营养物质，有助于调节血压与血糖。

## 营养烹调方式

苦瓜先汆烫再烹调，可减少苦味。凉拌时，可以用少许盐搓揉后，用水冲洗，这样也可减少苦味。加热容易使苦瓜中的维生素C流失，因此苦瓜除了煮熟食用，也可制成蔬果汁饮用，这样可以摄取较多的维生素C。

## 营养师健康叮咛

苦瓜属于寒性蔬菜，身体虚寒者不宜多吃，否则可能引起腹泻。此外，苦瓜中含有奎宁，易引起宫缩，因此孕妇应慎食苦瓜，以免引起不适。

**食材配对❶**

## 苦瓜+咸蛋→促进皮肤新陈代谢、强健骨骼

苦瓜的维生素C有助于调节人体功能、增强机体免疫力、促进皮肤的新陈代谢。维生素C有助于咸蛋中的钙被人体吸收，可强健骨骼，维持血液中钙和磷的平衡。咸蛋中的钙含量丰富，故苦瓜与咸蛋一并烹调食用，可增加钙的摄取量。

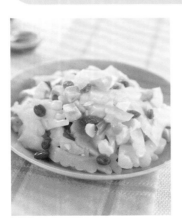

### 苦瓜咸蛋

●材料
苦瓜1/2根，咸蛋1.5个，枸杞子1大匙，胡萝卜30克。

●调味料
盐1/2小匙，植物油1大匙。

●做法
1 将苦瓜洗净，去蒂及籽，切成斜片；将枸杞子洗净，泡软、沥干；将咸蛋去壳，切小丁；将胡萝卜洗净、去皮，切花片。
2 锅中倒入1大匙植物油烧热，放入苦瓜片炒至五分熟，加入咸蛋、枸杞子、胡萝卜片拌炒至熟，再加盐拌炒即可。

 **提示** **咸蛋**→含钠量高，而钠的主要功能是维持体内水液平衡，摄取过多的钠，会使身体滞留更多的水分，如此易造成肾脏负担，引起水肿。

**食材配对❷**

# 苦瓜+鲈鱼→促进伤口愈合、美容养颜

苦瓜含有锌，具有促进伤口愈合的作用，搭配鲈鱼中的蛋白质，可帮助人体生长发育，加速伤口复原。鲈鱼中的蛋白质在苦瓜中丰富的维生素C作用下，可加速合成胶原蛋白，增加皮肤弹性，避免皱纹产生。苦瓜中的维生素C本身亦有美白淡斑的效果，能有效美化肌肤。

## 苦瓜鲈鱼汤

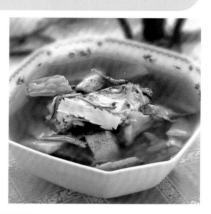

●材料
苦瓜1/2根，鲈鱼1/2尾，姜片2片。

——

●调味料
米酒4大匙，盐2大匙。

●做法
1 将苦瓜洗净剖开、去籽，切块；将鲈鱼去除内脏、洗净，切小块，以开水汆烫后捞出备用。
2 取一大汤碗，放入处理好的苦瓜块和鲈鱼块，加入姜片、适量清水和调味料搅拌均匀，放进蒸锅用大火隔水蒸20分钟即可。

提示 **鲈鱼**→含有丰富的锌，且含有易消化吸收的蛋白质，对手术或产后伤口愈合有很大的帮助。

---

**食材配对❸**

# 苦瓜+豆豉→改善牙龈及眼睛红肿

豆豉的蛋白质含量高，而且含有多种维生素和矿物质，维生素E含量尤其丰富。苦瓜含有维生素C、膳食纤维、叶酸和多种矿物质，适量食用可以清凉退火，促进食欲，还可以延缓餐后血糖上升的速度。豆豉炒苦瓜不仅美味，还可以改善牙龈红肿、眼睛红肿等内热症状。

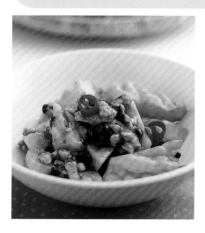

## 豆豉炒苦瓜

●材料
苦瓜300克，猪肉末50克，辣椒片20克。

●调味料
豆豉1小匙，盐、酱油、米酒、植物油各适量。

●做法
1 将苦瓜去籽洗净，切块备用。
2 炒锅加热后加入适量植物油，爆香豆豉。
3 加入猪肉末炒熟，再加入其余调味料、其他食材及适量水，炒至汤汁收干即可。

提示 **豆豉**→黑豆发酵加工而成，可解毒、祛寒。然而豆豉属于腌制食品，盐含量高，应酌量食用，以免造成身体负担。

● 预防感冒、养颜美容、消除水肿、调节血压、促进新陈代谢、改善口角发炎症状

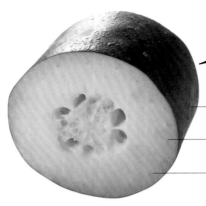

# 冬瓜

挑选：表面有一层白色粉末，切开后，肉质洁白、富有弹性、切口新鲜者较佳。

清洗：用水稍微冲洗后，切除外皮即可烹调食用。

保存：整个冬瓜可以放在常温下保存；切开后则应用保鲜袋包起，放入冰箱冷藏。

 **主要保健功效**｜冬瓜富含维生素C，可抑制病毒和细菌的活性，预防感冒，养颜美容；所含的钾可以促进体内盐分的排出，消除水肿，调节血压，也可调节心脏功能；所含的葫芦巴碱可促进新陈代谢。

## 营养烹调方式

冬瓜含水分多，不建议保存太久，以免失水造成口感不佳。冬瓜属于凉性蔬菜，烹调时可以多加点姜丝。对于常熬夜、体质燥热的人，可用冬瓜带皮煮汤饮用，达到清热的效果。

## 营养师健康叮咛

冬瓜可以清热，体质虚寒的人不建议大量食用，以免发生腹泻的现象。冬瓜也会降低肾小球滤过率，导致血液中的尿素氮增高，偏食或大量食用会加重肾病症状，肾功能不全的患者应慎食。

**食材配对①**

## 冬瓜 + 姜 → 促进排汗、退热止咳

姜能温暖胃肠、止呕散寒，其所含辛辣成分姜酮和姜辣素可以去除肉类的腥味，还具有杀菌功效。姜和维生素C含量丰富的冬瓜同煮，可以促进排汗，有助于退热和止咳，是改善感冒初期症状的理想食物。冬瓜膳食纤维含量丰富，且因其口感软嫩，可作为咀嚼不易者，如老人和儿童等用来补充膳食纤维的优良食材。

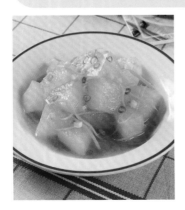

### 姜丝烧冬瓜

● 材料
冬瓜300克，姜丝1大匙，蒜末、葱末各1小匙。

● 调味料
米酒1小匙，盐1/4小匙，糖1/2小匙，酱油1/2大匙，香油1小匙，高汤1/2杯，植物油适量。

● 做法
1 将冬瓜去皮，切块，放入油锅翻炒，捞起沥油。
2 锅中余油烧热，爆香蒜末、姜丝，放入冬瓜块及其余调味料，烧煮至汤汁收干，撒上葱末即可。

 **提示** 姜→属于热性食材，与寒性食材共同烹调，可以调和食物属性。体质虚寒的人在烹调冬瓜时可多使用姜。

**食材配对②**

# 冬瓜+鱼→改善口角炎、美化肌肤

口角容易发炎的人摄取足够的维生素B$_2$，能有效改善口角发炎的症状。冬瓜含有丰富的维生素C，能增强鱼肉中B族维生素的作用，尤其是维生素B$_2$。而冬瓜中的维生素C可促进鱼肉与虾肉中的蛋白质合成胶原蛋白，使皮肤更有弹性。

## 冬瓜海鲜汤

●**材料**
冬瓜300克，海参、虾仁、鱼肉各150克，干贝50克，姜3片，葱末1大匙。

●**调味料**
盐、植物油各适量。

●**做法**
1 将冬瓜去皮、洗净、去籽，切小块；将海参洗净，切块；将虾仁洗净，挑去肠泥；鱼肉洗净，切斜块；将干贝泡软，撕成细丝备用。
2 锅中放入适量油烧热，放入姜片爆香，倒入适量清水以大火煮开，放入冬瓜块续煮15分钟。
3 放入海参块、虾仁、鱼块、干贝丝，以小火续煮15分钟，起锅前加入盐调味，撒上葱末即可。

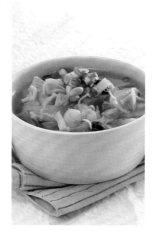

**提示** **鱼**→含有丰富且易消化的蛋白质，如食用深海鱼还能摄取对心血管及脑部发育有帮助的EPA及DHA等不饱和脂肪酸。

---

**食材配对③**

# 冬瓜+咸蛋→使皮肤光滑、强健骨骼

冬瓜的维生素C可增强免疫力、促进皮肤新陈代谢，经常食用冬瓜，能使皮肤更加细腻光滑；维生素C有助于人体吸收咸蛋中的钙，可强健骨骼，维持钙磷平衡。咸蛋中的钙含量丰富，故冬瓜与咸蛋一起烹调食用，可增加钙的摄取量。

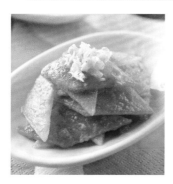

## 黄金白玉

●**材料**
冬瓜500克，咸蛋黄2个，蒜白3根。

●**调味料**
盐少许，植物油2大匙。

●**做法**
1 将冬瓜去皮、洗净，切成菱形片；将咸蛋黄压成泥；蒜白切段。
2 锅中倒入1大匙油烧热，放入咸蛋黄泥炒至起泡，盛起。
3 锅中续倒入1大匙油烧热，放入冬瓜片炒熟，加入咸蛋黄泥、蒜白段及盐炒匀即可。

**提示** **咸蛋**→咸蛋的含钠量不低，故食用时，最好同时减少盐的添加量，才不会造成身体负担。

●消除身体水肿、预防甲状腺肿大、帮助排便、增强身体抗氧化能力

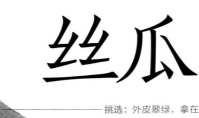

# 丝瓜

挑选：外皮翠绿，拿在手上有沉重感，手指轻掐尾端能轻易掐入，表示较鲜嫩。

清洗：稍加冲洗后，削去外皮即可食用。

保存：保存时用报纸包好，放在冰箱冷藏保存，但不宜久放，因为丝瓜会变老。

 **主要保健功效**｜丝瓜含有维生素B₁、维生素B₂、维生素B₆和维生素C。维生素B₆是制造抗体和红细胞的必需物质，还能够促进蛋白质和脂肪的消化和吸收，也是天然的利尿剂，可以消除身体水肿。丝瓜含有大量水分，热量很低，是适合减肥者食用的蔬菜。

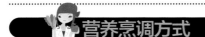
## 营养烹调方式

丝瓜不适合生吃。可以将丝瓜放入沸水中氽烫一下，加入酱油、香油、醋拌食，营养又好吃。如果怕丝瓜变黑，可在丝瓜煮熟后加入盐，即可解决这个问题。

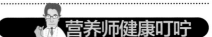
## 营养师健康叮咛

丝瓜富含水分，且属凉性食材，经常熬夜或火气大的人可适量食用，但体质较寒者则不建议大量食用，以免造成腹泻。丝瓜需要彻底煮熟才能食用，以免其所含的黏液与胶质刺激胃肠，引起不适。

**食材配对❶**

# 丝瓜＋虾仁→预防甲状腺肿大及水肿

丝瓜中的类胡萝卜素有助于维持甲状腺功能正常，虾仁中的硒与碘则有预防甲状腺肿大的功效。虾仁含有较多的钠，与丝瓜一同食用时，丝瓜中的钾可促进钠的排出，避免过多的钠引起水分潴留。丝瓜性凉，有美白及降火的效果，但烹调时建议加入姜丝以祛寒。

## 烤丝瓜

●材料
丝瓜2根，虾仁适量，姜半块。

●调味料
盐1小匙，香油少许。

●做法
1 材料洗净。将姜切丝，虾仁泡水备用。
2 将丝瓜削皮、切块，排于烤皿中，将姜丝、虾仁及调味料均匀铺在丝瓜块上，移入200℃的烤箱中烤约15分钟即可。

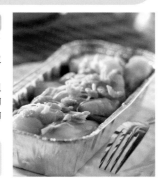

**提示 虾仁**→能提供钙与铁，可以增加钙的摄取，避免骨质流失。

# 丝瓜+茶叶→抗氧化、使排便顺畅

茶叶含有茶多酚，抗氧化作用强大，与丝瓜中的维生素C一同摄取，能使茶多酚的抗氧化效果更佳。而丝瓜具有质地较软又富含膳食纤维的特性，可作为老人、小孩等咀嚼不易者之蔬菜补充品，以增加对膳食纤维的摄取，促进肠道蠕动，使排便更加顺畅。

## 丝瓜茶汤

●材料
丝瓜250克，茶叶5克，
葱1根。

●调味料
盐少许。

●做法
1 将丝瓜去皮，切成厚片；将葱洗净，切段。
2 汤锅中倒入适量水，放入丝瓜片、葱段、盐，先将丝瓜片煮软，再加入茶叶浸泡至入味即可。

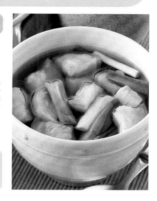

提示 **茶叶→**茶叶中的茶多酚可抑制血管平滑肌增生、防止血栓形成，因此可预防心血管疾病；含有的咖啡因可刺激大脑神经，使人思路清晰。

# 丝瓜+蛤蜊+破布子→避免眼睛干涩、预防感冒、促进发育

丝瓜含有丰富的维生素C，具有美白祛斑的作用。丝瓜中的钾能帮助排出蛤蜊及腌渍的破布子中所含的钠，可以消除水肿。丝瓜属于寒性食物，可排水利尿，加上热量较低，故适合虚胖体质的减重者食用。蛤蜊富含铁，丝瓜中的维生素C可促进铁的吸收利用，可预防贫血。蛤蜊所含的牛磺酸具有保护肝脏的作用，目前已被开发成多项保健食品。

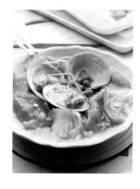

## 破布子蛤蜊煮丝瓜

●材料
丝瓜200克，蛤蜊12个，
破布子30克，蒜2瓣，姜1
小块。

●调味料
A料：盐1/6小匙，水1碗。
B料：绍兴酒1/2大匙。
C料：植物油少许。
D料：水淀粉。

●做法
1 将蛤蜊泡入清水中吐沙、洗净；将丝瓜去皮、对切，切长条；蒜去皮，切末；姜去皮，切丝备用。
2 锅中倒入C料烧热，放入蒜末、姜丝及破布子爆香，加入丝瓜条、蛤蜊，再加A料拌炒一下，倒入B料焖煮2分钟，最后以D料勾芡即可。

●预防感冒、抗氧化、保护视力、帮助消化、防止皮肤干燥、增强胰腺活性

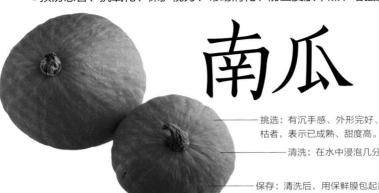

# 南瓜

挑选：有沉手感、外形完好、无变色者为上品；茎叶干枯者，表示已成熟、甜度高。

清洗：在水中浸泡几分钟后，用流水冲洗。

保存：清洗后，用保鲜膜包起放入冰箱冷藏，需尽快食用。

**主要保健功效**│南瓜含有大量的β-胡萝卜素，可保护黏膜健康，预防感冒，抗氧化；所含的维生素A还可以保护视力，改善夜盲症；所含的铬可以刺激胰岛素分泌，并增强体内胰腺活性。

## 营养烹调方式

南瓜内瓤的柔软部分和外皮的营养十分丰富，能一起食用最好。南瓜本身带有甜味，在烹煮时，不需要加太多糖。南瓜富含胡萝卜素，若加油烹炒，营养更易被人体吸收。

## 营养师健康叮咛

南瓜属于主食类，淀粉含量高，吃多了会造成血糖过高，应适量食用。南瓜属于温性蔬菜，有胃热、支气管哮喘者不宜多吃。用南瓜取代米饭，可以增加饱腹感。

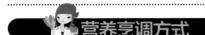

**食材配对①**

## 南瓜+黄豆→保护眼睛、预防感染

南瓜中的类胡萝卜素进入体内后会转化为维生素A，黄豆中的B族维生素能使维生素A充分发挥作用。维生素A能保护黏膜，避免感染，有保护眼睛的作用。维生素A为脂溶性维生素，黄豆中的油脂有助于人体对维生素A的吸收。

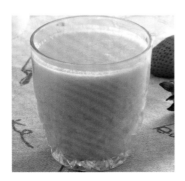

### 黄金南瓜豆奶

●材料
南瓜80克，蛋黄1个，豆浆15毫升，蜂蜜1大匙。

●做法
1 将南瓜削皮、去籽，洗净后切成薄片，在微波炉中加热1分钟，取出。
2 将所有材料放入果汁机中打汁，倒入杯中即可。

 **黄豆**→因含有丰富的蛋白质，又不含胆固醇，故常被用来取代肉类作为蛋白质的主要来源。其中所含的卵磷脂、大豆异黄酮等现都已被开发为多种保健食品。

# 南瓜+紫苏梅→帮助消化、消除疲劳

青梅腌制成紫苏梅，可以帮助消化，促进血液循环，消除疲劳。南瓜含有丰富的抗氧化营养成分——维生素A和维生素E，可以提高身体对有害物质的防御能力；南瓜还含有铬，可以促进胰岛素分泌，对糖尿病患者而言，是不错的主食。

## 梅香南瓜片

●材料
南瓜600克，香菜末1大匙。

●调味料
紫苏梅4颗，梅汁2大匙，玫瑰甜醋1大匙。

●做法
1 将南瓜洗净，切小片；将紫苏梅去核，切片备用。
2 锅中倒入半锅水煮滚，将南瓜片放入漏勺中，放入沸水中余烫约30秒；取出装盘后，趁热放入紫苏梅、梅汁、玫瑰甜醋拌匀即可。

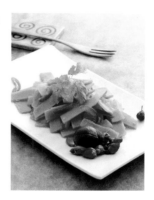

提示 **紫苏梅**→紫苏含有大量的β-胡萝卜素，能预防体内细胞氧化，提高免疫力；梅子富含维生素C和维生素E，具有很好的抗氧化作用。

# 南瓜+高粱+玉米→防止皮肤干燥、降低胆固醇

南瓜中的类胡萝卜素有保护上皮组织的功能，可使黏膜不易受感染；含量丰富的维生素A，有保护眼角膜、保护视力及防止皮肤干燥的作用。高粱、玉米、黄豆、薏仁、燕麦等全谷类食材含有较多的膳食纤维及B族维生素，其中水溶性膳食纤维可改善肠道内环境、促进有害物质排泄、延缓血糖上升的速度、降低体内胆固醇；而B族维生素可让人精力旺盛，预防失眠。全谷类中的镁有调节肌肉收缩及神经传导的功能。

## 南瓜五谷饭

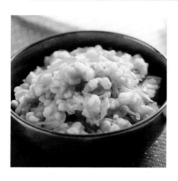

●材料
南瓜、薏仁各100克，高粱、玉米粒、黄豆、燕麦各10克。

●调味料
冰糖40克。

●做法
1 将所有材料洗净，沥干；将南瓜去皮切丝，高粱、黄豆、薏仁、燕麦泡水3小时。
2 汤锅加入适量水，放入高粱、玉米粒、黄豆、薏仁、燕麦，以小火焖煮至熟。
3 加入南瓜丝焖煮20分钟，加入冰糖煮至溶化即可。

●美白淡斑、消除水肿、消暑解渴、促进肝脏排毒、预防皮肤粗糙、增加关节润滑度

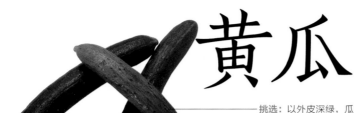

# 黄瓜

挑选：以外皮深绿，瓜蒂滋润，表面的瓜刺尖锐，粗细均匀者为佳。

清洗：在水中浸泡几分钟后，用软刷将表面刷洗干净。

保存：擦干水分后用报纸包起，装入保鲜袋中，放入冰箱冷藏。

 **主要保健功效** | 黄瓜富含维生素C，可美白淡斑。黄瓜有利尿的功效，可以促进体内多余水分的排出，消除水肿。黄瓜含水量高，也有消暑解渴的功效。

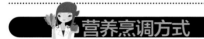 **营养烹调方式**

黄瓜的头部含有一种苦味物质，不溶于水，加热也不会消失，可以在烹煮前，将头部切除。黄瓜含有会破坏维生素C的酶，加醋或加热超过50℃时，可以有效抑制该酶的作用。

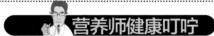 **营养师健康叮咛**

黄瓜属于寒性蔬菜，对于体质偏寒的女性，建议将黄瓜和热性食材搭配食用，以免造成腹泻。黄瓜具有利尿的作用，经过加热后食用，会比直接生吃的效果要好。

**食材配对❶**

## 黄瓜+菠萝+虾仁→增加关节润滑度、减少皱纹产生

黄瓜和菠萝都含有大量的维生素C，且菠萝还含有蛋白酶，能使虾仁的蛋白质更易被人体消化吸收。此外，维生素C还可以促进蛋白质合成胶原蛋白。胶原蛋白可存在于关节中，可以增加关节润滑度，减少关节摩擦；也可存在于皮肤中，增加皮肤弹性，减少皱纹产生。

### 黄瓜菠萝虾仁

●材料
黄瓜2根，虾仁300克，菠萝200克。

●调味料
盐1大匙，胡椒粉少许，米酒1小匙，香油1/4小匙，植物油2大匙。

●做法
1 将虾仁挑去肠泥，洗净，放入沸水中汆烫，立即捞出。
2 将黄瓜洗净，切小块；菠萝去外皮，切小片。
3 锅中倒入2大匙油烧热，放入黄瓜片、虾仁和菠萝快炒约2分钟，加入剩余调味料调匀即可。

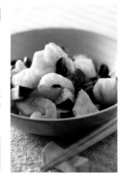

 **提示** **菠萝**→每次食用不要过量。菠萝含有菠萝蛋白酶，有助于促进消化，解除油腻，还可提振食欲。

**食材配对 ②**

# 黄瓜+猪肝→促进肝脏排毒、预防皮肤粗糙

猪肝含有丰富的维生素$B_1$及维生素$B_2$，能增强黄瓜中的维生素C作用。维生素$B_1$有促进消化的作用，而维生素$B_2$则有改善口舌炎的效果，二者共同作用，还能活化肝脏细胞，增强其代谢排毒的功能。而黄瓜中的维生素C也能增强猪肝中的维生素A的作用，预防皮肤粗糙。

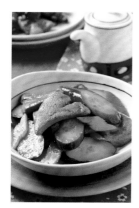

## 黄瓜猪肝

●材料
猪肝300克，胡萝卜70克，黄瓜2根，葱1根，姜10克。

●调味料
A料：白醋2大匙。
B料：酱油2大匙，米酒1/2大匙，淀粉1大匙。
C料：盐1/2小匙，糖1/4小匙。
D料：植物油适量。

●做法
1 将猪肝洗净，加适量水及A料浸泡约5分钟，捞出；以清水冲净，擦干，切片；放入碗中，加入B料拌匀并腌约5分钟。
2 将黄瓜、姜均洗净，切片；将胡萝卜去皮洗净，切片；将葱洗净，切片。
3 锅中倒入部分D料烧热，放入黄瓜片炒至半熟，盛出备用。
4 锅中再加剩余D料烧热，放入猪肝片炒至半熟，加入其他材料及C料，大火炒熟即可。

**食材配对 ③**

# 黄瓜+培根→使气色红润、消除水肿

黄瓜中的维生素C能促进人体吸收培根中的铁，以维持红细胞载氧功能的正常，使气色红润。培根属于腌制类烟熏食品，本身含有较多的钠，而黄瓜中的钾可以与体内的钠相互竞争，避免体内留存过多的钠，有利于消除水肿。

## 培根黄瓜卷

●材料
培根3片，黄瓜1根。

●调味料
盐1小匙，白胡椒1/2小匙，植物油适量。

●做法
1 将黄瓜洗净切小段，以培根卷起，用牙签固定。
2 入油锅中炸至金黄色，捞出排盘。
3 食用时蘸取调味料即可。可以洗净的黄瓜片与彩椒丝装饰。

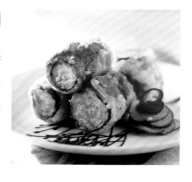

99

●预防骨质疏松、促进消化及排便、改善气色、缓解酸痛、镇静安眠、消除疲劳

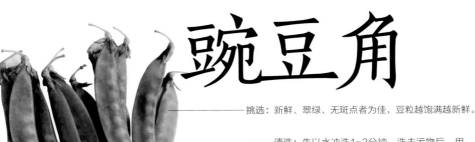

# 豌豆角

挑选：新鲜、翠绿、无斑点者为佳，豆粒越饱满越新鲜。

清洗：先以水冲洗1~2分钟，洗去污物后，用手摘掉两边的头及边丝，再以水冲洗。

保存：清洗后放入保鲜袋，再放进冰箱冷藏保存。

 **主要保健功效**｜豌豆角富含膳食纤维，且热量较低，可以促进肠道蠕动，降低血液中的胆固醇，并能增加饱腹感。豌豆角还含有维生素A、维生素C等抗氧化营养成分，适合压力大及吸烟者食用。

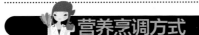 **营养烹调方式**

　　建议使用大火快炒方式烹调豌豆角，这样才能保留其清脆的口感，还可避免维生素C在加热的过程中流失。注意在烹调过程中尽量避免加醋，不然会使豌豆角变黄。

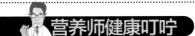 **营养师健康叮咛**

　　豌豆角含有环氯奎宁，会影响男性睾丸的造精功能，使精子数减少，降低男性生殖能力，有生育计划的男性最好少吃豌豆角。此外，豌豆角含有豆类皂苷，若没有煮熟就食用，可能会引起腹泻等症状。

**食材配对①**

## 豌豆角+香菇+胡萝卜→预防骨质疏松、促进消化及排便

　　香菇中的维生素D能促进人体对豌豆角中钙的吸收，预防骨质疏松。而豌豆角的维生素C，可促进胡萝卜中的胡萝卜素的抗氧化作用，保护上呼吸道，避免感染，预防感冒。此三种食材都含有丰富的膳食纤维，能促进消化及排便，清除肠道中的有害物质。

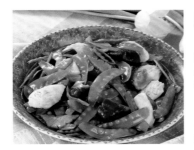

### 豌豆角炒素腰花

●材料

豌豆角200克，香菇4朵，素腰花、胡萝卜各50克。

●调味料

酱油1/2大匙，盐、糖、香油各1小匙，植物油适量。

●做法

1 将豌豆角撕去荚边老皮、洗净；将胡萝卜去皮，切片；将香菇泡软、去蒂，对切一半；素腰花洗净，切片。

2 锅中倒油烧热，放入香菇及胡萝卜片炒香，加入素腰花及豌豆角炒熟，最后加剩余调味料调匀即可。

# 豌豆角 + 猪腰 →使气色红润、缓解酸痛

猪腰所含的铁在豌豆角中的维生素C的作用下，更易被人体吸收。当体内铁含量充足，就可以使红细胞载氧功能正常，使人更有精神且气色红润。在中医理论中，猪腰还有强筋固腰的功效，而豌豆角中的钙则有缓解关节酸痛的功效，通过猪腰中镁的作用，有利于体内血钙保持平衡。

## 豌豆角炒猪腰

●材料
猪腰200克，豌豆角100克，胡萝卜50克，姜3片。

●调味料
米酒1大匙，盐1小匙，植物油适量。

●做法
1 将猪腰对半切开，去筋膜、洗净，切花后切块，放入滚水中余烫，捞起。
2 将豌豆角洗净，去老筋；将胡萝卜去皮，洗净切片；姜洗净。
3 锅中倒油烧热，爆香姜片，放入猪腰花翻炒数下，加入豌豆角、胡萝卜片、其余调味料及少许水，拌炒均匀即可。

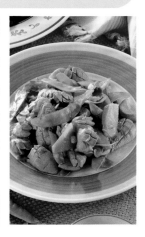

提示 **猪腰**→有壮腰补肾的功能。处理猪腰时，需先把外面的薄膜轻轻撕掉，对切后，将猪腰中间的白色部分及油脂去除即可。

---

# 豌豆角 + 鸡肉 →镇静安眠、消除疲劳

豌豆角中的维生素C能促进人体吸收鸡肉中的维生素B$_1$，对于压力较大的人而言，维生素B$_1$具有缓解压力、镇静安眠的效果，能改善失眠的现象，并能消除疲劳。豌豆中丰富的膳食纤维及维生素C则可清除便秘引发的内火，并有美白皮肤、淡斑的作用，能美化皮肤。

## 豌豆角炒鸡柳

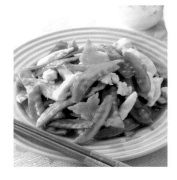

●材料
豌豆角、鸡胸肉各200克，胡萝卜50克，姜20克，鸡蛋1个。

●调味料
A料：盐1/2小匙，淀粉2大匙。
B料：植物油适量。
C料：鸡精2小匙。

●做法
1 将豌豆角洗净，去头尾及老筋；将姜及胡萝卜均去皮洗净，切片；将鸡蛋打入碗中滤除蛋黄，留下蛋白备用。
2 将鸡胸肉洗净，切条，放入碗中，加入蛋白及A料抓拌均匀并腌15分钟；再放入有部分B料的锅中翻炒，捞出、沥干油。
3 锅中倒剩余B料烧热，爆香姜片，放入豌豆角、胡萝卜片及C料以大火炒熟，加入鸡胸肉条炒匀即可。

●改善口舌炎、使气色红润、预防皮肤粗糙、降低胆固醇、促进骨骼发育、增强免疫力

# 金针花

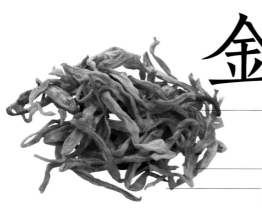

挑选：新鲜的要选择花苞未开，花瓣呈黄绿色，水润、坚挺者；干品则应选择颜色较深且略带黄晕者。色彩太过鲜艳的干燥金针花不要购买，可能含有二氧化硫。

清洗：在水中浸泡几分钟后，用流水冲洗。

保存：清洗后，装在保鲜袋放入冰箱冷藏，可保存3日左右。

**主要保健功效**｜金针花含有胡萝卜素及维生素C，干燥的金针花则含有丰富的铁及钙。胡萝卜素具有抗氧化作用，还能保护黏膜，避免感染。维生素C则有增强免疫力的功效。铁能预防贫血，而钙除了能预防骨质疏松，还能保证神经传导正常。

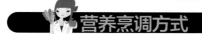
## 营养烹调方式

干金针花可能含有二氧化硫，建议烹调前用热水泡过，使二氧化硫溶于水中。由于其含有丰富的胡萝卜素，建议在烹调时搭配富含油脂的肉类，能促进人体对胡萝卜素的吸收。

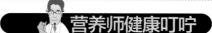
## 营养师健康叮咛

新鲜的金针花含有一种叫作秋水仙碱的物质，容易引起腹泻、腹痛，此种物质只要加热就能被破坏。干金针花的纤维不易消化，胃肠功能较弱的人不要在一餐或一天内大量食用金针花，以免引起消化不良。

食材配对①

## 金针花＋ 猪肉→改善口舌炎症、使气色红润

新鲜金针花的维生素C能促进人体对猪肉中维生素$B_2$及铁的吸收，维生素$B_2$可改善口舌发炎症状，而足够的铁则能使血中载氧量充足，使气色红润。此外，维生素C有美白淡斑的功效，还能促进猪肉中的蛋白质合成胶原蛋白，增加皮肤弹性，减少皱纹的产生。

### 金针花炒肉丝

●材料
金针花200克，猪里脊肉40克，辣椒1根，蒜末1小匙。

●调味料
A料：蛋白1/2个，酱油、淀粉各2小匙。
B料：米酒1/2大匙，盐、糖各1/2小匙，蚝油、香油各1小匙，水2大匙。
C料：植物油适量。

●做法
1 将猪里脊肉洗净切丝，与A料腌拌；将金针花洗净；将辣椒洗净去蒂剖开，切丝。
2 把放入C料的锅烧热，放入猪肉丝炒熟盛出；锅中留余油，爆香蒜末、辣椒丝，放入金针花、猪肉丝及B料炒熟即可。

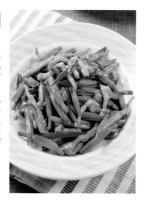

## 食材配对 ❷

# 金针花+排骨→预防皮肤粗糙、降低胆固醇

金针花含有丰富的胡萝卜素，由于胡萝卜素属于脂溶性营养成分，搭配排骨中的油脂更容易吸收。胡萝卜素除了能保护眼睛，还能预防皮肤粗糙。因为排骨含有较多的脂肪，与金针花一同入菜，金针花丰富的膳食纤维可促进胃肠蠕动，降低身体对胆固醇的摄取。

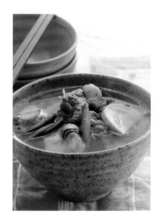

## 金针花排骨汤

● 材料
干金针花100克，小排骨块150克，姜片3片，节瓜1/4根，蘑菇3朵。

● 调味料
盐1小匙。

● 做法
1 将材料洗净。干金针花用水泡软；将蘑菇去根部；将节瓜切块，备用。
2 将小排骨块用热水余烫后，洗净，放入锅中，加入八分满的水和姜片，以大火煮开，转中小火煮约30分钟。
3 加入金针花、节瓜块及蘑菇，再煮约3分钟，加入调味料调味即可。

提示 **节瓜**→含有丰富的钾，能促进体内过多的钠排出。节瓜属于凉性食物，具有生津止渴的作用。

---

## 食材配对 ❸

# 金针花+鸡肉→帮助骨骼发育、增强免疫力

干燥金针花含有丰富的钙，而鸡肉含有丰富的磷，磷与钙为维持骨骼生长发育的重要矿物质，如果缺乏，可能造成骨骼发育不健全。金针花中的胡萝卜素具有抗氧化作用，还能保护黏膜，避免感染；所含的维生素C则有增强免疫力的功效；所含的铁能预防贫血；所含的钙除了能预防骨质疏松，还能帮助神经传导。

## 金针花鸡汤

● 材料
鸡1只（约900克），干金针花50克，干香菇10朵。

● 调味料
米酒、盐各1小匙，植物油2大匙。

● 做法
1 将干金针花洗净泡软，以手打结；将干香菇洗净泡软，去蒂切条；鸡处理干净备用。
2 锅中倒入2大匙油烧热，加入香菇条及金针花炒香，放入大碗中，加入鸡、适量水及米酒，放入蒸锅用中火蒸1小时，最后加盐调匀即可。

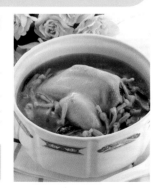

提示 **鸡**→鸡汤中有从鸡皮、鸡肉与鸡骨中溶解出来的水溶性氨基酸及脂肪，营养较为丰富。

● 预防贫血、预防骨质疏松、保护眼睛、美容养颜、降低胆固醇、保持关节灵活

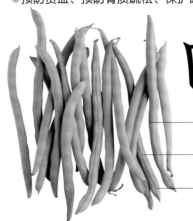

# 四季豆

挑选：要选择豆荚表面细腻、翠绿，水润，豆粒不会突起，豆荚易折断者。

清洗：将四季豆在水中浸泡几分钟后清洗，再剥除荚边老筋。

保存：四季豆很容易失水干燥，要装在保鲜袋中，放入冰箱冷藏室保存。

 **主要保健功效**｜四季豆除含有维生素C，还含有铁、钙、镁和磷等矿物质，其中铁可以改善造血功能，有助于改善贫血症状。四季豆中的膳食纤维大部分都是非水溶性的，有助于促进胃肠蠕动，改善便秘。

## 营养烹调方式

如不喜欢四季豆的涩味，可先将其余烫过再烹煮。烹饪四季豆最好的方式是用油炒，因为其所含维生素A是脂溶性维生素，油脂可以促进人体对它的吸收。

## 营养师健康叮咛

生四季豆含有皂苷和红细胞凝集素，具有毒性，若烹调时处理不当，毒素进入人体后会很快引起恶心、呕吐、腹痛等不适症状。所以最好将四季豆彻底煮熟食用，可避免中毒。

**食材配对❶**

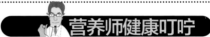

## 四季豆+牛肉→预防贫血、预防骨质疏松

牛肉含有的丰富的维生素B₆、维生素B₁₂及铁，四季豆所含的叶酸及铁，皆为促进红细胞生长及维持红细胞健康的重要营养成分，可预防贫血。四季豆中的维生素K可促进人体对牛肉中钙的吸收，可强健骨骼，预防骨质疏松。牛肉中的锌与蛋白质则有促使伤口愈合及促进生长发育的功效。

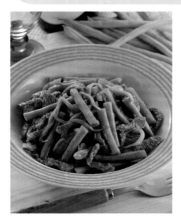

## 牛肉拌四季豆

●材料
牛肉丝300克，四季豆150克，杏鲍菇80克，葱1根。

●调味料
辣椒酱1大匙，白醋、酱油各2大匙。

●做法
1 将牛肉丝洗净，放入沸水中余烫一下，捞出后浸入冰水，待凉。
2 将四季豆洗净，摘去头尾及老筋，切小段；将杏鲍菇和葱皆洗净，切丝，与四季豆一起放入滚水中烫熟，捞出。
3 将烫好的牛肉丝和蔬菜盛入盘中，加入所有调味料搅拌均匀即可。

 **牛肉**→牛肉是锌的主要食物来源之一，而锌是伤口复原和皮肤、骨骼及毛发生长必需的营养成分，也可增强免疫力。

**食材配对❷**

# 四季豆+甜椒+青豆→保护眼睛、美容养颜

甜椒的维生素C含量丰富，可保护四季豆中的类胡萝卜素不被氧化，发挥其保护眼睛、增进皮肤健康的作用。此外，维生素C可促进青豆中蛋白质合成胶原蛋白，维持关节结缔组织及皮肤的弹性和柔软度。在中医学中，青豆还有利尿的功效。

## 三色四季豆

●材料
四季豆300克，红椒40克，白果20克，青豆30克。

●调味料
A料：西红柿酱2大匙，糖、白醋各1大匙，盐、香油各少许。
B料：植物油2小匙。
C料：水淀粉适量。

●做法
1 分别将材料洗净、沥干。将四季豆去老筋后切成粒，红椒切粒，备用。
2 分别余烫四季豆粒、白果、青豆，捞起后沥干。
3 热锅加入B料，放入A料略炒，再加适量水煮滚，最后加入所有食材拌炒均匀后，用C料勾芡即可。

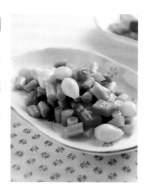

---

**食材配对❸**

# 四季豆+虾仁→美白淡班、保护眼睛

四季豆中的膳食纤维与虾仁中的牛磺酸一并食用，有降低胆固醇的效果。四季豆维生素C含量丰富，具有美白淡斑的功效，还可促进虾仁中的蛋白质合成胶原蛋白，保持皮肤弹性。虾仁也含有丰富的维生素A，而四季豆中的维生素C可保护维生素A，使其充分发挥保护眼睛及预防皮肤粗糙的作用。

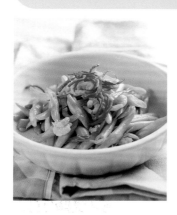

## 虾炒四季豆

●材料
四季豆300克，虾仁20克，辣椒适量。

●调味料
盐1/4小匙，糖1小匙，植物油适量。

●做法
1 材料洗净。将四季豆去老筋后切段，辣椒切丝，虾仁泡水。
2 热锅加入油，爆香虾仁，加入四季豆段、辣椒丝及剩余调味料，拌炒至熟即可。

 **虾仁**→虾的营养价值与大小及其价格无关，如晒干的虾仁，看起来虽然个头不大，营养价值却并不小。

● 预防白内障、改善便秘、预防肠炎、缓解眼睛干涩、消除疲劳、降低胆固醇

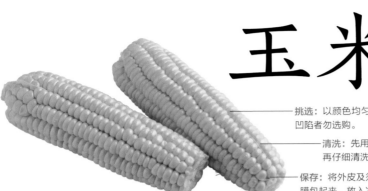

# 玉米

挑选：以颜色均匀、颗粒饱满为佳，颜色深浅交错或有凹陷者勿选购。

清洗：先用流水冲掉外表灰尘，浸泡片刻后再仔细清洗。

保存：将外皮及须去掉，清洗干净后擦干，用保鲜膜包起来，放入冰箱中冷藏即可。

 **主要保健功效** | 玉米含有类胡萝卜素，可预防白内障和老年黄斑病变；所含的膳食纤维可改善便秘，预防肠炎、肠癌；所含的镁有抑制癌细胞的作用；所含的硒可在体内与致癌物质结合，以便将致癌物质排出体外。

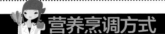 **营养烹调方式**

玉米不宜久放，若放置过久，营养成分与水分容易流失，并失去原有的甜味。玉米不宜与马铃薯一同烹调，否则会摄入过多淀粉。建议以煮汤或蒸的方式烹调，较易摄取营养。

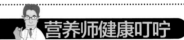 **营养师健康叮咛**

玉米属于淀粉含量较高的主食类，所以如有玉米入菜，则应减少米面类主食，以免摄入过多淀粉。

**食材配对❶**

## 玉米＋鲷鱼→抗氧化、预防血栓

玉米中的类胡萝卜素具有很好的抗氧化作用，能预防因细胞氧化而造成的老化或者病变，还能保护鲷鱼中的不饱和脂肪酸，避免它因受到氧化而失去作用。鲷鱼中的不饱和脂肪酸可预防血液不正常凝集，预防血栓生成。玉米中丰富的膳食纤维也有降低血液中胆固醇的作用，可降低动脉硬化的发病率。

### 玉米鱼条烩饭

●材料
鲷鱼1片（约200克），玉米粒200克，胡萝卜1/6根，青豆80克，葱1根，玉米酱1/2罐，米饭1碗。

●调味料
A料：酒、淀粉、盐各适量，蛋白1个。
B料：酒1小匙，白胡椒粉1/4小匙，盐1/2小匙，水1杯。
C料：植物油适量。
D料：水淀粉1大匙。

●做法
1 将材料洗净。鲷鱼取鱼肉，切粗条，以A料腌10分钟；锅中倒适量C料烧热，放入鱼条炸至金黄，捞起沥干。
2 将葱切花，胡萝卜切丁，与玉米粒、青豆以沸水余烫，捞起，泡入清水。
3 锅中倒剩余C料烧热，爆香葱，放入玉米粒拌炒，再放入B料、鱼条、胡萝卜、玉米酱以中火烧5分钟，加D料勾芡煮滚，加青豆拌匀，铺在米饭上即可。

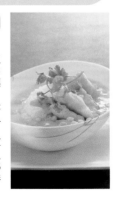

## 玉米＋鸡蛋→缓解眼睛干涩

　　鸡蛋中的维生素D能促进人体吸收玉米中的胡萝卜素，胡萝卜素能保护眼睛，缓解眼睛干涩，长期面对计算机的人或者需长时间用眼的学生可多食用。玉米中的$\beta$-胡萝卜素和鸡蛋中的维生素E同时存在，能发挥更强大的抗氧化作用，能预防细胞老化，防止细胞病变。

### 玉米蛋饼

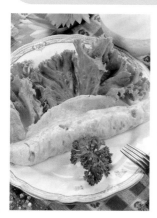

●材料
鸡蛋2个，西红柿1/2个，欧芹1根，玉米酱2大匙，鲜奶1小匙，奶油1.5小匙。

●调味料
盐、胡椒粉各1/2小匙，淀粉1小匙。

●做法
1 将西红柿洗净，去蒂及籽，切小丁；将欧芹去老筋，洗净，切末。
2 将鸡蛋打入碗中，加入西红柿丁、欧芹末、玉米酱、鲜奶及调味料搅匀成蛋汁。
3 在平底锅中放入奶油以小火烧热，倒入蛋汁快速搅拌至半熟，卷起成条状，续煎至全熟即可。可以洗净的生菜和欧芹摆盘。

## 玉米＋鸡肉→消除疲劳、降低胆固醇

　　鸡肉含有B族维生素，与玉米中的维生素C共同作用，能增强B族维生素的功效，有效促进肝脏清除废物，消除疲劳，提振精神。而玉米含有丰富的膳食纤维，能降低血液中的胆固醇。鸡肉含有优质蛋白，且脂肪含量很低。两者搭配食用，可保护心血管。

### 鸡茸玉米羹

●材料
鸡胸肉150克，玉米酱罐头1罐，胡萝卜30克，葱2根。

●调味料
A料：高汤5杯。
B料：水淀粉2大匙。
C料：植物油适量。

●做法
1 将鸡胸肉洗净，用刀刮成细蓉；胡萝卜洗净，切细末；葱洗净，切末。
2 锅中倒入C料烧热，放入鸡茸炒散，加入A料、玉米酱及胡萝卜末煮开，再加入B料勾芡，盛入碗中，撒上葱末即可。

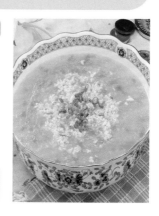

 **鸡肉**→含丰富的蛋白质及B族维生素，是能促进消化吸收和身体发育的优良食材。此外，鸡皮含有胶原蛋白，能增加皮肤弹性。

●抗氧化、促进伤口愈合、增强抵抗力、预防贫血、预防动脉硬化、改善皮肤粗糙

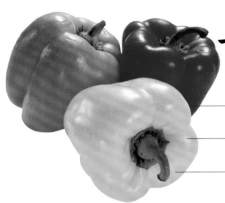

# 甜椒

挑选：果形端正，肉质厚实，颜色均匀，外表光滑，切口新鲜者较佳。

清洗：蒂部凹陷处容易残留农药，必须将蒂切除后洗净。

保存：装入保鲜袋内放在冰箱中，可以保存较久，但放太久后籽会发黑。

 **主要保健功效** | 所含维生素C能增加免疫力，使皮肤更年轻态。甜椒中还含有可促进维生素C吸收的芦丁，可加强毛细血管的渗透能力，预防动脉硬化。

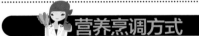
## 营养烹调方式

甜椒经油炒后食用，其所含胡萝卜素的吸收效果较佳。甜椒比绿色的青椒肉质更厚，水分更多，质地脆且口感更甜，更适合生吃。

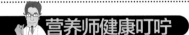
## 营养师健康叮咛

甜椒含有丰富的维生素C，有抗氧化作用。但甜椒含有一种植物碱，会抑制关节的修复作用，因此，关节炎或类风湿性关节炎患者不可多吃。

食材
配对
❶

## 甜椒+干贝→抗氧化、促进伤口愈合

甜椒中的β-胡萝卜素能保护干贝中的维生素E，使其发挥更强大的抗氧化作用，可预防因细胞氧化造成的老化。而β-胡萝卜素在体内转化成维生素A之后，可以预防皮肤粗糙。干贝中的锌有使味觉灵敏及促进伤口愈合的功效。

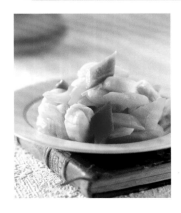

### 彩椒鲜贝

●材料
鲜干贝100克，红椒、黄椒、西芹各50克，姜少许。

●调味料
盐1小匙，米酒1大匙，白胡椒粉少许，水淀粉、植物油各适量。

●做法
1 将红椒、黄椒、西芹及姜洗净切片；鲜干贝洗净余烫。
2 热油锅，爆香姜片，放入红椒片、黄椒片及西芹片快炒，再放入鲜贝及盐、米酒、白胡椒粉快炒数下，勾薄芡后起锅即可。

 **提示** 干贝→富含蛋白质、脂肪、钠、钙等营养成分，能促进人体生长发育，维持细胞的正常运作，并可强健骨骼，预防骨质疏松。

## 食材配对 ②

# 甜椒+蒜→增强抵抗力、预防血栓

蒜及甜椒皆为维生素C含量丰富的食材，能增强抵抗力，并且有美白淡斑的作用。甜椒中的β–胡萝卜素受到蒜中维生素C的保护，能更好地发挥其抗氧化的作用。甜椒中的辣椒素及蒜中的大蒜素具有健脾开胃的作用，也可促进血液循环，大蒜素还有预防血栓、保护心血管的作用。

## 蒜味甜椒

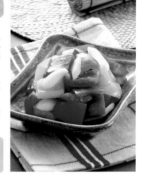

●材料
红椒、黄椒、青椒各300克，姜30克，蒜3瓣。

●调味料
高汤1大匙，香油1/2小匙。

●做法
1 将蒜去皮，将姜洗净，均切成薄片；红椒、黄椒及青椒洗净，对半切开，去蒂及籽，切成小块备用。
2 锅中倒入半锅水煮开，放入甜椒块余烫，捞出，浸入冰水中泡凉，再捞出，沥干；盛入盘中加入调味料、蒜片及姜片拌匀即可。

**提示** 蒜→所含的硫化物有清除血管壁沉积物的功效，可降低心血管疾病的发病率。蒜中的大蒜素可增强肝功能，清除体内有毒废物，消除疲劳。

---

## 食材配对 ③

# 甜椒+猪肉+柠檬→预防贫血、降低胆固醇

甜椒及柠檬含有丰富的维生素C，可促进人体对猪肉中铁的吸收，进而增强造血功能，能预防或改善缺铁性贫血造成的晕眩。甜椒中的膳食纤维可促进肠道中多余的胆固醇排出，减少体内的胆固醇；配合维生素C的抗氧化作用，能预防因胆固醇氧化沉积导致的心血管疾病。

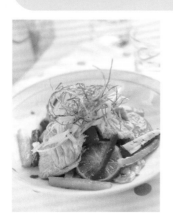

## 柠檬甜椒肉片

●材料
柠檬2个，猪里脊肉225克，蒜3瓣，黄椒、红椒各1/2个。

●调味料
糖、鱼露各少许。

●做法
1 将材料洗净。猪里脊肉放入沸水中，以大火煮沸，再以小火煮熟，捞出，切片，装在盘中。
2 将蒜去皮，切末；红椒、黄椒切条；将柠檬切开，榨汁。
3 将蒜末、甜椒条、柠檬汁一起放入碗中，加入糖、鱼露混合拌匀，淋在猪肉片上即可。

**提示** 柠檬→富含维生素C与柠檬酸，可消除疲劳、预防高尿酸血症和痛风、维护骨骼健康、减重瘦身。

●降血脂、预防大肠癌、促进消化、抗氧化、维持神经功能正常

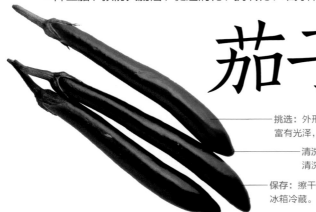

# 茄子

挑选：外形完整无伤，表面呈深紫色，富有光泽，蒂部的小刺尖锐者较佳。

清洗：在水中浸泡几分钟后，用刷子将表面清洗干净。

保存：擦干水分或自然阴干，用保鲜袋包起，放入冰箱冷藏。

 **主要保健功效** | 茄子富含芦丁，可降血脂和胆固醇，还可增强毛细血管的弹性，改善血液循环；其紫色外皮中含有多酚类化合物，具有抗癌和预防老化的作用；还富含膳食纤维，可促进胃肠蠕动，预防大肠癌。

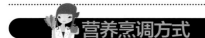 **营养烹调方式**

　　茄子最好不要使用油炸方式烹调，以免芦丁大量流失。芦丁最密集之处在茄子的紫色表皮与茄肉相接之处。事实上，茄子皮中除了含有芦丁，还含有许多其他营养成分，因此烹调茄子不宜去皮。

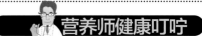 **营养师健康叮咛**

　　茄子如果长时间浸泡在水中，会使其表皮被破坏，茄肉容易变质腐烂，吃了容易引起胃肠不适。过老的茄子含有对人体有害的茄碱，最好不要吃。茄子性寒，体质虚寒者及孕妇不宜多吃。

**食材配对①**

# 茄子＋猪肉→促进消化、维持神经功能正常

　　茄子含有维生素$B_1$，与猪肉中的B族维生素同时作用，能促进消化，维持神经功能正常。茄子还富含膳食纤维及芦丁，能增加血管弹性，保护心血管。

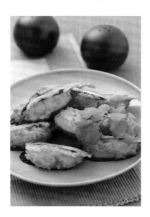

## 香煎茄饼

●材料

茄子3根，猪绞肉200克，鸡蛋2个，葱1根，荸荠20克。

●调味料

A料：盐1/2小匙，香油、酱油、糖各1小匙。
B料：面粉、水各2大匙。
C料：植物油3大匙。
D料：淀粉1大匙。

●做法

1 将茄子洗净去蒂，鸡蛋打入碗中搅成蛋汁；将葱洗净，荸荠去皮，均切末。

2 将茄子切厚片，再从中间横切一刀，不要切断，做成茄饼外衣。

3 将猪绞肉放入碗中，加入葱末、荸荠末，再加入A料及部分蛋汁，搅拌成肉馅。茄饼内侧抹上D料，填入肉馅，剩余蛋汁加B料搅拌成蛋糊，将茄饼两面都蘸裹均匀蛋糊。

4 锅中倒入C料烧热，放入茄饼盖上锅盖，稍后翻面再煎，待两面都煎成金黄色，捞出，沥干油，盛入盘中即可。

# 茄子 + 芝麻酱 →抗氧化、保护心血管

食材配对 ❷

芝麻含有的维生素E是一种抗氧化维生素，可与茄子中的维生素C同时发挥作用。维生素C还能保护维生素E，使其发挥更好的抗氧化作用。此外，维生素E还可预防血液不正常凝集，避免血栓产生。茄子中的膳食纤维则有降低胆固醇、保护心血管的作用。

## 芝麻酱茄子

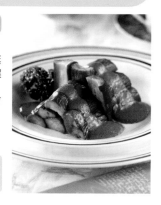

● 材料
茄子3根。

● 调味料
芝麻酱100克，酱油、糖各2大匙，香油1大匙，开水适量。

● 做法
1 将茄子洗净，去蒂，放入蒸笼隔水蒸10分钟，取出放凉，切成小段，摆盘，移入冰箱冷藏。
2 将所有调味料放入碗中拌匀，食用前淋在茄子上即可。

提示 **芝麻**→含有抗氧化营养成分维生素E，可减少细胞氧化、老化或病变的风险。芝麻含有丰富的钙，黑芝麻中的钙含量更高。

# 茄子 + 辣椒 + 豆瓣酱 →增进食欲、维护心血管健康

食材配对 ❸

茄子含有的芦丁能增强细胞间的黏着力，改善毛细血管弹性。茄子同时含有丰富的维生素C，芦丁及维生素C能保护辣椒中的维生素E，使维生素E发挥更好的功效。维生素E还能促进肾上腺素分泌，提高新陈代谢。辣椒中的辣椒素具有降低血小板黏性的作用，可维护心血管健康。豆瓣酱由黄豆制成，含有多种氨基酸及B族维生素，有增进食欲的作用。

## 豆瓣炒茄子

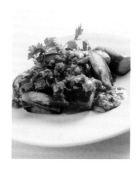

● 材料
茄子400克，蒜30克，辣椒、姜各20克，猪绞肉150克，香菇10克。

● 调味料
A料：豆瓣酱1大匙，盐1/5小匙，糖、辣椒酱各1小匙，酱油1/2小匙，水适量。
B料：植物油适量。
C料：水淀粉适量。

● 做法
1 分别将所有材料洗净、沥干。将茄子切段，将蒜、辣椒、姜切末，将香菇泡水后切末。
2 将茄子段先入有B料的锅中略炒后盛起。
3 锅中留余油，先爆香猪绞肉及香菇末，炒干后加入所有A料及蒜末、辣椒末、姜末，略炒后再加入茄子段，略炒过再用C料勾芡即可。

● 提高免疫力、促进伤口愈合、降低胆固醇、帮助排便、美容养颜

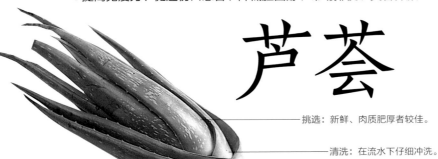

# 芦荟

挑选：新鲜、肉质肥厚者较佳。

清洗：在流水下仔细冲洗。

保存：清洗后放入保鲜袋，再放进冰箱冷藏保存。

 **主要保健功效 |** 芦荟中的多糖可以提高免疫力，并且可防止病毒感染，促进伤口愈合。芦荟所含膳食纤维丰富，能降低胆固醇、增加饱腹感。芦荟还能促进胃肠蠕动，缓解便秘，维持消化、吸收、排泄功能正常。

## 营养烹调方式

食用芦荟时，需将叶皮与紧贴于叶皮内面的一层黄色膜彻底削掉，留下叶肉和汁液即可。为避免芦荟的胶质及维生素C流失，建议不要长时间烹饪芦荟。芦荟也可打汁饮用。

## 营养师健康叮咛

芦荟叶皮内面的黄色薄膜含有大黄素，易导致严重腹泻，食用过量还可能引起肾衰竭，因此烹调前需去除。芦荟性寒，建议体质偏寒的人不要多吃芦荟，以免引起身体不适。

**食材配对**

## 芦荟+豆芽+排骨→增加皮肤弹性、预防贫血

芦荟及豆芽中的维生素C有美白淡斑的作用，还可以促进排骨中的蛋白质合成胶原蛋白，增加皮肤弹性，并且减少皱纹。维生素C还可以促进人体对排骨中B族维生素及铁的吸收利用。B族维生素能促进肝脏代谢，使体内废物迅速排出体外，消除疲劳；铁则可维持红细胞载氧功能正常，预防缺铁性贫血的发生。

## 豆芽芦荟排骨汤

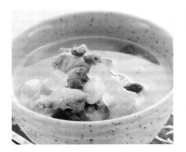

● 材料
豆芽泡菜、芦荟肉各100克，排骨块300克，枸杞子、白果各10克，水适量。

● 调味料
盐6克，糖10克。

● 做法
1 将芦荟肉洗净；将排骨块洗净、余烫、捞出；将枸杞子、白果以热水烫洗，捞起沥干。
2 汤锅加入清水及排骨块，以小火煮沸，再加入豆芽泡菜、芦荟、枸杞子及白果约煮5分钟，起锅前加入调味料，拌匀即可。

● 维持血管弹性、促进血液循环、增强免疫力、促进激素合成

# 山药

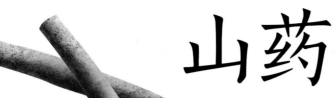

—— 挑选：光滑完整，不干枯、不裂，颜色均匀者为佳。

—— 清洗：如果山药上有泥土，可在水中浸泡以去除污泥。

—— 保存：保鲜膜包起后，放入冰箱冷藏，请趁早食用。

 **主要保健功效**｜山药含有黏液蛋白，可维持血管弹性、调节血糖，减少皮下脂肪堆积；所含多巴胺有助于扩张血管，促进血液循环；所含薯蓣皂苷可促进激素合成。

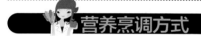 ## 营养烹调方式

山药烹调的时间最好不要过长，因为久煮，容易使山药中所含的淀粉酶遭到破坏，影响山药健脾、帮助消化的功效，还可能破坏其他不耐热或不耐久煮的营养成分，造成营养成分流失。

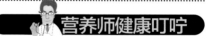 ## 营养师健康叮咛

山药有收敛作用，有腹胀困扰或大便干结的人食用，容易加重症状，不宜多吃。山药中淀粉含量丰富，糖尿病患者应谨慎食用，若食用山药的量较大时，应少吃一些主食。

**食材配对**

## 山药+红枣→健脾润肺、养心安神

现代人常因生活压力过大而产生心神不宁或睡眠质量不佳的困扰，导致身体功能衰退，免疫力下降，因此平日调理身体时不妨取山药加入红枣同炒。山药有显著的滋补强壮作用，可增强免疫力，加上红枣具有养心脾的功效，食之可健脾润肺、养心安眠。

## 梅酱炒山药

●材料
山药300克，红枣10颗，枸杞子1大匙。

●调味料
梅子酱1大匙，冰糖1/2大匙，植物油1大匙。

●做法
1 将红枣洗净，放入碗中加水淹过红枣，放入蒸笼蒸5分钟，取出连汤汁备用。
2 将山药去皮切块，用沸水余烫捞起。
3 锅中倒入1大匙油烧热，放入红枣、枸杞子及汤汁，再加入剩余调味料，煮至汤汁黏稠，放入山药块拌匀即可，可以洗净的枸杞叶装饰。

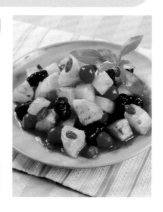

 **红枣**→可改善女性生理期的气血虚弱的症状；食欲不振、容易疲倦的人宜多食用，可改善体质，增强体力。

●降低胆固醇、预防动脉硬化、增强体力、消除疲劳、促进肝脏代谢

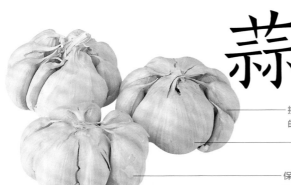

# 蒜

挑选：包衣紧，蒜瓣大且均匀，味道浓厚的较佳。

清洗：无须特别清洗，只要将外膜剥去即可。

保存：将蒜放网袋里，悬挂于常温通风处即可，亦可放冰箱冷藏保存。

 **主要保健功效**│蒜含有丰富的硫化物，主要成分是大蒜素，具有杀菌与抗菌的作用，预防感冒。此外，大蒜素可提高维生素B₁的吸收，增强维生素B₁的作用，能维持神经及肌肉功能正常，促进消化，并且有促进肝脏代谢、消除疲劳的作用。

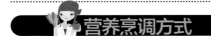

## 营养烹调方式

蒜适合生吃，因为加热会使其有效成分流失，即使要加热，也应以短时间烹调为佳。为避免食用蒜引起口气不佳，建议可将蒜与肉类、鱼类、豆类等高蛋白食物一并食用，可减弱蒜的臭气。

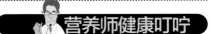

## 营养师健康叮咛

蒜可促进血液循环，并扩张末梢血管，适合容易手脚冰冷的人食用。此外，新鲜的蒜不宜一次食用太多，尤其空腹吃易刺激胃黏膜而引起胃痛。

**食材配对①**

## 蒜 + 茄子 → 防癌、降低胆固醇

茄子中的龙葵碱能抑制消化系统肿瘤细胞的增殖，蒜所含的大蒜素以及茄子中的芦丁有调节血压、调节胆固醇、改善血管硬化、预防血栓等作用。两者一起食用，对心血管健康有帮助。芦丁还能增强人体细胞间的黏着力，防止毛细血管出血。

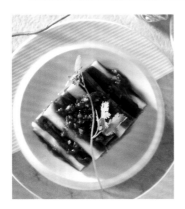

### 凉拌茄子

●材料
茄子1根，蒜末1匙，辣椒末少许。

●调味料
酱油、糖各1匙，香油少许。

●做法
1 先将茄子洗净，整条或切对半蒸约15分钟，待凉。
2 茄子切段，置盘中，将蒜末、辣椒末与调味料拌匀，淋在茄子上即可。可以洗净的豆苗装饰。

**提示** **茄子**→属于低热量食品，对于减重者是很好的选择。此外，茄子还有清热消肿、改善痔疮等功效。

## 蒜+虾 →消除疲劳、抗氧化

食材
配对
❷

蒜中的大蒜素和虾中的牛磺酸都可活化肝脏细胞，使肝脏快速清除身体废物，达到消除疲劳、使精力旺盛的效果。蒜含有硒，它能抗氧化，能与虾中的维生素E共同作用，具有抗氧化、防止细胞病变的功效。虾亦含有锌，与蛋白质搭配，有促进伤口愈合、避免感染的功效。

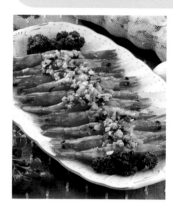

### 蒜蓉蒸虾

●材料
草虾300克，葱1根，蒜5瓣。

●调味料
盐1/2小匙，酱油1小匙，米酒1大匙。

●做法
1 将葱洗净，蒜去皮，均切末。
2 将草虾剪去须、脚，挑去肠泥，洗净，用剪刀剪开虾背，从虾尾插入竹签至虾头；将虾身拉直，放入盘中，加调味料腌30分钟。
3 将虾排入盘中，撒上葱末、蒜末，移入蒸锅中蒸10分钟即可。

提示　**虾**→除了可提供优质的蛋白质及锌，还含有抗氧化物虾青素，目前其已被开发作为化妆品原料使用。

## 蒜+栗子+鳗鱼 →预防动脉硬化、增强体力

食材
配对
❸

蒜含有丰富的维生素C，与栗子中的类胡萝卜素及鳗鱼中的维生素E同时存在，能抗氧化，减少因胆固醇氧化而堆积于血管所造成的血管硬化。此外，鳗鱼所含的不饱和脂肪酸具有抗凝血的作用，亦能预防血栓。栗子中的糖类可增强体力，消除疲劳，且可补充体力。

### 蒜香栗子鳗煲

●材料
蒲烧鳗1条，栗子12个，香菇5朵，葱2根，蒜12瓣，甜豆15克。

●调味料
A料：酱油1大匙，糖1小匙，水适量。
B料：高汤适量，酱油3大匙，米酒1大匙，陈醋1小匙，黑胡椒粒1/2小匙，香油1/4小匙。
C料：植物油2大匙。
D料：水淀粉1/2小匙。

●做法
1 将蒲烧鳗切小段；栗子洗净，泡水至软捞出，去膜备用；将甜豆去除老筋，放入滚水中余烫。
2 将香菇洗净，泡软，放入碗中，加入A料浸泡入味；将蒜拍碎、去皮；葱切段。
3 锅中放入C料烧热，爆香蒜碎、葱段，加入蒲烧鳗、香菇、栗子、甜豆及B料煮沸，最后加入D料勾芡即可。

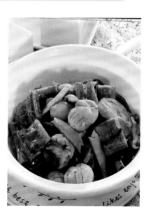

● 预防贫血、保护心血管、化瘀止痛、预防癌症、强健骨骼、美容养颜

# 九层塔

挑选：鲜品以干净、整株、叶片完整为佳；如果要买干燥制品，就选择根、茎、叶晒干者。

清洗：将茎叶放入水中轻涮一下即可捞起，浸泡太久或太用力清洗，香味易流失。

保存：擦干后置于干燥通风处，或等水分稍干，装在塑料袋内放在冰箱中贮藏。

**主要保健功效** | 九层塔含有极丰富的胡萝卜素、叶酸、钙、钾、铁、磷及镁，胡萝卜素能保护眼睛及黏膜，叶酸则为维持红细胞正常生长的重要营养成分，钾可促进体内过多的钠排出；钙、磷、镁则与促进骨骼的生长发育有关。

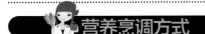
## 营养烹调方式

九层塔中的挥发油会因为过度加热而散失，建议生吃或者在烹调的最后再拌入。因为其所含的胡萝卜素为脂溶性营养成分，所以建议在生食时可拌入少量橄榄油，以促进胡萝卜素的吸收。

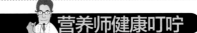
## 营养师健康叮咛

九层塔属于感光性食物，感光性食物吃多了，皮肤经紫外线照射，容易产生斑点。因此刚做完皮肤美白护理的人，尽量避免吃九层塔、香菜等感光性食物，以免皮肤变黑。

食材配对 ❶

## 九层塔 + 蚬 → 预防贫血、保护心血管

九层塔中的维生素C能促进铁的吸收，再配合九层塔中的叶酸及蚬中的蛋白质，能促进红细胞生长及功能正常，预防贫血。蚬中的牛磺酸能增强心脏功能，配合九层塔中的镁，具有避免钙沉积于血管壁上而导致动脉硬化的作用，能保护心血管。

### 九层塔炒蚬

●材料
蚬500克，九层塔180克，葱1/4根，嫩姜3片，蒜2瓣，辣椒1/2个，水2大匙。

●调味料
米酒、低盐酱油各1大匙，白胡椒粉1/2小匙，糖1小匙，植物油1大匙。

●做法
1 将九层塔洗净；蒜洗净，去皮，切末；将葱洗净，切末；将嫩姜洗净，去皮，切末；将辣椒洗净，去蒂，切末；蚬泡水，待沙吐干净，捞起。

2 在锅中倒入1大匙油烧热，爆香葱末、姜末、蒜末及辣椒末，加入蚬、水，炒至蚬全部开口，再加入九层塔、其余调味料炒匀即可。

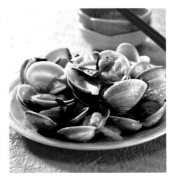

食材配对 ❷

## 九层塔+鸡蛋 →强健骨骼、美容养颜

　　九层塔含有钙，鸡蛋中的维生素D能促进人体对钙的吸收，可强健骨骼。而九层塔中的维生素C能促进鸡蛋中的蛋白质合成胶原蛋白，维持结缔组织的弹性，还可维持皮肤弹性，减少皱纹产生；而维生素C还有美白淡斑的效果，能有效保养皮肤。

### 九层塔烘蛋

●材料
鸡蛋3个，鸭蛋黄2个，姜2片，枸杞子1大匙，九层塔150克，豌豆仁1大匙。

●调味料
A料：盐1.5小匙，胡椒粉1小匙。
B料：玉米粉1大匙，黄酒2大匙。
C料：苦茶油4大匙。

●做法
1 将枸杞子、九层塔及姜分别洗净、沥干，九层塔、姜均切成细末；将豌豆仁洗净、余烫，入盘中。
2 将鸡蛋、鸭蛋黄分别打入碗中，加入姜末及A料搅打均匀，再加入B料调匀，最后加入枸杞子及九层塔拌匀成蛋汁。
3 取一平底锅，加入C料烧热，倒入蛋汁以小火煎至凝固，翻面续煎至呈金黄色，盛出装盘即可。可以洗净的枸杞叶装饰。

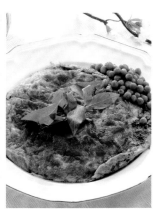

---

食材配对 ❸

## 九层塔+茄子 →化瘀止痛、预防癌症

　　九层塔含有丁香酚，香味独特，有开胃、安定心神的作用，可改善血液循环，增强免疫力，有助于成长发育；九层塔和茄子皆可化瘀止痛，茄子中的芦丁，能防止九层塔中的维生素C被氧化，而维生素C具有抗氧化作用，能预防因细胞氧化产生变异而癌变，可预防癌症。烹调时需注意保持九层塔新鲜度，煮得太久，其颜色会变黑，特殊的芳香油也会挥发。

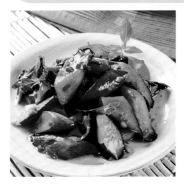

### 九层塔茄子

●材料
茄子300克，九层塔75克，辣椒1个，蒜2瓣。

●调味料
A料：酱油1大匙，水淀粉1小匙，糖1/2小匙，高汤适量。
B料：水淀粉1大匙。
C料：植物油适量。

●做法
1 将全部材料洗净。茄子切滚刀段；将九层塔摘下叶片；将辣椒去蒂及籽；蒜去皮，均切末备用。
2 锅中倒入适量C料烧热，放入茄子炸至七分熟，捞出，沥干油分备用。
3 锅中留余油继续烧热，爆香蒜末及辣椒，放入茄子段及A料煮滚，改小火煮5~6分钟，加入B料勾芡，加入九层塔拌炒均匀即可。

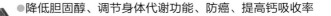

●降低胆固醇、调节身体代谢功能、防癌、提高钙吸收率

# 葱

挑选：葱白部分长而粗，有光泽的为宜。大葱挑选根茎粗大而新鲜者，细葱挑选叶子短而新鲜者。

清洗：浸泡后用水冲洗即可。

保存：阴干后依需要切成葱段、葱花，将切好的葱段、葱花分类，放入保鲜袋中，置于冰箱冷藏室保存。

 **主要保健功效** │葱的膳食纤维含量极为丰富，能促进胃肠蠕动、改善便秘。B族维生素有促进消化、消除疲劳的效。葱所散发出的特殊气味来自一种硫化物，这种硫化物能抑制胃肠细菌，防止硝酸盐转化为亚硝酸盐，降低癌症发病率。

## 营养烹调方式

葱富含维生素C，生食可减少维生素C的流失，但加热可消除葱中硫化物令人不悦的气味，吃起来也较甜，故可以用短时间加热的方式烹调食用。葱在烹调上，常被用作爆香油锅的材料。

## 营养师健康叮咛

葱叶部分较刺激，胃肠发炎的人如要吃葱，建议以葱白为主。葱中的大蒜素会轻微刺激相关腺体，并促进排汗，因此，多汗的人不宜吃葱，而有狐臭的人在夏季最好也少吃。

**食材配对①**

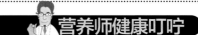 ## 葱+腐竹→降低胆固醇、构建人体组织

葱含有丰富的膳食纤维，除了能促进胃肠蠕动，帮助消化，还能吸附肠道多余的胆汁，可让身体消耗胆固醇以制造胆汁，达到降低胆固醇的目的。而腐竹则含有丰富的蛋白质及水溶性膳食纤维，一方面能降低胆固醇，另一方面蛋白质也是构建人体组织的重要营养成分。

### 葱拌腐竹

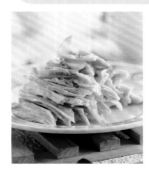

●材料
腐竹250克，葱3根，高汤250毫升。

●调味料
盐15克，胡椒粉3克，香油少许，食用油适量。

●做法
1 将葱洗净，切段；将腐竹以温水浸泡3~4小时，待软化后捞出，切成菱形小片。
2 在锅中放油烧热，放入一半葱段爆香，放入腐竹、高汤及少许水没过盖食材，以大火煮滚，转小火煮至腐竹片入味，加剩余调味料续煮至汤汁略收，捞出盛入盘中。
3 锅中另放油加热，放入剩余葱段炒香，沥出葱油，淋在腐竹片中拌匀即可。

**食材配对 ②**

# 葱+面粉→提供能量、活化肝脏细胞

葱含有丰富的B族维生素，能促进消化，尤其可以促进面粉中的糖类消化，使糖类转变为葡萄糖，为身体提供最直接的能量。葱中的维生素C与B族维生素同时存在，能活化肝脏细胞，增强肝脏的排毒功能，使身体不会因积累太多代谢物而感到疲倦。

## 葱油饼

●材料
中筋面粉500克，葱2根。

●调味料
盐少许，植物油适量。

●做法
1 将葱洗净，切末；将面粉放入碗中加适量冷水搅拌均匀，揉成面团，按平。
2 在面皮上均匀抹上调味料，并撒上葱末，卷成长条，再圈成圈状，用擀面棍擀成大片圆形面皮。
3 锅中另倒油烧热，放入面皮，煎至两面呈金黄色，切块即可。

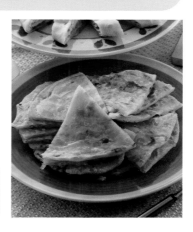

**提示** **面粉**→常被做成为面包、面条等食品，是糖类的主要食物来源，也可以提供部分的蛋白质。如果选择全麦面粉，还可以增加膳食纤维及B族维生素的摄取量。

---

**食材配对 ③**

# 葱+醋→促进消化、强健骨骼

醋所含的柠檬酸能促进消化，抑制会引起疲劳的乳酸的产生，与葱所含的辣椒素及其他挥发物质同时作用，可提振食欲。葱里的膳食纤维能促进肠道蠕动，增加粪便体积及柔软度，使排便顺畅；亦可缩短有毒物质停留在肠道中的时间，避免细菌发酵而产生致癌物质。醋有助于人体对钙的吸收，葱也是钙含量较高的食材，以醋佐味，除了能消除葱的气味，还能强健骨骼，提高钙的吸收率。

## 醋味葱段

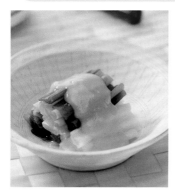

●材料
葱100克。

●调味料
白醋、白味噌、甜酒酿各10克。

●做法
1 将葱洗净。
2 锅中倒入半锅水煮沸，放入葱汆烫，捞出，泡入冰水中，捞出，沥干，切成5~6厘米长段，排入盘中。
3 将调味料放入小碗中充分拌匀，食用时淋在葱上即可。

**提示** **醋**→胃溃疡和胃酸分泌过多者不宜食用醋，因为醋含有丰富的有机酸，能刺激消化器官分泌大量的消化液，增加胃酸浓度，易导致胃病加重。

● 促进食欲、补充能量、降低胆固醇、增加组织弹性、利尿、退热、止咳

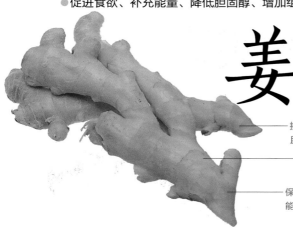

# 姜

挑选：姜身肥大硬实、表面少分枝，且具重量者较佳。

清洗：在水中浸泡几分钟后，用刷子刷去表面的泥土。

保存：嫩姜要用保鲜膜包好，放进冰箱冷藏，但不能保存太久；老姜放在通风阴凉处保存即可。

 **主要保健功效｜**姜所含的挥发性化合物、姜辣素及维生素C等，都对人体健康有很大的帮助。挥发性物质在人体内可促进胃液分泌，加强消化代谢。姜辣素则可促进血液循环，达到祛寒的效果。丰富的维生素C能提高免疫力，预防感冒。

## 营养烹调方式

老姜因为纤维较粗，常用以调味及祛寒。使用时可用切片或拍碎的方式，让味道更容易释出。而嫩姜口感较佳，但不如老姜辣，所以通常以切片腌渍的方式食用，或者切丝入菜。

## 营养师健康叮咛

姜具有祛寒的作用，对血液循环不良、手脚容易冰冷的人，建议可以常使用姜入菜。但肝火旺盛的人吃太多的姜，反而容易出现口干、喉咙痛，甚至便秘的现象。

**食材配对❶**

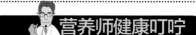 **姜＋黑糖＋醋→促进食欲、增加能量**

姜所含的挥发性物质及醋中的有机酸有促进食欲的效。其中醋的柠檬酸与糖类的代谢有关，糖可以经过醋中的柠檬酸转化为能量，供身体活动所需。因为姜含有丰富的膳食纤维，通过腌渍的方式，其膳食纤维也能被更好地利用。

## 糖醋姜

●材料
嫩姜600克。

●调味料
白醋适量，盐1小匙，黑糖100克，米酒75克，冷开水适量。

●做法
1 将姜洗净，沥干水、风干，放入瓮中备用。
2 将调味料搅拌均匀，倒入瓮中拌匀，腌渍约两周即可。

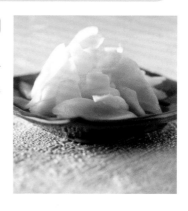

 **黑糖→**对身体虚弱的人有良好的温补作用，且黑糖富含铁，可改善缺铁性贫血，并能祛寒止痛。

食材
配对
❷

# 姜+冬瓜→利尿、退热止咳

冬瓜含有丰富的维生素C及钾，有利尿消肿的作用。但因其性寒，所以常会在烹调冬瓜时搭配姜来祛寒。姜有止呕散寒的功效，和维生素C含量丰富的冬瓜同煮，可以促进排汗，有助于退热和止咳，是改善感冒初期症状的理想食材。

## 冬瓜蛤蜊姜丝汤

●材料
连皮冬瓜150克，蛤蜊15个，姜1小块。

●调味料
米酒1小匙。

●做法
1 将冬瓜洗净，连皮切块；蛤蜊泡水洗净；将姜洗净，切丝。
2 锅中倒入半锅水煮滚，放入冬瓜块熬煮至熟软。
3 加入蛤蜊煮至蛤蜊壳开，再加入姜丝及调味料调匀即可。

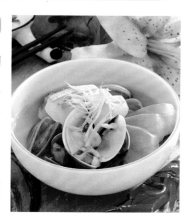

提示 **冬瓜**→取冬瓜皮切块打成汁，加适量蜂蜜拌匀饮用，可改善夏日中暑症状，缓解晕眩、体力衰弱、失眠等问题。

---

食材
配对
❸

# 姜+猪肠→降低胆固醇、增加组织弹性

猪肠含有丰富的蛋白质，中医认为，猪肠具有通肠润便的功效，但其胆固醇含量不低，所以建议搭配富含膳食纤维的姜一同烹调，可利用膳食纤维减少胆固醇在体内的积累。而姜中的维生素C，可促进猪肠中的蛋白质合成胶原蛋白，增加组织弹性。处理猪肠时一定要充分洗净，如此一来，也能除去多余的油脂。

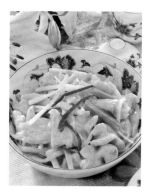

## 姜丝猪肠

●材料
猪肠300克，酸菜75克，姜8片，辣椒1个，葱2根。

●调味料
A料：淀粉、白醋各2大匙。
B料：豆瓣酱2小匙，香油1/4小匙，白醋、糖、米酒各1小匙，水适量。
C料：植物油适量。
D料：水淀粉1小匙。

●做法
1 将姜、辣椒洗净、切丝；将葱洗净，切段备用；将酸菜洗净，切丝。
2 猪肠切段，加入A料搓洗，以去除腥味，放入沸水中汆烫约3分钟，捞起沥干备用。
3 锅中倒入C料烧热，放入葱段、姜丝、辣椒丝爆香，加入猪肠段、酸菜丝及B料翻炒，焖煮片刻，待入味，加入D料勾芡即可。

●抗氧化、避免水分滞留、预防感染、促进消化、减少皱纹、预防动脉硬化

# 辣椒

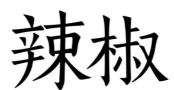

挑选：大小均匀、果皮坚实、肉厚质细、不裂口、无虫咬及斑点者较佳。

清洗：将表面污垢清洗干净即可。

保存：放在塑料袋内，袋口不密封，可以在阴凉地方保存几天；若存放于冰箱冷藏室，则可保存10~15天。

**主要保健功效**｜辣椒含有维生素C和芦丁，可降低动脉硬化的发病率，并增加血管弹性；所含辣椒素有促进血液循环、减少血小板黏性、预防血栓的功效；所含胡萝卜素及维生素C具有美白淡斑的功效。

## 营养烹调方式
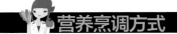

因为辣椒中的维生素C含量高，所以建议不要过度加热，以免维生素C流失。为了减少辣味的刺激，可去籽之后再入菜，并且在快起锅时放入，除了能增加营养，其鲜艳的颜色也能增加美感。

## 营养师健康叮咛
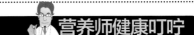

辣椒辛辣且刺激性强，适量食用，对健康有益，还可健胃；但大量食用，会强烈刺激胃肠黏膜，造成消化液分泌过多，导致胃肠疾病，且会刺激心脏，易引起心血管不适。

食材配对❶

## 辣椒+雪里蕻→抗氧化、避免水分滞留

雪里蕻含有大量的胡萝卜素，而辣椒则含有丰富的维生素C，两者同时摄取，能增强抗氧化能力，减少细胞老化及病变的概率。因雪里蕻含有较高的钠，摄取过多可能造成水分滞留于体内无法排出，而辣椒含有丰富的钾，其与钠相互拮抗，可促进人体排出过多的钠。

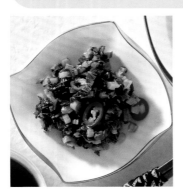

### 辣味雪里蕻

●材料
雪里蕻300克，辣椒1根。

●调味料
糖1小匙。

●做法
1 将雪里蕻洗净，切碎；辣椒洗净、切圈。
2 将雪里蕻放入锅中炒香，加入辣椒圈、调味料拌炒均匀即可。

 提示 **雪里蕻**→含有丰富的叶酸及铁，它们是维持红细胞生长及功能正常的重要营养成分，所含的膳食纤维有促进胃肠蠕动的作用。

食材
配对
❷

# 辣椒+萝卜干 →预防感染、促进消化

辣椒含有丰富的胡萝卜素及维生素C，萝卜干则含有维生素C，胡萝卜素及维生素C同时存在，抗氧化作用可得到加强，还能预防上呼吸道感染，提高免疫力。萝卜干含有膳食纤维，能促进胃肠蠕动，辣椒则能促进胃酸分泌，两者同食，能促进消化。此外，辣椒素具有降低血小板黏性的作用，可维护心血管健康。

## 辣炒萝卜干

● **材料**
萝卜干丁80克，辣椒15克，葱末5克。

● **调味料**
盐少许，植物油适量。

● **做法**
1 将辣椒洗净去蒂，切小片。
2 锅中放入油烧热，爆香辣椒片，再放入萝卜干丁炒至入味，加入盐拌炒均匀，放上葱末即可。

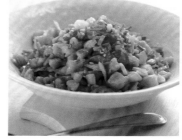

提示 **萝卜干** →含有丰富的膳食纤维，能促进胃肠蠕动，也可增加粪便体积及柔软度，能有效改善便秘的症状。此外，萝卜干也含有较多的铁，有一定的补血作用。

---

食材
配对
❸

# 辣椒+鲤鱼 →减少皱纹、预防口舌炎

辣椒中丰富的维生素C除了具有提高免疫力及美白淡斑的功效，还可促进鲤鱼中的蛋白质合成胶原蛋白，增加组织弹性，并减少皮肤皱纹的产生。辣椒中的维生素C还有促进人体对鲤鱼中维生素$B_2$的吸收，除了能促进消化，还能预防口舌炎的发生。

## 泡椒鲤鱼

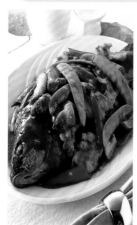

● **材料**
鲤鱼1尾，鸡胸肉、豌豆角各50克，草菇5朵，辣椒3个，葱1根。

● **调味料**
A料：胡椒粉、糖各1小匙，米酒1大匙，酱油3大匙，水适量。
B料：植物油适量。

● **做法**
1 材料洗净。将鸡胸肉切末；将豌豆角摘除头尾；将草菇切片；将辣椒去蒂及籽，放入有适量B料的锅中略炸，捞出；将葱切段。
2 将鲤鱼去除鱼鳞及内脏，洗净，放入余油锅煎至金黄色，捞出，沥干油。
3 另起锅倒入剩余B料烧热，放入鸡胸肉末、豌豆角、草菇片、辣椒及葱段炒香，加入A料煮开，再加入鲤鱼烧至入味，捞出；排入盘中，汤汁继续煮至浓稠，淋在鱼上即可。

提示 **鲤鱼** →含有蛋白质及B族维生素，蛋白质为构建身体组织的重要营养成分，而B族维生素可提振精神，促进消化，所以鲤鱼有时会被用作术后或产后者食补的食材。

●改善口舌炎、补脾健胃、促进消化、提振食欲

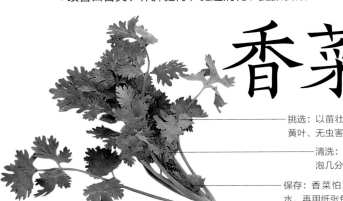

# 香菜

挑选：以苗壮、叶肥、新鲜、长短适中、香气浓郁、无黄叶、无虫害者为佳。

清洗：根部容易附着细菌或寄生虫，需用盐水浸泡几分钟，再以冷开水清洗。

保存：香菜怕水气，在保存时要先将洗净的叶片沥干水，再用纸张包裹，装进保鲜袋中，放进冰箱中冷藏。

 **主要保健功效** | 香菜含有$\beta$-胡萝卜素、维生素$B_1$、维生素$B_2$及维生素C。此外，香菜含有挥发物质，中医认为其具有补脾健胃、通大小肠积气的功效，配合维生素$B_2$，能促进消化，适合常有胀气或容易食欲不振的人食用。

## 营养烹调方式

因为新鲜的香菜吃起来口感比煮熟的好，香味更浓郁，且生食可避免因加热造成的维生素C流失，所以建议在菜肴烹调完之后，再将生的香菜撒在菜肴上，能增添香气，也能保留更多营养成分。

## 营养师健康叮咛

香菜含有一种感光物质，人食用后容易在晒太阳之后产生黑斑，故不建议多吃。龋齿、长疮及有口臭的人最好也不要吃。另外，香菜若腐烂发黄，可能会产生毒素，不可食用。

**食材配对**

# 香菜 + 糯米 →改善口舌炎、提供能量

糯米含有维生素$B_2$，与香菜所含的维生素C同时摄取，能发挥更好的作用。维生素$B_2$能缓解口舌发炎的症状，并可促进消化，与糯米一同食用，能将糯米的糖类转化为葡萄糖，为身体活动提供能量。

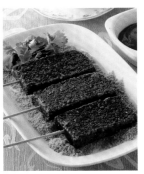

# 米血糕

●材料
圆糯米、鸡血各150克，香菜70克，玻璃纸1张。

●调味料
A料：酱油3大匙，甜辣酱2大匙，辣椒酱1大匙。
B料：糖、花生粉各适量。

●做法
1 将A料放入碗中调匀；将B料放入大盘中混合均匀；将香菜洗净，去梗，切末。
2 在方铁盘中铺放玻璃纸，放入糯米，均匀淋入鸡血拌匀，并以锅铲压实、铺平，静置20分钟。
3 蒸锅中加水煮开，放入方铁盘蒸1小时，熄火闷30分钟取出，切块，分别穿入竹签。
4 食时依序均匀蘸裹调匀的A料、B料及香菜末即可。

# 第二篇

## 海鲜类

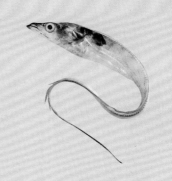

● 补气活血、帮助消化、提高智力、降血压、养颜美容

# 真鲷

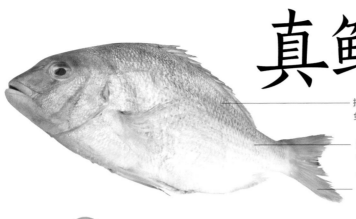

挑选：鱼眼清澈透明、表皮及鱼鳞光滑无脱落、鱼身富有弹性者较佳。

清洗：因鳞小薄软，处理时应用热水冲洗，待鳞片竖起后，刮鳞挖除内脏，剪去鱼鳃，用盐刷洗鱼咽即可。

保存：如果不能在24小时内食用，要用低透氧的保鲜纸包紧，放入冰箱冷藏。

 **主要保健功效** | 真鲷含有不饱和脂肪酸，可预防心血管疾病、心肌梗塞等；其所含的DHA可增强细胞功能，并增强记忆力。真鲷刺少肉多，肉质柔软，容易咀嚼吞咽，适合老年人食用。

## 营养烹调方式

真鲷肉质细嫩，烹调时建议用鱼头、鱼尾煮清汤，能让鱼汤味道清甜鲜美；鱼身可清蒸，但需注意火候控制，否则鱼肉太老会影响口感。也可处理干净后直接吃生鱼片，营养成分能保留完整，且味道非常鲜美。

## 营养师健康叮咛

真鲷属高嘌呤鱼类，因此有痛风病史的人尽量少吃。鱼肉易引起过敏反应，因此过敏体质的人应慎食，以免引起不适。

食材配对❶

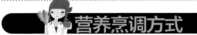 **真鲷 + 花椒 → 帮助消化、降血压**

花椒含有蛋白质、脂肪、糖类、钙、磷、铁等营养物质，还含有挥发油，气味芳香，可以去除真鲷的腥味，促进唾液分泌，增进食欲；同时能促进鱼油中不饱和脂肪酸的消化，有利于食物的吸收利用。研究发现，花椒能使血管扩张，进而达到降血压的作用。

### 花椒真鲷

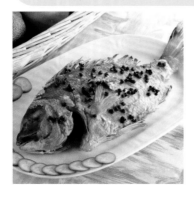

● **材料**
真鲷1尾（约500克），花椒粒1小匙。

● **调味料**
A料：胡椒粉1小匙、盐2小匙。
B料：植物油适量。

● **做法**
1 将真鲷去鳃及内脏，洗净，沥干水，放入盘中，均匀抹上A料并腌渍约15分钟。
2 在锅中倒入B料烧热，放入花椒粒以小火炒出香味，捞出；余油继续烧热，放入腌好的鱼煎至两面呈金黄色，盛出，撒上花椒粒即可。

# 真鲷+紫菜 →美容养颜、消水肿

紫菜蛋白质含量高、脂肪含量低，且富含水溶性膳食纤维，所含的维生素E可帮助人体吸收真鲷中的EPA与DHA，并能减缓不饱和脂肪酸的氧化。紫菜还具有清热解毒、清肠胃、助消化、消水肿及调理体质等功效。

## 紫菜真鲷汤

●材料
真鲷鱼头1个，紫菜1片，草菇5朵，百叶豆腐150克，蒜苗1根，姜5片，水适量。

●调味料
A料：胡椒粉1/4小匙，米酒1小匙，盐1/2大匙。
B料：香油1/2小匙。

●做法
1 将紫菜洗净，撕成小片；百叶豆腐洗净，切小块；将草菇洗净；将蒜苗洗净，切段；将姜片洗净。
2 将鱼头洗净，对半切开，放入沸水中汆烫，捞出，以冷水冲净备用。
3 锅中倒入适量水烧开，放入鱼头、草菇、百叶豆腐块、姜片及A料，转中小火煮约6分钟盛起，加入蒜苗段、紫菜及B料即可。

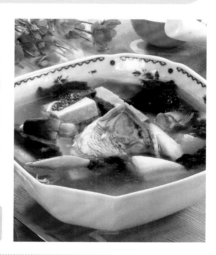

提示 紫菜→有降低胆固醇的作用，可预防动脉硬化、甲状腺肿大、慢性支气管炎、咳嗽等病症。

# 真鲷+金针菇 →降低胆固醇、提高智力

金针菇含有朴菇素，可增强身体对癌细胞的防御能力，还能降低胆固醇、预防肝脏疾病和胃肠溃疡，促进体内新陈代谢，有利于人体对各种营养成分的吸收和利用；且其赖氨酸和精氨酸含量尤其丰富，能促进智力发育，尤其对儿童的身体和智力发育有良好的作用。由于鱼油含有多不饱和脂肪酸，很容易被氧化而产生有害的过氧化物，而金针菇含有维生素E和维生素C，可减轻过氧化物对人体的伤害。

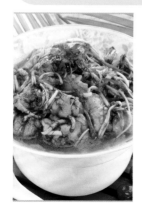

## 发财真鲷

●材料
真鲷中段200克，金针菇50克，鱼板40克，发菜、香菜各15克，姜9片，蛋白1个，辣椒、葱各1根。

●调味料
A料：盐1/2小匙，米酒1小匙。
B料：淀粉3大匙。
C料：胡椒粉1/4小匙，水适量，绍兴酒、盐各1/2小匙。
D料：水淀粉1大匙。
E料：陈醋1小匙。
F料：植物油适量。

●做法
1 将金针菇、鱼板均洗净，切丝；将发菜、香菜均洗净，切段；将姜片洗净，部分切丝；将辣椒洗净，去蒂及籽，切丝；将葱洗净，切段。
2 片下鱼肉切丝，加葱段、姜片、蛋白及A料腌5分钟，取出，蘸上B料，在加了F料的锅中炸至金黄色，捞出。
3 将所有材料放入锅中，加C料煮开，加入D料勾芡，淋入E料即可。

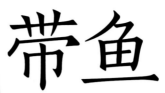

●促进钙吸收、改善结膜炎、预防感冒、降血脂、预防动脉硬化

# 带鱼

挑选：长1米左右的带鱼较好吃。新鲜的带鱼表面呈均匀的银色，肉质结实。

清洗：清洗后，将内脏和鱼头去除即可。

保存：带鱼最好趁新鲜食用，亦可放在冰箱冷冻库保存。

 **主要保健功效**｜带鱼富含维生素D，可促进钙吸收，并有助于改善结膜炎，预防感冒。带鱼表面的银粉脂肪含量较高，带鱼还含有多种不饱和脂肪酸，具有降血脂、预防动脉硬化和脑血栓的作用。

## 营养烹调方式

由于带鱼的内脏容易有寄生虫，因此不建议生吃，盐烤、干煎、清蒸或红烧较为适宜。又因带鱼富含不饱和脂肪酸，因此尽量不要用油炸的方式烹调，以免不饱和脂肪酸被破坏。

## 营养师健康叮咛

带鱼皮嘌呤含量高，不适合痛风患者及肾功能异常者食用；此鱼容易诱发皮肤过敏，过敏体质者及湿疹、荨麻疹、红斑狼疮患者应慎食。对一般人而言，每日食用量以不超过70克为佳。

**食材配对①**

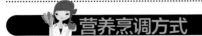 **带鱼+米酒→预防动脉硬化、润肤通乳**

中医认为，带鱼可以健胃补虚，改善肝炎症状，并能促进母乳分泌；米酒则能促进血液循环和新陈代谢，具有补血养颜的功效，与带鱼合用，有营养补虚、通乳的功效，适用于产后缺乳的妇女。而带鱼中的鱼油有促进血液循环、降低胆固醇，以及预防动脉硬化等功效。

### 蒜烧带鱼

●材料
带鱼200克，蒜8～10瓣，辣椒3个，葱2根。

●调味料
A料：酱油、米酒各1大匙，糖1/2大匙，清水适量。
B料：植物油适量。
C料：淀粉2大匙。

●做法
1 将材料洗净。葱切段；带鱼切长段，裹上C料。
2 锅中放B料，放入蒜爆香捞起，再放入带鱼段以小火煎至两面呈金黄色后捞起。
3 锅中留油，爆香辣椒和葱段，加入带鱼及A料烧煮2～3分钟，翻面再烧煮至汤汁收干即可。

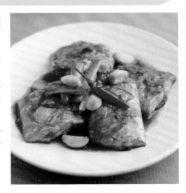

# 带鱼+豆豉→降血压、美肤护发

豆豉的主要营养成分有蛋白质、胡萝卜素、维生素E、钙、镁、铁、钾等，有帮助消化、增强脑力、提高肝脏解毒能力等功效。将带鱼与豆豉一起食用，能促进体内新陈代谢，清除血中毒素、净化血液，对减少血中胆固醇、降低血压有一定帮助，可降低罹患心血管疾病的风险。此外，二者合用还有美容的作用，可以促进皮肤的新陈代谢，促进身体排毒，维护皮肤和头发的健康。

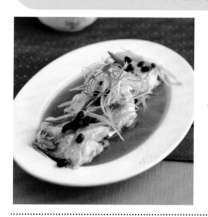

## 姜丝豆豉蒸带鱼

●材料
带鱼200克，蒜2瓣，姜20克，辣椒、葱各1根，豆豉1大匙。

●调味料
酱油、米酒各1大匙，香油1小匙。

●做法
1 材料洗净。将姜、辣椒、葱切丝；将蒜拍碎切末备用。
2 将带鱼切块，加入姜丝、辣椒丝、蒜末、豆豉及调味料拌匀后，盛入蒸盘铺平，放入蒸锅以大火蒸10分钟取出，撒上葱丝即可。

提示 豆豉→《本草纲目》指出，豆豉有开胃增食、消食化滞、发汗解表、除烦平喘、祛风散寒等疗效。但其盐含量较高，主要被当成调味品使用。

# 带鱼+姜→养肝补血、润肤养发

带鱼的脂肪含量高，且多为不饱和脂肪酸，这种脂肪酸具有降低胆固醇的作用；带鱼全身的银白色鱼鳞含有一种抗癌成分——6-硫鸟嘌呤，对癌症的治疗有帮助，还有养肝补血、润肤养发的功效。姜具有保暖和消炎的作用，还是去腥除膻不可缺少的香辛料，堪称"烹调带鱼的好搭档"。

## 煎带鱼

●材料
带鱼300克，姜30克。

●调味料
A料：盐1/2小匙，胡椒粉1/4小匙。
B料：面粉2大匙。
C料：植物油适量。

●做法
1 将姜洗净，去皮，切丝。
2 将带鱼洗净，切段，放入盘中加入A料拌匀并腌15分钟。
3 取出后，两面均匀蘸裹B料。
4 锅中倒入C料烧热，爆香姜丝，放入带鱼段以小火煎至七分熟，改大火煎至两面呈金黄色即可。可以洗净的欧芹和圣女果装饰。

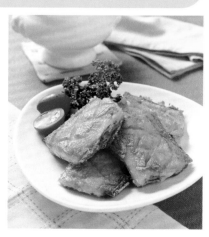

提示 姜→姜辣素进入人体后，可提高体内抗氧化酶的活性。这种酶还能清除人体内的有害物质，因此，食用姜还有抗衰老的作用。

●维持神经系统正常运作、促进血液循环、消除水肿、降血压、消除疲劳

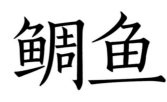

# 鲷鱼

**挑选：** 尽可能购买活鱼。购买时，要选择肉质紧实，鱼眼透明、清澈，鱼鳞完整者。

**清洗：** 将鱼鳞刮除后，去除内脏，然后根据不同的烹调方式进行处理。

**保存：** 趁新鲜食用。保存时，清洗处理后装入保鲜袋，置于冰箱冷冻室中即可。

 **主要保健功效｜** 鲷鱼含有丰富的烟酸，它是合成激素时不可或缺的营养之一，有助于维持神经系统和大脑的功能正常，并有促进血液循环、消除水肿、降低血压、消除疲劳的功效。当体内缺乏烟酸时，情绪也容易受到影响。

## 营养烹调方式

　　鲷鱼可清蒸、干煎，亦可红烧，鱼骨则可用来熬汤，滋味非常鲜美。在各种烹调方式中，以清蒸最能保留鲷鱼的营养及美味。此外，由于鲷鱼的肉质较松，不适合做成生鱼片食用。

## 营养师健康叮咛

　　鲷鱼是一种对健康十分有益的鱼，非常适合大众食用。

**食材配对①**

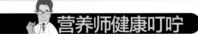 ## 鲷鱼＋杏仁→延缓衰老、抗氧化

　　鲷鱼含有烟酸，而杏仁中也含有能舒缓情绪的烟酸、维生素$B_2$，还含有多酚类、黄酮类物质，可以降低血脂；杏仁中的维生素E可保护细胞膜，对抗氧化伤害，减缓血管硬化速度，降低血压。维生素E和鱼肉中的蛋白质结合，可以延缓皮肤老化，使皮肤润泽、有弹性。

### 杏片鱼排

●**材料**
鲷鱼片200克，甜杏仁片100克。

●**调味料**
盐1/2大匙，米酒1小匙，胡椒粉少许，鸡蛋1个，面粉2大匙，植物油适量。

●**做法**
1 将鲷鱼片洗净、切成大片，与除油以外的调味料拌匀后，再裹上杏仁片。
2 起油锅烧至约七分热，放入鱼片，以中小火煎至鱼肉呈金黄色即可。可以洗净的欧芹和豆苗装饰。

 **提示** **杏仁→** 多酚类、维生素E的含量丰富，它们都是有效的抗氧化成分。但北杏仁含有苦杏仁苷，大量食用易造成机体组织缺氧。

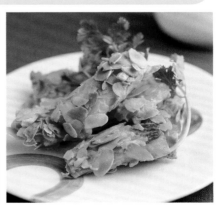

**食材配对 2**

# 鲷鱼 + 糙米 →稳定情绪、促进代谢

鲷鱼含有丰富的烟酸；糙米中的维生素B$_1$、维生素B$_2$含量丰富，也可以帮助蛋白质中的色氨酸合成烟酸。两者同食，可有效提高体内烟酸的含量。烟酸能够使消化及神经系统保持健康，可安抚焦躁情绪、促进血液循环和新陈代谢，还可帮助皮肤新生，保持皮肤亮泽。

## 鱼片糙米粥

●材料
糙米1杯，鲷鱼1尾（约600克），香菜20克，高汤适量。

●调味料
盐1/2小匙，胡椒粉1/4小匙。

●做法
1 将糙米洗净，浸泡1小时，捞出，放入锅中加入高汤，大火煮沸后改小火熬煮成粥。
2 将鲷鱼去鱼皮及鱼骨洗净，切成薄片，放入碗中备用；将香菜摘下叶片、洗净备用。
3 将鱼片加入粥中煮沸，加入调味料调匀，趁热倒入碗中，撒上香菜叶即可。

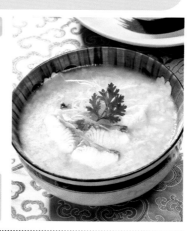

**提示** 糙米→含有丰富的维生素B$_1$、维生素B$_2$、维生素E以及维生素K，可以预防脚气病、提高免疫力、强健骨骼，还含有丰富的膳食纤维，有助于稳定血糖、降血脂。

**食材配对 3**

# 鲷鱼 + 菠菜 →改善贫血、使脸色红润

鲷鱼蛋白质含量高、脂肪含量低、肉质细致，具有补血益气的功效；而菠菜是铁含量丰富的食材，还含有维生素C，可以促进小肠对铁的吸收，提升铁在人体中的吸收利用率。鲷鱼和菠菜搭配食用，能达到预防贫血、使气色红润、增强体力、促进生长发育的效果。

## 意式鲷鱼菠菜卷

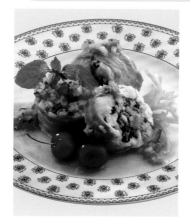

●材料
鲷鱼片2片，菠菜200克，面包粉50克，蛋黄1个。

●调味料
盐、胡椒粉、油、醋、迷迭香、色拉酱各少许。

●做法
1 将鲷鱼片洗净、擦干，撒上盐与胡椒粉略腌。
2 将菠菜洗净，烫熟捞出，待凉，挤干水，切碎；放入碗中，加入蛋黄、面包粉、盐与胡椒粉混合拌匀，做成菠菜馅。
3 将铝箔纸摊开铺平，排上腌好的鱼肉，加入菠菜馅卷成圆筒状，移入蒸锅中隔水蒸熟取出。
4 待凉，撕开铝箔纸，切段，排盘，淋上油、醋、迷迭香、色拉酱即可。可以洗净的罗勒叶和樱桃装饰。

●帮助消化、改善胃肠功能障碍、缓解偏头痛、促进血液循环、补气润肺

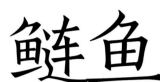

# 鲢鱼

**挑选：** 鱼头圆、鱼身短者，较不会有泥土味；眼睛透明，鱼鳃呈鲜红色者较佳。

**清洗：** 将鱼鳞刮除后，去除鱼鳃和内脏，再将鱼切段，以用于不同的菜肴。

**保存：** 清洗处理后，切成小段，装进保鲜袋中冷冻保存。

**主要保健功效｜** 鲢鱼富含B族维生素，有助于保护消化系统的健康，改善胃肠功能障碍，缓解偏头痛，促进血液循环，降低胆固醇和血压、补气润肺、消除水肿；B族维生素中的烟酸（又称维生素$B_3$）还可以改善口角炎，预防口臭。

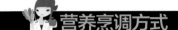

## 营养烹调方式

鲢鱼鱼鳞较小，要刮除干净。鱼肉有较多细刺，烹调前最好将鱼刺剔除干净。鳃盖内需彻底清洗并去除杂质，以去除腥味。

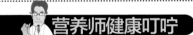

## 营养师健康叮咛

鲢鱼属于高嘌呤食物，食用后经肝脏代谢会产生大量尿酸。当尿酸过多或排泄受阻时，体内的尿酸含量会升高，所以不适合尿酸偏高或痛风患者食用。

**食材配对①**

## 鲢鱼＋鸡蛋→促进皮肤新生、提高智力

鲢鱼的烟酸含量丰富，搭配富含色氨酸的鸡蛋，能促进皮肤新生，维持皮肤、消化系统及神经系统的健康。此外，鸡蛋中的蛋白质搭配鲢鱼中的蛋白质，能使氨基酸种类更为完整，有助于促进生长发育、增强记忆力、提高智力。

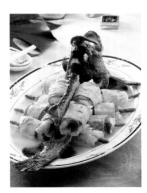

### 麒麟鲢鱼

●材料

鲢鱼1尾（约500克），虾蓉200克，芦笋12根，火腿片12片，蛋皮2大块。

●调味料

A料：高汤适量，米酒1大匙，姜汁、盐各1小匙，白胡椒粉少许。

B料：水淀粉1大匙。

C料：香油1小匙。

●做法

1 将芦笋洗净，去老皮，放入沸水中汆烫，捞出备用；将蛋皮切成12小片；将鲢鱼去鳞片、鳃及内脏洗净，切开头尾，鱼身切片。

2 将鲢鱼肉片摊平，均匀涂抹虾蓉，放上火腿片及芦笋卷起，外层用蛋皮卷起，放入盘中，鲢鱼的头尾亦排入盘中，移入蒸锅中蒸熟，取出装盘。

3 在锅中煮滚A料，淋入B料煮成芡汁，加入C料略煮，淋在蒸好的鱼肉上即可。

# 鲢鱼 + 松子 → 维护血管健康、缓解动脉硬化

鲢鱼含有B族维生素，有助于促进血液循环，降低胆固醇和血压。松子富含维生素E，可防止体内脂质氧化，提高酶的利用率，延缓细胞因氧化而老化；还含有油酸与亚油酸，能防止胆固醇沉积在血管壁，减少动脉硬化及高血压。

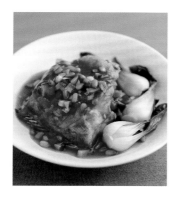

## 松子糖醋鲢鱼

●材料

鲢鱼1尾（约1000克），松子仁、小油菜各适量。

●调味料

A料：洋葱1/4个，青椒、红椒各1个，香菇3朵，姜2片。
B料：葱2根，老姜20克，米酒1小匙，盐1/2小匙。
C料：醋1大匙，西红柿酱、糖各1/2杯，水2大匙。
D料：淀粉2大匙。
E料：水淀粉、香油各1大匙。
F料：植物油适量。

●做法

1 将所有A料洗净，切丁备用；将鲢鱼洗净后，用B料腌30分钟，取出，与D料充分拌匀。
2 将鱼肉放入F料锅中煎熟后捞起，放盘中。小油菜洗净，烫熟摆盘。
3 锅中留余油加热，放入A料拌炒，再加入C料煮匀后，倒入E料炒匀，浇淋在鱼身上，撒上松子仁即可。

# 鲢鱼 + 金针菇 → 促进发育、增强智力

鲢鱼含有丰富的蛋白质，金针菇含有锌，蛋白质有助于人体对于锌的吸收，锌是人体制造胰岛素的必需元素，还能维护皮肤、指甲、头发的健康，并参与遗传物质DNA、RNA的合成。两者搭配，有助于预防感冒、促进生长发育、帮助伤口愈合，还能维护生殖系统的健康。

## 沙茶鱼头锅

●材料

鲢鱼头1/2个，金针菇1包，杏鲍菇2朵，香菇3朵，大白菜1/2个，粉条1把，海带结、胡萝卜、香菜各少许，鱼高汤适量。

●调味料

沙茶酱2大匙，甜酒酿、米酒各1大匙，植物油适量。

●做法

1 将鲢鱼头洗净，放入炒锅内，以适量油煎至两面呈金黄色，捞出。
2 将粉条泡软；将金针菇切除根部；将杏鲍菇与香菇切小块；将大白菜洗净，用手撕成大片；将胡萝卜去皮，切片；将香菜去梗，洗净；海带结洗净。
3 锅中倒入鱼高汤煮沸，加入沙茶酱和大白菜一起煮开，再加入煎好的鱼头和除粉条外的其余材料，以小火熬煮半小时；最后加入粉条、甜酒酿和米酒拌匀即可。

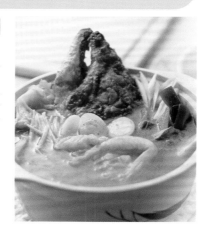

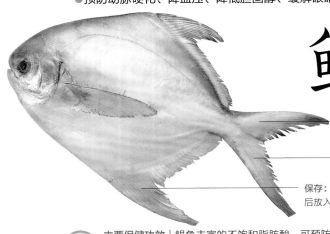

● 预防动脉硬化、降血压、降低胆固醇、缓解眼睛疲劳、促进新陈代谢

# 鲳鱼

**挑选：** 新鲜的鲳鱼肉质结实、眼睛透明，且鱼鳃呈鲜红色。

**清洗：** 将鲳鱼表面的鱼鳞刮除后，再去除鱼鳃和内脏，即可烹调。

**保存：** 鲳鱼要趁新鲜食用。保存时，先清洗处理，然后放入保鲜袋中，存放于冰箱冷冻库中。

 **主要保健功效** | 鲳鱼丰富的不饱和脂肪酸，可预防心血管疾病；富含钾，可和钠一起维持体内的水液平衡，有助于将体内代谢废物排出体外，降低血压；所含的维生素A可缓解眼睛疲劳；维生素B₁、维生素B₂则可促进新陈代谢。

## 营养烹调方式

鲳鱼富含$\Omega$-3脂肪酸，因此尽量不要用烧烤及油炸的方式烹调，如需过油，可用煎的方式。鲳鱼腹腔中有黑色黏膜，清洗时应撕去，这样可以去除鱼腥味。

## 营养师健康叮咛

鲳鱼的嘌呤含量偏高，白鲳的嘌呤量高于黑鲳，食用后会增加体内尿酸浓度，因此不适合尿酸偏高者或痛风患者食用。

**食材配对①**

## 鲳鱼 + 菠萝 →降血压、养颜美容

鲳鱼含有丰富的蛋白质，是构成细胞、组织的主要成分，若与富含蛋白酶的菠萝同食，能促进蛋白质的消化、吸收。此外，菠萝含有丰富的维生素C，能抵抗外界环境的伤害，帮助净化血液，还能促进胶原蛋白合成，使皮肤富有弹性。两者的钾含量都不低，均有助于血压的控制。

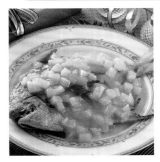

### 菠萝鲳鱼

● **材料**

鲳鱼1尾（约600克），菠萝罐头1罐，柠檬1/2个。

● **调味料**

A料：盐1/2小匙，植物油适量。

B料：面粉、水淀粉各2大匙，糖3小匙，鸡蛋1个。

● **做法**

1 将菠萝罐头打开，取出菠萝片切小块；将鲳鱼去除内脏、洗净，在鱼身两侧各划2刀，均匀抹上A料中的盐；将柠檬挤汁备用。

2 锅中倒入1小匙植物油烧热，放入鲳鱼以小火煎至两面呈金黄色，盛盘；锅中再加1大匙植物油继续烧热，放入菠萝块及B料煮至浓稠，盛出，淋在鱼上，淋上柠檬汁即可。

 **提示** **菠萝**→含有蛋白酶，可分解蛋白质；含有丰富的维生素，能消除疲劳；特有的酸味可调味，能减少盐的添加，加上钾量高，是可调节血压的良好食材。

**食材配对 ②**

# 鲳鱼+西蓝花→防衰抗老、提高免疫力

鲳鱼富含能延缓衰老及防癌的镁及硒，维生素A含量也十分丰富，搭配维生素C含量丰富的西蓝花，能让抗氧化功效发挥得更充分。西蓝花含有的槲皮素、类黄酮也都有抗氧化的作用，可让此菜肴的抗氧化效果加倍，进而提高免疫力。此外，鲳鱼和西蓝花都含有丰富的钾，可预防高血压。

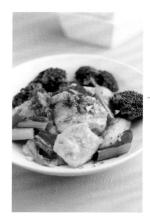

## 大地鲳鱼球

● 材料

鲳鱼200克，鳊鱼片5克，西蓝花80克，葱2根，辣椒1个，蒜末1小匙。

● 调味料

A料：米酒、芝麻油各1小匙，淀粉1/2大匙，植物油适量。

B料：盐1/2小匙，米酒1/2大匙，姜汁1小匙，高汤2大匙。

C料：水淀粉2小匙。

● 做法

1 材料洗净。将鲳鱼去骨切块，加入除植物油以外的A料拌匀；将西蓝花切小朵；将葱切段；将辣椒切片。

2 将鳊鱼片放入油锅炸酥，捞起捣碎；将西蓝花用沸水氽烫捞起，浸冷水后，捞起沥干备用。

3 锅中加入植物油烧热后，放入鲳鱼煎一下捞起。锅中留1大匙油爆香葱段、辣椒片、蒜末，放入鱼块、西蓝花及B料轻轻翻炒数下，加入C料勾薄芡，起锅前撒上鳊鱼酥即可。

---

**食材配对 ③**

# 鲳鱼+洋葱→降低血脂、预防心脑血管疾病

鲳鱼中的Ω-3脂肪酸可降低胆固醇、甘油三酯的含量，预防中风、心肌梗死等心脑血管疾病；而洋葱含有蒜氨酸和硫氨酸等化合物，是降低血脂的有效成分，还能阻止血小板异常凝集，加速血液凝块溶解。两样食材同食，能达到更好的效果。

## 五味鲳鱼

● 材料

鲳鱼1尾，洋葱1/2个，葱1根，蒜3瓣，姜1块。

● 调味料

糖、陈醋、西红柿酱各2大匙，酱油、香油各1大匙，植物油适量。

● 做法

1 将鲳鱼洗净沥干，两侧各斜划3～4刀；将洋葱、葱、姜分别洗净，将蒜去皮，均切成末。

2 锅中倒入1小匙油烧热，放入鲳鱼，以小火煎至两面呈金黄色，盛盘。

3 将姜末、蒜末、洋葱末与其余调味料放入碗中调匀，最后加上葱末拌匀，淋于煎好的鲳鱼上即可。

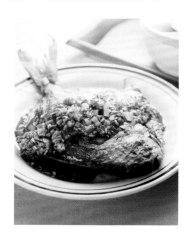

 **提示** **洋葱**→具有杀菌的功效，还能防治骨质疏松，具有降血压、降血脂、降血糖的功效，在烹调中常用来为菜肴提味。

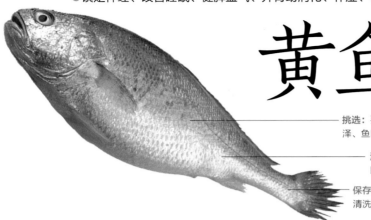

● 镇定神经、改善睡眠、健脾益气、开胃助消化、补虚、稳定血糖

# 黄鱼

挑选：要选择肉质富有弹性、鱼皮富有光泽、鱼眼清澈透明者。

清洗：刮除鱼鳞后，将内脏和鱼鳃挖除即可。

保存：应趁新鲜食用，需要保存时，先处理、清洗，装入保鲜袋后放入冰箱冷冻保存。

 **主要保健功效｜**黄鱼的钙含量丰富，除了有助于强健骨骼和牙齿，也可以促进激素分泌。此外，新鲜黄鱼中蛋白质的含量很高，且鱼肉细嫩、没有细刺，适合老人、儿童和久病体弱者食用。

## 营养烹调方式

鱼头富含维生素$B_1$、维生素$B_2$及烟酸等营养成分，可镇定神经及助眠，可用煮汤、清蒸、红烧或糖醋的方式烹调，味道都极为鲜美。黄鱼容易助热发疮，不适合使用牛油及羊油烹调。

## 营养师健康叮咛

黄鱼助火，容易生痰，也容易诱发皮肤过敏，有哮喘病史、过敏体质或皮肤易生荨麻疹的人要避免食用；身体较胖及燥热体质者亦不可多食，否则易发疮。

**食材配对①**

# 黄鱼＋洋葱＋辣椒→养颜美容、抗老防癌

黄鱼含有多种氨基酸与脂肪，它们是构成细胞膜、合成激素的原料，且有助于促进维生素A、维生素E等脂溶性维生素的吸收。辣椒则含有一种特殊物质，能加速新陈代谢以燃烧体内脂肪，还可以促进激素分泌，对皮肤有很好的美容保健作用。而洋葱能够杀菌，且能增强免疫力、抗癌、降血脂及促进胃肠蠕动。

## 五柳黄鱼

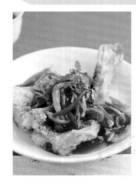

● **材料**
黄鱼尾段2块，葱段1/3碗，盐1/2小匙。

● **调味料**
A料：洋葱丝1碗，猪肉丝200克，胡萝卜丝30克，香菇丝2大匙，辣椒丝1小匙，蒜末1大匙。
B料：醋、酱油、糖、米酒各1大匙，水、植物油各适量。

● **做法**
1 将黄鱼洗净后抹盐，腌渍30分钟后用水冲净，擦干后放入锅中，以小火煎至两面呈金黄色取出。
2 锅中留2大匙油，放入A料炒香，再加入除油以外的B料煮开，放入葱段后翻炒数下，淋在鱼身上即可。

食材配对②

# 黄鱼＋葱→帮助消化、稳定血糖

　　黄鱼的蛋白质以及钙、磷、铁、碘等含量都很高，而且鱼肉肉质柔软，易于消化吸收。蛋白质是构成人类肌肉、内脏、骨骼、毛发、皮肤和血液的重要成分，多摄取优质蛋白，有助于促进新陈代谢。葱中的烯丙基硫醚则会刺激胃液分泌，有助于增进食欲，与黄鱼所含的维生素B$_1$一起摄取时，可帮助糖类转化为热量，有消除疲劳的作用。此道菜肴不仅能帮助糖尿病者减轻饥饿感，也有稳定血糖、血压的作用。

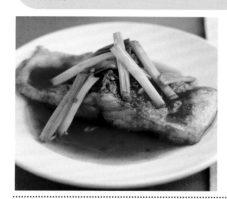

## 葱酱黄鱼

●材料
黄鱼中段300克，葱4根，盐1/2小匙。

●调味料
酱油4大匙，糖1大匙，植物油适量。

●做法
1 将葱洗净，切段；将黄鱼洗净后抹盐，腌渍1小时后用水冲净，擦干后，放入锅中以小火煎至两面呈金黄色取出。
2 锅中留2大匙植物油，放入葱段略炒，再加入酱油、糖和鱼块，烧至酱汁浓稠即可。

 提示　葱→葱叶部分含有β-胡萝卜素、维生素C和钙，营养成分含量很高。

食材配对③

# 黄鱼＋松子→润肺滑肠、抗老化

　　松子富含蛋白质及脂肪，有润肺滑肠之效，尤其富含不饱和脂肪酸，搭配黄鱼中丰富的蛋白质、微量元素和维生素，对人体有很好的补益作用，对体质虚弱的人和中老年人来说，也有很好的食疗效果。此外，黄鱼含有丰富的微量元素硒，能清除人体代谢产生的自由基，延缓衰老，并有防癌抗癌的功效。

## 松子黄鱼

●材料
黄鱼1尾，青椒1/2个，松子仁、胡萝卜各75克，葱1根，糖水适量。

●调味料
A料：米酒、盐各1小匙。
B料：面粉200克。
C料：糖、西红柿酱各1大匙，水适量。
D料：植物油适量。

●做法
1 将松子仁洗净，加入糖水煮5分钟，捞起，沥干后放入锅中，以小火炒至呈金黄色，捞出备用；将青椒、胡萝卜洗净切片，将葱切菱片备用。
2 将黄鱼洗净，切花，加入A料抹匀腌5分钟，取出；均匀蘸裹B料，放入D料锅中，以小火煎至两面呈金黄色，沥干油，备用。
3 锅中倒入2大匙油烧热，放入葱片爆香，加入青椒片、胡萝卜片及C料，以中小火煮至汤汁剩下一半，均匀淋在鱼身上，撒上松子仁即可。

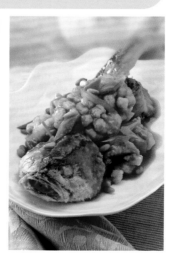

 提示　松子→新鲜的松子口感较软，香气也不浓，在烹调前一定要先处理，用糖水煮过再炒可以增加甜度与脆度，比直接炒更香，口感更酥脆。

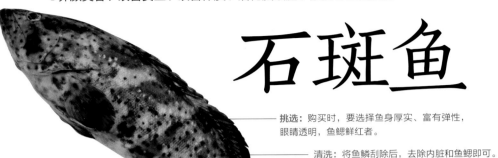

● 养颜美容、改善贫血、改善体质、活化脑细胞、预防心血管疾病

# 石斑鱼

挑选：购买时，要选择鱼身厚实、富有弹性，眼睛透明，鱼鳃鲜红者。

清洗：将鱼鳞刮除后，去除内脏和鱼鳃即可。

保存：石斑鱼不宜久放，否则口感会变差。保存时，可以在刮除鱼鳞、去除内脏后，放进冰箱冷冻。

 **主要保健功效** | 石斑鱼富含EPA与DHA，可阻止血液异常凝结，减少血管收缩及降低甘油三酯，对心血管特别有益，且EPA对血管壁的内层细胞有调节作用，是防止血管硬化的重要营养元素之一。石斑鱼的鱼皮含有丰富胶质，是养颜美容的上佳食材。

## 营养烹调方式

石斑鱼富含可溶性胶质，肉质柔软，适合病人、中老年人及幼儿食用。烹调以清蒸或煮汤最适合，煮汤时宜至八九分熟为宜，若怕煮得不够久，滋味不足的话，可加入高汤增鲜。

## 营养师健康叮咛

石斑鱼富含钾，因肾功能不佳及慢性肾病患者无法将身体多余的钾排出，上述人群在食用石斑鱼时要注意控制食用量。

**食材配对 ❶**

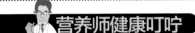 **石斑鱼 + 豆腐 → 降低胆固醇、预防细胞老化**

石斑鱼含有优质蛋白，可为肌肉生长提供原料，并为血液提供充分的营养。此外，其蛋白质还具有增强体力、改善体质、降低胆固醇、缓解更年期不适及活化脑细胞等功效，是成长发育期的儿童及更年期人群应多食用的食物。豆腐富含的异黄酮，可缓解更年期不适，并降低胆固醇。大豆卵磷脂则能预防阿尔茨海默病，因此这道菜很适合中老年人食用。

### 破布子蒸石斑

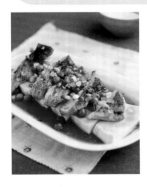

● 材料

石斑鱼肉200克，嫩豆腐1块，罐装破布子1大匙，葱末1/2大匙。

● 调味料

A料：盐1/2小匙，米酒、姜汁各1小匙。
B料：蒸鱼酱汁2大匙。
C料：植物油1大匙。

● 做法

1 将材料洗净。石斑鱼肉斜切成厚片，豆腐切厚片。

2 将豆腐排入蒸盘中，给每块豆腐放上1片鱼肉，将A料加入破布子调匀后，淋在鱼肉上；放入蒸锅以大火蒸5分钟取出，淋上B料，撒上葱末。

3 将C料烧热后淋在葱末上，呛出葱的香味即可。

**食材配对②**

# 石斑鱼 + 香菇 →保护关节、维持皮肤弹性

石斑鱼含有丰富的胶质，能让皮肤变得细嫩，其所含的钙则能强健骨骼；香菇含有维生素C，有降低胆固醇、降血压的作用，还可促进石斑鱼中的蛋白质合成胶原蛋白。两种食材搭配，能达到保护关节及维持皮肤弹性的功效。

## 石斑鱼球煲

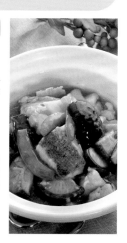

●材料

石斑鱼1/2尾，香菇4朵，胡萝卜1/2根，甜豆15克，葱2根，姜3片。

●调味料

A料：蛋白1/2个，淀粉1小匙，盐1/2小匙，胡椒粉1/4小匙。

B料：米酒、蚝油、水淀粉各1大匙，盐、胡椒粉各1/2小匙，香油1小匙，水适量。

C料：植物油适量。

●做法

1 将材料洗净。石斑鱼去鳞及内脏，切片，放入碗中加入A料腌15分钟，取出；放入加了部分C料的锅中以小火煎至两面呈金黄色，捞出，沥干油分。

2 将香菇泡软、去蒂，对切；葱切段。

3 将胡萝卜去皮，切花片；甜豆去除老筋，均放入沸水中余烫，捞出，沥干水。

4 锅中倒入剩余C料烧热，爆香葱段、姜片，放入香菇爆炒，加入石斑鱼和其余材料；再加入B料拌炒均匀，盛入煲锅中煲煮约3分钟即可。

---

**食材配对③**

# 石斑鱼 + 芦笋 + 绍兴酒 →预防心血管疾病

绍兴酒含有多种氨基酸，其中包括人体必需氨基酸，如人体发育不可缺少的赖氨酸。芦笋素有"健康蔬菜之王"之称，因其所含叶酸是胎儿神经系统发育必需的物质，故适合孕妇食用；且其富含纤维素，可增加粪便量，促进胃肠蠕动，可预防便秘；它还可吸附胆酸，促进肝脏中胆固醇代谢为胆酸，以降低血液中胆固醇的含量，达到瘦身及预防心血管疾病的功效。

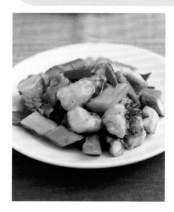

## XO酱炒斑球

●材料

石斑鱼肉300克，芦笋20克，葱1根，辣椒1个，蒜末1小匙。

●调味料

A料：盐1/2小匙，米酒、姜汁、香油各1小匙，淀粉1/2大匙。

B料：XO酱1大匙，蚝油1/2大匙，绍兴酒1小匙，高汤3大匙，植物油适量。

C料：水淀粉2小匙。

●做法

1 将鱼肉洗净，擦干水后切块，加入A料拌匀；将葱洗净切段，辣椒洗净切片。

2 将芦笋去老皮切段，用沸水余烫，捞起备用。

3 锅中加植物油烧热，放入鱼块过油，捞起；留油1大匙，爆香葱段、辣椒片、蒜末，放入芦笋段、鱼块及剩余B料，翻炒至鱼肉熟透，用C料勾薄芡即可。

●降血压、预防心脏病、促进发育、改善贫血、增强脑力

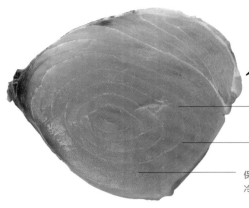

# 旗鱼

**挑选：**大部分旗鱼皆为切片贩卖。切片旗鱼的肉质必须结实、富有光泽；如果肉质松软，并会渗水，就代表不够新鲜。

**清洗：**切片的旗鱼只需将表面稍加冲洗即可。

**保存：**最好趁新鲜食用。保存时，可装在保鲜袋内放入冰箱冷冻库，但口感会大受影响。

 **主要保健功效** | 旗鱼含有的维生素B₆有助于人体消化、吸收蛋白质和脂肪，还可预防各种神经和皮肤方面的疾病，预防老化。另外，鱼肉富含的烟酸可以维护消化系统的健康，改善胃肠功能障碍，还能减轻偏头痛症状，对促进血液循环、降低血压也有积极的作用。

## 营养烹调方式

新鲜旗鱼可生吃，可避免部分水溶性维生素流失。旗鱼的鱼腹比金枪鱼薄，但油脂丰富，切片后抹盐干煎能兼具营养与美味。当旗鱼鱼肉发绿时，说明已不新鲜，应避免食用。

## 营养师健康叮咛

旗鱼受重金属污染严重，特别是肝脏及眼窝附近的鱼油较多，重金属残留也多，因此购买旗鱼时要注意甄别，不要买不新鲜或是被污染的鱼。

**食材配对①**

## 旗鱼 + 小米 →助消化、预防口角炎

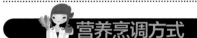

小米因富含维生素B₁、维生素B₂等，具有改善消化不良及预防口角炎的功效，且能促进人体吸收旗鱼中的优质蛋白，具有促进成长发育、降血压、改善贫血、降低胆固醇的保健功效，可以使产妇得到调养，有助于恢复体力，是适合体虚、失眠者及产妇食用的滋补食品。

### 粟米鱼块

**●材料**
旗鱼肉450克，蛋白2个，小米粉1大匙。

**●调味料**
A料：植物油适量、盐、胡椒粉各1/2小匙，小米粉2大匙，香油1小匙，鸡蛋1个。
B料：糖、盐、香油、胡椒粉各1/2小匙，鸡汤、玉米粒各适量。

**●做法**
1 将鱼肉洗净，擦干水，切块，加入除油以外的一半A料拌匀，腌约15分钟。
2 腌过的鱼肉抹上材料中的小米粉，放进锅中煎至两面呈金黄色，取出装盘。
3 锅中加油烧热，放入B料煮沸，再加入剩余的A料，最后倒入蛋白搅拌至凝结，淋在鱼块上即可。

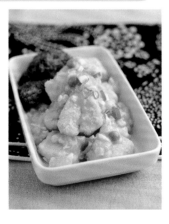

**提示 小米**→可养肾气、祛脾胃积热、止消渴、利小便，营养价值高。

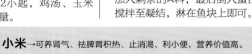

**食材配对 ②**

# 旗鱼 + 西红柿 → 延缓衰老、瘦身轻体、维持皮肤弹性

旗鱼含有丰富的蛋白质，但脂肪含量低，想瘦身者可安心食用。西红柿所含的番茄红素，是一种抗氧化剂，不仅可以预防癌症，还有抑制肿瘤扩散的功效。此菜肴能延缓衰老，可达到保持皮肤色泽红润和有弹性的效果。

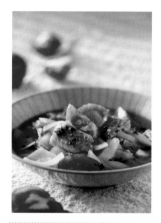

## 西红柿洋葱烩鱼片

● **材料**
西红柿1个，洋葱1/2个，旗鱼片300克，姜2片，欧芹末少许。

● **调味料**
A料：西红柿酱1大匙，盐、甜酒酿各1小匙，香油1/4小匙。
B料：水淀粉1大匙。
C料：植物油1小匙。

● **做法**
1 将西红柿、洋葱洗净，去皮，切小块；将姜洗净；将旗鱼片洗净，放入沸水中略烫一下，捞出备用。
2 锅中倒入C料烧热，放入洋葱块炒香，加入鱼片和姜片快炒，加入欧芹末、西红柿块和A料煮至入味，加入B料勾薄芡即可。

 **提示** **西红柿** → 西红柿生吃可摄取大量维生素C，熟吃则可获得大量番茄红素，对人体均十分有益。

---

**食材配对 ③**

# 旗鱼 + 味噌 → 预防癌症、改善便秘

黄豆经过发酵制成味噌后，更能促进人体吸收旗鱼中的优质蛋白，还能延缓细胞的老化；味噌在降低胆固醇方面亦有一定作用。此外，味噌富含铁、磷、钙、钾、维生素E及膳食纤维等多种营养成分，能有效预防便秘、腹泻、肩膀酸痛、高血压及癌症等多种不适及病症。

## 煎味噌鱼

● **材料**
旗鱼2片，柠檬1/2个，姜10克。

● **调味料**
味噌5大匙，糖、米酒各2大匙，植物油适量。

● **做法**
1 将姜去皮，切末，放入碗中，加入除油以外的调味料调匀成腌料；将旗鱼洗净，沥干，均匀抹上腌料，放入保鲜盒中，移入冰箱冷藏2日。
2 以水冲去旗鱼表面的腌料，沥干；锅中倒油烧热，放入旗鱼以中小火煎至两面金黄，盛入盘中，挤上柠檬汁调味即可。可以洗净的欧芹、圣女果和柠檬块装饰。

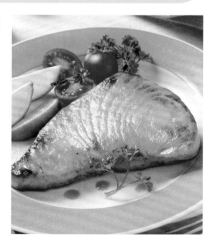

 **提示** **味噌** → 制作味噌的过程中会加入大量盐，故其钠含量偏高，宜限量食用，在饮食上必须限钠的高血压患者及肾功能不全患者尤其要少吃。

●保护黏膜健康、预防呼吸系统感染、增强抵抗力、预防老化、美白淡斑

# 鲨鱼

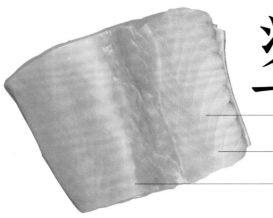

挑选：鲨鱼肉有一定的异味，选购时，要避免选择异味特别重的鲨鱼肉。

清洗：生鲨鱼肉只要稍加清洗即可。

保存：新鲜的鲨鱼肉容易变质，应即买即食，不宜保存。

 **主要保健功效** | 鲨鱼肉中维生素A含量丰富，维生素A可以保护黏膜健康，有助于预防呼吸系统的感染，对维持皮肤、头发、眼睛的健康有益，还可以抗氧化，具有促进身体健康、增强抵抗力、预防衰老的功效。

## 营养烹调方式

由于鲨鱼的异味较重，因此常被做成重口味的菜肴，但最好不要采用油炸的方式烹调，以免油脂摄取过量。鲨鱼肉中常生有寄生虫，故不宜生食。

## 营养师健康叮咛

鲨鱼肉属于高嘌呤食物，嘌呤在人体中代谢的最终产物是尿酸，食用后会使体内尿酸浓度升高，所以尿酸偏高或痛风患者不宜食用。

食材配对①

## 鲨鱼 + 香菇 →增强免疫力、延缓衰老

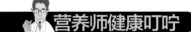

鲨鱼富含维生素A，可增强抵抗力、延缓衰老；香菇含有多糖及维生素D，维生素D能促进维生素A的吸收，多糖则可增强免疫力，抵抗病毒、细菌的侵袭。因此，鲨鱼肉和香菇同食，调节机体免疫力的效果将得到很大提升。

### 三丝鱼卷

●材料
鲨鱼片300克，香菇6朵，韭菜适量，胡萝卜、火腿各100克。

●调味料
A料：盐、1/2小匙，米酒、胡椒粉各1/4小匙，水适量。
B料：水淀粉2大匙。

●做法
1 将韭菜洗净，放入沸水中烫软，捞起，放凉备用；将香菇泡软，去蒂；将胡萝卜去皮，洗净，和火腿一起切丝。
2 将洗净的鲨鱼片切成条，摊平，放入火腿丝、胡萝卜丝及香菇丝，包卷成长筒状；以韭菜扎紧，盛入蒸盘中，移入蒸锅蒸约8分钟，做成鱼卷备用。
3 将锅烧热，放入A料煮沸，加入B料勾芡，淋在鱼卷上即可。

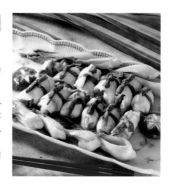

# 鲨鱼+黄瓜→美白淡斑、使肌肤柔嫩

食材
配对
②

鲨鱼维生素A、维生素E含量丰富，黄瓜含有大量的维生素C，维生素A可使皮肤角质代谢正常，改善皮肤粗糙；维生素C能淡化斑点、美白皮肤；此外，维生素A、维生素C、维生素E都是天然的抗氧化剂。鲨鱼和黄瓜同食，可以加强维生素A、维生素E的功效，达到护肤、抗老的效果。

## 什锦鲨鱼片

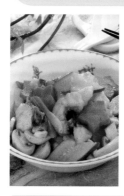

●材料

鲨鱼肉1片，胡萝卜、黄瓜各50克，蛋白1个，蘑菇5朵，葱7根，姜4片。

●调味料

A料：盐、胡椒粉各1/4小匙，米酒1小匙。
B料：盐、胡椒粉各1/4小匙，黄酒1/2小匙，高汤3大匙。
C料：水淀粉1大匙。
D料：植物油适量。

●做法

1 将材料洗净。胡萝卜去皮，黄瓜、蘑菇均切片；将姜去皮，一半切末；将葱切段。
2 将鲨鱼肉切小片，放入碗中，加入葱段、姜片、蛋白及A料腌5分钟，放入加了D料的锅中煎至六分熟，捞出。
3 将姜末放入热油锅中爆香，加入B料煮匀，加入鱼片、其余材料及C料搅匀即可。

 提示 黄瓜→含有丰富的维生素C及矿物质钾，钾可以帮助人体排出多余盐分。生鲜黄瓜中含有维生素C氧化酶，所以加热食用效果比生食好。

# 鲨鱼+玉米→清除自由基、预防心脏病

食材
配对
③

鲨鱼含有维生素A、维生素E，玉米含有微量元素硒，硒具有加强体内维生素E作用的功效，两者同食，能有效清除自由基，减少自由基对身体的伤害，活化免疫系统，预防心脏病、保护红细胞及肌肉组织，还能降低癌症发病率。

## 玉米炒鱼丁

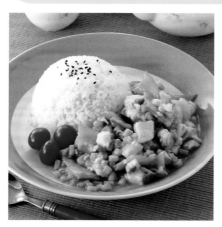

●材料

玉米粒适量，鲨鱼肉2片，豌豆角50克。

●调味料

A料：盐、淀粉各1/4小匙。
B料：盐1/2小匙，米酒1大匙，香油1小匙，胡椒粉、水淀粉各1/4小匙。
C料：植物油适量。

●做法

1 将材料洗净。鲨鱼切小片，拌入A料略腌；将豌豆角去老筋备用。
2 锅中倒C料烧热，放入鲨鱼片略炒，捞出、沥干油备用。
3 锅中留余油烧热，放入豌豆角拌炒，加入玉米粒、鱼片及B料炒匀即可。

●养颜美容、强健骨骼、预防血栓、消除疲劳、健胃开胃、增强免疫力

# 鳕鱼

挑选：以颜色雪白且未解冻过的为宜；
鱼身中间部位切下的全片鳕鱼，品质较好。

清洗：用清水冲洗干净即可。解冻时应放在冰箱冷藏室中而
非置于室温下。

保存：切片鳕鱼容易变质，应趁早食用，或分片
包装，置于冰箱冷冻库保存。

 **主要保健功效** | 鳕鱼为深海鱼类，富含EPA及DHA，可清除血液中过多的胆固醇，利于降低血脂，进而降低心血管疾病的发病率。鳕鱼的热量低，富含多种营养成分，适合瘦身者食用，可预防动脉硬化、贫血、感冒等病症，还有养颜美容之功效。

## 营养烹调方式

切勿将鳕鱼反复冷冻解冻，否则会造成其营养流失及鲜度下降。鳕鱼在烹调前可先用沸水汆烫一下，以去除腥味及血水；蒸鱼时先用大火再转中火，大火可让鱼肉迅速收缩，减少水分流失，并保留鱼肉的鲜味。

## 营养师健康叮咛

鳕鱼子富含维生素A和B族维生素、维生素E等营养成分，能够延缓人体衰老。但因为鳕鱼含嘌呤较高，肾病及心血管疾病、痛风患者不宜多食。

**食材配对①**

## 鳕鱼 + 梅子 →改善视力、保护牙齿

梅子所含的营养成分主要有钙、铁、有机酸，有机酸与钙结合后，易被人体吸收，加上鳕鱼所含的脂溶性维生素A和维生素D，补养效果更佳。维生素A可保护眼睛、改善视力，并预防夜盲症；维生素D则有助人体吸收钙和磷，保护骨骼和牙齿健康，预防骨质疏松。

### 梅子蒸鳕鱼

●材料
鳕鱼1块，姜2片，辣椒1个，腌渍梅适量。

●调味料
鱼露、蚝油、糖各1小匙。

●做法
1 将鳕鱼洗净，用纸巾擦干，备用。
2 辣椒洗净、去蒂及籽后切末；姜去皮后切细丝；腌渍梅去核。
3 将辣椒、姜丝、腌渍梅与调味料一起放入小碗中，拌匀成淋汁备用。
4 将鳕鱼放入蒸盘中，淋入淋汁，封上保鲜膜，置于锅中，放入适量水，蒸约10分钟即可。可以洗净的香菜装饰。

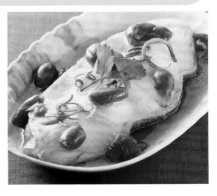

## 食材配对 ❷

# 鳕鱼+葱、姜、蒜→消除疲劳、抗衰老

鳕鱼所含丰富的优质蛋白，是构成肌肉和血液的原料，可加强蒜及葱中的天然抑菌成分——大蒜素的功效，有效预防流行性感冒。葱、姜、蒜等天然香辛料，除了能解腥膻味，还可大大提高蛋白质的吸收率，从而增强体力，有效消除疲劳、抗衰老。

## 豆酥鳕鱼

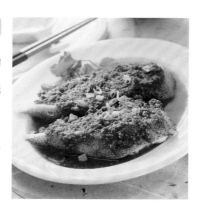

● 材料
鳕鱼2片，蒜2瓣，葱、辣椒各1根，姜3片，豆酥粉3大匙。

● 调味料
A料：米酒1大匙，盐少许。
B料：酱油1大匙，糖、米酒各1小匙。
C料：植物油适量。

● 做法
1 将蒜去皮，辣椒洗净、去蒂及籽，均切末；将葱洗净，去头梗备用。
2 将鳕鱼洗净，放入盘中，加上A料腌渍入味，移入蒸锅，放上姜片和葱，蒸约10分钟至熟，取出备用。
3 在锅中倒入C料烧热，加入豆酥粉、蒜末、辣椒末一起炒至松软；再加入B料以大火炒至起泡，淋在鳕鱼上即可。

## 食材配对 ❸

# 鳕鱼+鲜香菇→美容养颜、增强免疫力、预防癌症

鲜香菇富含维生素C、钾、铁等营养成分，其维生素C可促进人体对鳕鱼中铁的吸收，使脸色红润、预防贫血。鲜香菇含有多糖，可提高人体免疫力，并预防癌症发生，是适合全家人一起食用的健康食物。此外，鳕鱼和鲜香菇都具有低脂肪、低热量的优点，食之有利于瘦身健体。

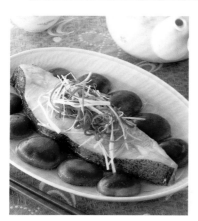

## 鲜菇蒸鳕鱼

● 材料
鳕鱼300克，鲜香菇10朵，葱2根，辣椒1个，姜20克。

● 调味料
盐1小匙，米酒1大匙，植物油2大匙。

● 做法
1 材料洗净。将鲜香菇去蒂，以沸水略烫，捞出沥干水分；将葱切去根部，辣椒去蒂及籽，姜去皮，均切丝备用。
2 将鳕鱼放入盘中，加入盐、米酒，抹匀并腌约10分钟，排入鲜香菇，放入蒸锅中蒸约10分钟，取出。
3 均匀撒上葱丝、姜丝及辣椒丝，淋上2大匙热油即可。

 提示 **鲜香菇**→营养成分介于肉类和蔬果之间，且味道鲜美、易于消化，可帮助人体吸收其他食材中的优质蛋白。

● 改善贫血、增强体力、美容养颜、预防老化、促进幼儿大脑发育

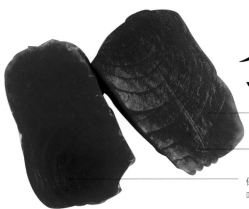

# 金枪鱼

**挑选**：鱼肉表面富有光泽，呈现漂亮的红色，肉身富有弹性者较佳。

**清洗**：购买切片金枪鱼，只需稍加清洗即可。

**保存**：生金枪鱼可用保鲜膜包起，放入冰箱保存。生鱼片当天无法吃完，可将其浸泡在酱油中，次日放在火上烤或煎食。

 **主要保健功效** | 金枪鱼富含DHA，DHA可以抑制脑细胞的老化。金枪鱼还含有EPA，能够减少血栓形成，预防动脉硬化和脑出血，还能增加高密度脂蛋白，减少中性脂肪，预防多种慢性疾病。

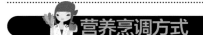 ### 营养烹调方式

生鱼片的肉质暴露在空气中，容易导致营养流失，因此应即买即吃。金枪鱼富含铁，烹调或食用时可淋上柠檬汁，柠檬汁所含的维生素C可促进人体对铁的吸收，改善贫血症状。

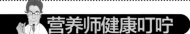 ### 营养师健康叮咛

金枪鱼的嘌呤含量较高，所以高尿酸血症或痛风患者应少吃金枪鱼。金枪鱼肚含有大量脂肪，热量相当高，食时须注意。

**食材配对❶**

## 金枪鱼 + 鲜百合 → 清心安神、养颜美容

金枪鱼含有丰富的优质蛋白、EPA与DHA，可促进血液循环、预防动脉硬化、活化脑细胞、降低胆固醇；其肉质颜色较红，含有较多铁，可改善贫血症状。新鲜百合中的维生素C可促进人体对铁的吸收，还可以清心安神。两者同食，能改善缺铁性贫血，还具养颜美容的功效。

### 百合金枪鱼

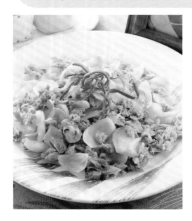

● 材料
鲜百合80克，辣椒1个，油渍金枪鱼罐头1罐，姜2片。

● 调味料
盐1/4小匙。

● 做法
1 将辣椒洗净，切丝；将姜洗净，切末；将鲜百合剥成片，放入水中，加调味料洗净，放入沸水氽烫、捞出。
2 将油渍金枪鱼罐头打开，沥干，倒入盘中，加入辣椒丝、姜末及烫熟的鲜百合拌匀即可。

 **百合** → 含有矿物质、维生素等，这些物质能促进代谢。中医认为百合可润肺止咳、化痰定喘，常食有清心、滋阴及安神的功效。

食材配对 ❷

# 金枪鱼+味噌→预防动脉硬化、改善便秘

金枪鱼含有丰富的优质蛋白，蛋白质是构成细胞、组织、肌肉、器官的主要物质，可调节生理功能，促进生长发育；而味噌含有大豆异黄酮。两者一同食用，营养丰富且热量低，能迅速补充体力。在烹调金枪鱼时加入味噌，还可提升大豆异黄酮的瘦身效果，并能促进胃肠蠕动，解决便秘的问题。此外，金枪鱼富含牛磺酸，可以加强肝脏的解毒作用，并可预防动脉硬化、阿尔茨海默病和血栓，增强体力。

## 味噌金枪鱼

● 材料
金枪鱼2片。

● 调味料
味噌、米酒各1大匙，糖1/2大匙，植物油适量。

● 做法
1 将金枪鱼片洗净后擦干水；将除油外的所有调味料调匀，均匀抹在金枪鱼片上，放入冰箱冷藏室腌渍。
2 洗去金枪鱼片上的腌酱，擦干水。
3 锅中加入1大匙油烧热，放入金枪鱼片，将两面煎熟即可。可以洗净的柠檬片装饰调味。

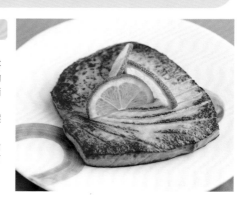

食材配对 ❸

# 金枪鱼+荸荠+葱→使气色红润、预防癌症

金枪鱼含丰富的铁，可促进造血、改善气色、预防贫血、消除疲劳，适合贫血体虚者食用；葱含有丰富的维生素C，可促进人体对铁的吸收。金枪鱼还含有微量元素硒，可以防止脂肪氧化，避免形成过氧化脂质，从而预防细胞老化，降低癌症发病率。

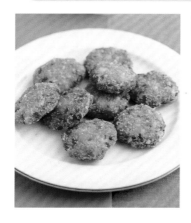

## 辣椒鱼饼

● 材料
金枪鱼250克，辣椒2个，去皮荸荠3个，葱半根，面包粉1/2小匙。

● 调味料
A料：盐1小匙，米酒1/2小匙，淀粉2小匙。
B料：柠檬汁、辣椒丁、醋各适量。
C料：植物油适量。

● 做法
1 材料洗净。用刀背将荸荠拍碎，将葱与辣椒切成细末。
2 鱼肉剁成泥，加入A料、荸荠碎、葱末、辣椒末，搅拌至黏稠。
3 将搅拌好的鱼肉以手捏出如鸡蛋大小的肉饼，蘸上面包粉，放入加了C料且七分热的锅中，炸至金黄色。
4 食用时，蘸B料调成的蘸酱即可。

● 消除疲劳、减脂瘦身、美白护肤、延缓衰老、增强免疫力

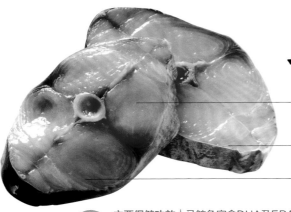

# 马鲛鱼

**挑选：** 肉质有弹性、鱼鳃呈淡红色或鲜红色、眼球微凸且黑白清晰、外观完整、鳞片无脱落、无腥臭味者较佳。

**清洗：** 市售的马鲛鱼多已切片，将表面冲洗干净即可。

**保存：** 清洗处理后，再分片放入保鲜袋中，存放于冰箱冷冻库即可。

 **主要保健功效**｜马鲛鱼富含DHA及EPA，是儿童补脑、老人护心的上佳食品，其鱼脑内的鱼油富含多不饱和脂肪酸，可改善大脑功能；而鱼下巴的肉呈透明胶状，富含胶原蛋白，可美容养颜、延缓衰老。

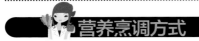
## 营养烹调方式

其鱼油属于多不饱和脂肪酸，非常容易氧化，所以购买后，应尽快食用。最好以清蒸或烤的方式烹调，以保留较多的DHA及EPA。鱼眼附近的脂肪组织含较多Ω-3脂肪酸，可多吃。

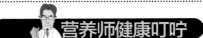
## 营养师健康叮咛

马鲛鱼除富含嘌呤，内脏部分还含大量胆固醇，痛风或高脂血症患者不宜多吃。

---

**食材配对①**

## 马鲛鱼+醋→消除疲劳、减脂瘦身

醋含有丰富的氨基酸、醋酸等营养成分，能让人恢复体力、保持窈窕身体。醋中的氨基酸可加速脂肪的代谢，还能加速马鲛鱼中优质蛋白的代谢，有减脂瘦身之效。且醋富含柠檬酸等有机酸，有解毒、利尿、消除疲劳等作用。

### 马鲛鱼羹

● 材料
马鲛鱼250克，大白菜半个，胡萝卜30克，红薯粉半杯，芹菜末少许。

● 调味料
A料：盐1小匙，蛋白1个，胡椒粉少许。
B料：高汤适量，酱油、陈醋各1大匙，胡椒粉、盐、糖各1小匙。
C料：植物油适量。
D料：水淀粉2大匙。

● 做法
1 将材料洗净。马鲛鱼切成块，用A料腌10分钟，蘸红薯粉入加了C料的锅中炸至金黄色，捞起，沥干备用。
2 将B料煮滚，将大白菜切小片放入煮软；再放入D料勾芡，放入炸过的马鲛鱼块拌匀煮熟。
3 起锅前撒上芹菜末即可。

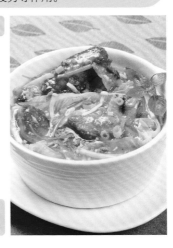

 **提示** 醋→能防止食物腐败、变质，还可预防食物中毒；但含醋的菜肴不宜用铜制锅具来烹调，以免醋与铜相互作用，引起铜中毒。

## 食材配对 ②

# 马鲛鱼+柠檬→美白护肤、延缓衰老

柠檬含有维生素B₁、维生素B₂、维生素C等多种营养成分，其中维生素C不仅可抑制黑斑与雀斑形成，帮助伤口愈合，还可增强马鲛鱼中DHA及EPA等多不饱和脂肪酸的抗氧化作用。此外，柠檬对促进皮肤新陈代谢、延缓衰老及抑制色素沉着等都十分有效。因此，此菜肴具有美白护肤、延缓衰老的功效。

## 香腌马鲛鱼

●材料
马鲛鱼中段约600克，花椒粒4小匙。

●调味料
A料：盐1小匙。
B料：米酒1大匙。
C料：柠檬汁2小匙。

●做法
1 将A料放入干锅中以小火略炒至黄，加入花椒粒炒出香味，制成腌料盛出备用。
2 将马鲛鱼片洗净，沥干水，放入大碗中，加入腌料抹匀并腌渍1日，表面抹上B料，以挂钩吊起，放在通风处风干2小时。
3 将鱼片放入锅中，以小火将鱼煎至两面呈金黄色时起锅，淋上C料即可。

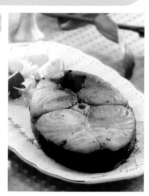

**提示** 柠檬→含有丰富的有机酸，如柠檬酸等，具有很强的抗氧化作用。

## 食材配对 ③

# 马鲛鱼+辣椒+蒜→增强免疫力、延缓衰老

马鲛鱼肉富含的优质蛋白，可以帮助幼儿及青少年生长发育，也可以促进伤口愈合；而且鱼肉的肌纤维较短，吃起来较其他肉类细致嫩滑，容易消化，非常适合幼儿及老年人食用。辣椒含有丰富的辣椒素，蒜含有大蒜素、超氧化物歧化酶等多种具有生物活性的物质，这都使得这道菜同时具有消炎、抗癌、增强免疫力、延缓衰老、预防心血管疾病等多重功效。

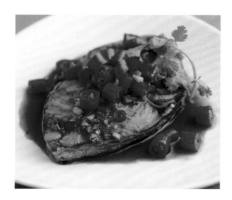

## 红椒马鲛鱼

●材料
马鲛鱼1片，辣椒1个，蒜1瓣，香菜1棵。

●调味料
牛排酱1大匙，蚝油1/2大匙，糖1/4大匙，水1大匙，黑胡椒1/4小匙，橄榄油1大匙。

●做法
1 材料洗净。将马鲛鱼切块，平底锅放橄榄油烧热，加入鱼片以小火两面煎熟，盛出。
2 将辣椒切小段，将蒜去皮切碎，在有余油的锅中爆香后，加入剩余调味料，调匀煮滚后，淋在鱼片上，放上香菜即可。

●预防癌症及动脉硬化、减缓智力退化、改善眼睛疲劳

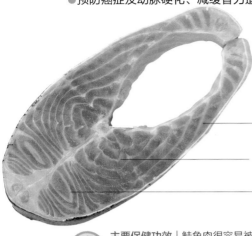

# 鲑鱼

**挑选：**购买切片鲑鱼时，要选择鱼肉上有条状白色脂肪、鱼肉呈漂亮的橙红色者。

**清洗：**因鲑鱼体形较大，市面上多切成片售卖，较少以整条售卖。清洗时，注意将鱼鳞和脏污碎屑冲洗干净即可。

**保存：**将鲑鱼片清洗干净，沥干水后以保鲜盒或拉链袋装好，放入冰箱冷冻库保存，宜趁早食用。

**主要保健功效｜**鲑鱼肉很容易被人体消化、吸收，还含有丰富的EPA和DHA，可激发大脑活力、减少血栓形成；而所含维生素D则有助于人体对钙的吸收，可预防骨质疏松，还有稳定情绪的作用。

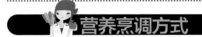 营养烹调方式

鲑鱼肉质鲜美且少刺，所以烹调方法相当多，切片或切块来干煎、烧烤、煮汤都非常可口。其油脂含量丰富，除可增加烹调上的便利，也提高了人体对维生素A等脂溶性维生素的吸收率。

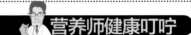 营养师健康叮咛

鲑鱼虽然适合做生鱼片，但因鱼肉容易生长寄生虫，所以，除非买到专供生食的鲑鱼，还是煮熟食用比较安全。由于人工养殖的鲑鱼含有较多人工添加物，因此怀孕及哺乳期妇女及幼童要少吃或不吃。

**食材配对①**

## 鲑鱼+柠檬→抗氧化、预防心血管疾病

柠檬中的维生素C可维持细胞间质的正常结构，亦可保护鲑鱼中的不饱和脂肪酸EPA及DHA，使其能在体内更好地发挥抗氧化作用，避免细胞因老化而产生病变，具有抗衰老、抗癌的作用。此外，EPA及DHA能活化脑细胞，减缓智力退化，并可降低血中胆固醇，减少心血管疾病的发生。

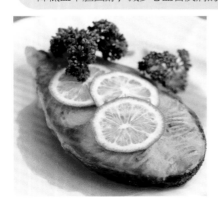

### 烤鲑鱼

●**材料**
鲑鱼600克，柠檬1个。

●**调味料**
蜂蜜6大匙，奶油1大匙，酱油3大匙，胡椒粉少许，植物油适量。

●**做法**

1 将鲑鱼洗净；柠檬挤汁，和除油外的调味料放入小碗中混合，作为腌料。

2 将鲑鱼放入腌料中腌约20分钟至入味。

3 平底锅中放入油烧热，放入鲑鱼略煎至变色，包入锡箔纸中，放入已预热的烤箱里，以200℃烤约10分钟即可。可以洗净的欧芹和柠檬片装饰调味。

食材配对 ②

# 鲑鱼 + 卷心菜 →美容养颜、降低胆固醇

卷心菜中丰富的维生素C可促进鲑鱼中的蛋白质合成胶原蛋白，有维持关节灵活度及皮肤弹性的作用。维生素C还有美白皮肤及淡斑的效果。鲑鱼中的不饱和脂肪酸EPA及DHA与卷心菜的膳食纤维共同作用，可降低血中胆固醇。EPA及DHA还有活化脑细胞、增强记忆力的功效。

## 卷心菜丝炒鲑鱼

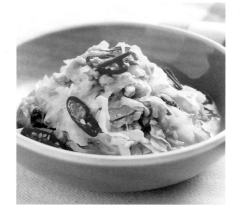

●材料
卷心菜200克，鲑鱼150克，蒜10克，辣椒30克。

●调味料
盐1/2小匙，植物油适量。

●做法
1 将材料洗净。卷心菜切丝，蒜切片，辣椒切斜片。
2 热锅加入1小匙油，将鲑鱼煎熟后压散。
3 另起锅加入2小匙油，加入蒜片爆香，加入卷心菜丝及辣椒片略炒，加入盐及鲑鱼拌炒均匀即可。

提示 卷心菜→含有水溶性维生素，清洗或浸泡前不宜将之细切，以免造成营养成分大量流失。此外，卷心菜也不宜用水煮的方式烹调，油炒能保留较多营养。

---

食材配对 ③

# 鲑鱼 + 黄豆 + 大米 →预防骨质疏松、增强体力

鲑鱼中的维生素D可帮助人体吸收黄豆中的钙，维持血中矿物质平衡，并预防骨质疏松。大米中的淀粉可分解成葡萄糖，供给人体活动所需能量；搭配鲑鱼中丰富的B族维生素，有增强体力、消除疲劳的作用。鲑鱼中的不饱和脂肪酸EPA、DHA与黄豆中的大豆卵磷脂皆具有防止血管硬化、预防心血管疾病的功效。黄豆丰富的膳食纤维亦具有降低血中胆固醇、促进排便的功效。

## 鲑鱼炒五谷饭

●材料
鲑鱼200克，黄豆、薏仁、葱各20克，米饭1碗，鸡蛋1个，生菜100克，胡萝卜50克。

●调味料
植物油1小匙，胡椒粉1/2小匙。

●做法
1 材料洗净。分别将黄豆、薏仁泡水后蒸熟，葱切葱花，生菜切丝，胡萝卜切丝。
2 热锅加入1小匙油，将鲑鱼煎熟后压散。
3 加鸡蛋炒散，加入葱花及其余调味料略炒后，加入米饭、薏仁、黄豆拌炒。
4 加入生菜丝及胡萝卜丝拌炒均匀即可。

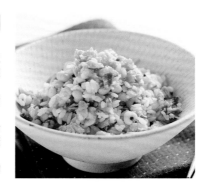

●促进钙吸收、促进骨骼发育、预防贫血

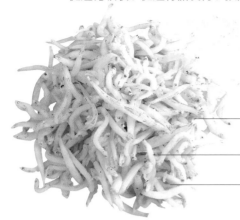

# 银鱼

挑选：鱼体呈自然白色者较佳。

清洗：用水冲洗后沥干即可。

保存：放在保鲜盒内，放入冰箱冷冻保存。

 **主要保健功效**｜银鱼的脂肪含量少，钙含量却相当丰富，并且含有维生素A和维生素C以及钠、磷、钾等营养成分；而且其鱼骨极细软，容易被人体消化吸收，对人体骨骼发育十分有益，适合婴幼儿、孕妇及老年人食用，可强健骨骼。

## 营养烹调方式

银鱼常被覆以盐保存，因此烹煮时不要添加大量盐调味，否则可能摄取过多盐分。银鱼钙含量丰富，可与蔬菜一同煮汤，或与鸡蛋一起烹调，能促进钙吸收。

## 营养师健康叮咛

选购银鱼时，要注意鱼身是否干爽，色泽是否自然明亮，鱼的颜色也不要太白。

**食材配对**

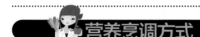

## 银鱼+苋菜→促进骨骼发育、预防贫血

银鱼及苋菜的钙含量很高，苋菜中的镁可促进人体对钙的吸收，且因苋菜不含草酸，不会与钙结合而阻碍其吸收，故对于生长发育中的青少年或孕期、哺乳期妇女而言大有裨益。苋菜中铁和维生素C的含量也很高，可使红细胞正常增殖，预防贫血。

### 银鱼炒苋菜

●**材料**
苋菜300克，银鱼50克，蒜末1小匙，姜片2片，水适量。

●**调味料**
植物油1大匙，米酒、香油各1小匙，盐1/2小匙。

●**做法**
1 将苋菜洗净，切段；将银鱼洗净，沥干；将姜片去皮，切丝。
2 在锅中加入1大匙油烧热，爆香蒜末、姜丝，放入苋菜段、银鱼及其余调味料以大火快炒，加入适量清水，炒至苋菜软化即可。

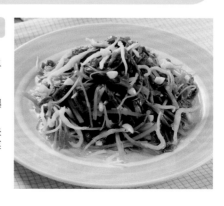

●预防癌症、改善贫血、养颜美容、预防感冒、加速伤口愈合、强健骨骼

# 鲈鱼

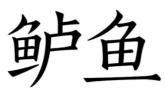

**挑选：**选择鱼鳃鲜红，眼睛清澈、不浑浊者，且应避开秋、冬产卵季，以免美味打折。

**清洗：**鲈鱼腹部的白色内膜带有一点苦味，应去除；其鱼鳞细密，应刮除干净。

**保存：**趁新鲜食用为佳。若需保存，可清洗处理后，装入保鲜袋内，放进冰箱冷冻保存。

 **主要保健功效** | 鲈鱼的维生素A、维生素D和铁含量丰富。维生素A可以保护黏膜健康，还可以预防夜盲症；而维生素D可促进人体对钙的吸收；铁是重要的造血成分，和血液中红细胞的生成有关，可以预防贫血。

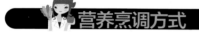 **营养烹调方式**

新鲜的鲈鱼可以生吃，也可以用醋腌、清蒸、红烧、烧烤和炖汤食用。鲈鱼含有铁，食用前添加些含有维生素C的柠檬水，可提升铁的吸收率。生食鲈鱼前应先洗净及消毒，以免感染寄生虫。

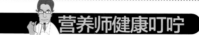 **营养师健康叮咛**

鲈鱼可促进伤口复原，但并不适宜手术后马上食用，因为过早食用鲈鱼，会使伤口愈合的速度加快，并在伤口上形成突出的肉芽，反而不美观。

**食材配对**

## 鲈鱼+胡萝卜+甜椒→保护眼睛、防止皮肤粗糙

胡萝卜与甜椒富含β-胡萝卜素及维生素C，具有抗氧化的效果。β-胡萝卜素在体内转化为维生素A，可以保护眼睛，预防皮肤粗糙。鲈鱼的蛋白质可合成胶原蛋白，胡萝卜富含的维生素C则可促进胶原蛋白的合成，增强皮肤的弹性。

## 五柳鱼

**●材料**

鲈鱼400克，青椒、红椒、黄椒、蒜末、姜各30克，香菇10克，葱60克，香菜少许。

**●调味料**

A料：水适量，酱油1大匙，糖1小匙，胡椒粉少许，米酒1大匙。
B料：香油少许，陈醋适量。
C料：植物油适量。

**●做法**

1 将鲈鱼洗净，用葱、姜煮水泡15分钟，入适量C料锅中煎熟。

2 将青椒、红椒、黄椒均洗净，切丝。

3 锅中放剩余C料，爆香蒜末，加入鲈鱼和A料，煮至鱼入味；然后捞出放于盘上，将其余材料放入汤汁中煮熟；起锅前淋入B料，浇在鱼上，撒上洗净的香菜即可。

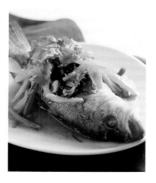

●保护皮肤黏膜、促进血液循环、消除宿醉

# 虱目鱼

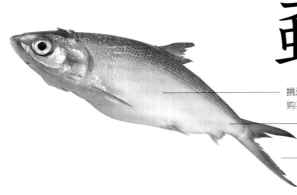

**挑选**：最好选择新鲜的虱目鱼，冷冻过的肉质会变差。购买时，要选择鱼肉结实、鱼鳞完整、鱼鳃鲜红者。

**清洗**：刮除鱼鳞后，将鱼鳃和内脏去除。新鲜虱目鱼的肠肚也可以食用。

**保存**：应趁新鲜食用。放入冰箱冷冻保存时，一定要先清洗干净。

 **主要保健功效**｜虱目鱼富含维生素$B_2$，可保护皮肤黏膜，促进皮肤、指甲和头发生长，增强人体对疾病的抵抗力；所含烟酸则能保护皮肤和黏膜健康，维持消化系统正常运作，促进血液循环，还可缓解宿醉，适合经常喝酒、皮肤干涩和体质虚寒的人食用。

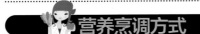 **营养烹调方式**

　　虱目鱼可以干煎、炭烤、红烧、加豆豉同蒸或者油炸，清蒸和少油炸的烹调方式能保留较多的营养成分。另外，由于虱目鱼的鱼皮含有丰富的胶质，干煎时，不宜放太多油，以免热油四溅。

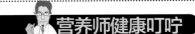 **营养师健康叮咛**

　　虱目鱼鱼肚的脂肪含量相当高，加之属于高嘌呤的鱼类，所以高尿酸血症或高脂血症患者在食用时要节制一些。

**食材配对❶**

## 虱目鱼+白萝卜→抗氧化、美容养颜

　　虱目鱼搭配清爽的白萝卜，不仅可增加纤维素的摄取，还能补充维生素C。虱目鱼中的维生素A、维生素E，加上白萝卜中的维生素C，能让抗氧化功效更充分地发挥出来。维生素A可改善皮肤角质化造成的粗糙状态；维生素C具有美白祛斑的作用，还能促进胶原蛋白的合成，使皮肤净白、紧实有弹性。

### 白丝虱目鱼

●材料
虱目鱼1尾，白萝卜1根，老姜4片，葱末 1 大匙，香菜适量。

●调味料
盐1/2小匙，米酒1大匙，植物油2大匙。

●做法
1 将虱目鱼洗净，去除内脏，擦干水，切段；将白萝卜去皮，洗净，切成粗条。
2 炒锅中放入油，放入姜片爆香，放入虱目鱼，煎至两面微黄后盛出。
3 在汤锅中放入略煎过的虱目鱼及白萝卜条，加入适量清水，以小火焖煮约2小时后开盖，加入除油外的调味料，煮沸后熄火，起锅前撒入葱末及香菜即可。

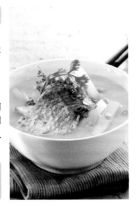

 **提示** **白萝卜**→含有丰富的维生素C与矿物质锌，也含有丰富的膳食纤维及淀粉酶，能帮助淀粉分解，但因维生素C及淀粉酶均不耐高温，所以生吃时营养价值更高。

**食材配对②**

# 虱目鱼+竹笋→促进儿童发育、增强脑力

虱目鱼富含DHA、EPA，具有预防视力退化、活化脑细胞的功效；竹笋中富含蛋白质及膳食纤维；两者同食，不仅能促进儿童生长发育，还能增强脑力、预防便秘。

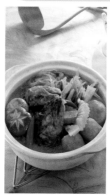

## 咖喱砂锅鲜鱼

●**材料**

新鲜虱目鱼头1个，笋片150克，洋葱、大白菜各1/2个，辣椒2个，香菇4朵，粗粉条1/2把，蒜2瓣，葱2根，小油豆腐5个，月桂叶2片。

●**调味料**

A料：咖喱粉2大匙。
B料：辣豆瓣酱1大匙。
C料：植物油3大匙。
D料：盐1/2小匙。

●**做法**

1 将虱目鱼头洗净，擦干水，放入有适量C料的锅中煎至两面呈金黄色，捞出、沥干油。

2 将洋葱去皮，辣椒洗净，均切斜片；将大白菜洗净，剥片；将蒜去皮，切片；将葱洗净，切段；将香菇洗净，切十字；将粗粉条放入水中浸泡至软，捞出、沥干水备用。

3 锅中倒入剩余C料烧热，爆香蒜片、洋葱片、葱段、辣椒片，加入A料炒香，再加入B料拌匀；锅中注水至八分满，以大火煮沸，依序加入鱼头、大白菜、笋片、小油豆腐、香菇、粗粉条及月桂叶煮至熟透，放入D料调味即可。

 **提示** **竹笋**→属于低糖、低脂肪、高纤维的食物，能提供饱腹感、促进胃肠蠕动、改善便秘，对于减肥者或是不爱吃青菜的人来说，是绿叶蔬菜的上佳替代品。

---

**食材配对③**

# 虱目鱼+花生→强健骨骼、改善贫血

虱目鱼富含钙、磷、钾、钠、镁、铁、锌，可搭配富含磷、维生素K及叶酸的花生一起食用。维生素K可以提高钙的吸收率、促进血液正常凝固；而磷可以和钙形成磷酸钙，它是构成牙齿及骨骼的重要成分；叶酸和铁共同作用，可以预防贫血、消除疲劳。

## 花生鲜鱼

●**材料**

虱目鱼1尾，花生仁2大匙，蒜末、松子仁、辣椒末各1小匙，葱花、青椒丁、胡萝卜丁各1大匙，香菜少许。

●**调味料**

A料：盐、胡椒各1/3小匙，姜汁、米酒各1/2小匙，糖1大匙。
B料：红薯粉4大匙。
C料：西红柿酱、米酒、陈醋各2大匙，水适量，淀粉1小匙。
D料：植物油适量。

●**做法**

1 将虱目鱼由鱼背剖开成两片鱼肉，剔除鱼脊骨，鱼尾留用，并斜切去除腹刺；将鱼肉切交叉纹，须刀刀见皮，但不能切断。

2 将切好的鱼肉加入A料拌匀，均匀蘸裹B料，放入有D料的锅中煎至两面呈金黄色，捞出、排入盘中备用。

3 锅中放余油烧热，爆香蒜末、辣椒末，加入C料煮沸；放入葱花、青椒丁、胡萝卜丁拌匀熄火，再倒入盘中，撒上花生仁、松子仁及香菜即可。

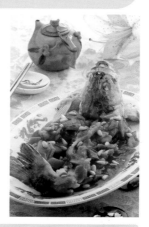

 **提示** **花生**→含多不饱和脂肪酸，可降低胆固醇；还含有一种多酚类物质，可防止血小板异常凝集，保护心血管健康。但应避免食用发霉的花生，以免摄入黄曲霉素而影响身体健康。

●增强体力、保持皮肤光滑、改善贫血、降血压、增强记忆力

# 吴郭鱼

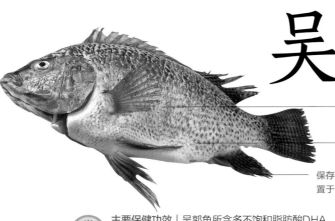

**挑选**：最好挑选眼睛透明、鱼鳃鲜红、肉质紧实者，较为新鲜。

**清洗**：将鱼鳞刮除后，去除鱼鳃和内脏，再根据烹调方式进行处理。

**保存**：要趁新鲜食用。需要保存时，必须清洗、处理后，置于保鲜袋内，放入冰箱冷冻保存。

 **主要保健功效**｜吴郭鱼所含多不饱和脂肪酸DHA，为眼睛及大脑正常发育所必需的营养成分；含有丰富的蛋白质，有助于增强体力，同时含有胶原蛋白，可使皮肤保持光滑；钾含量较高，可降低血压；富含铁，可预防和改善因缺铁引起的贫血。

## 营养烹调方式

吴郭鱼是人工养殖鱼类，容易感染细菌或寄生虫，故食用前必须彻底洗净，以免引发腹泻或胃肠炎。吴郭鱼用来清蒸、干煎、红烧或煮汤都很适合，若担心土腥味太重，可搭配葱、姜一同烹调。

## 营养师健康叮咛

吴郭鱼属于嘌呤含量较高的食物，会增加体内尿酸浓度，进而引起痛风，故尿酸偏高或痛风患者不宜食用。

**食材配对①**

## 吴郭鱼+豆腐→预防骨质疏松

吴郭鱼含有丰富的钙，而豆腐也是补钙的好食材。豆腐含有大豆异黄酮等类似雌激素的成分，具有促进钙吸收和沉积的作用。两者同食，即可以补钙，又可以预防更年期不适症状及骨质疏松。

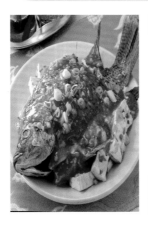

### 豆腐烧鱼

●**材料**
老豆腐1块，吴郭鱼600克，酒酿1小匙，葱2根，姜2片，蒜1瓣。

●**调味料**
**A**料：豆瓣酱2大匙。
**B**料：高汤适量，糖、米酒各1小匙。
**C**料：水淀粉2大匙。

●**做法**
1 将葱洗净，姜去皮、洗净，均切末；将蒜去皮，磨成泥；将老豆腐洗净，擦干水，切条；吴郭鱼去除内脏及鳞片，洗净，鱼身轻划数刀备用。
2 干锅烧热，放入姜末、蒜泥及A料炒香，加入老豆腐条、吴郭鱼、酒酿及B料煮开，改小火焖煮15分钟，捞出吴郭鱼备用。
3 锅中汤汁继续加热，加入葱末及C料勾芡，浇在吴郭鱼上即可。

 **提示 豆腐**→不含胆固醇，有助于降低胆固醇；所含卵磷脂对神经、血管及大脑的发育有益。

**食材配对❷**

# 吴郭鱼+西红柿→增强记忆力、预防高血压

吴郭鱼含有大脑发育所必需的不饱和脂肪酸DHA，以及维生素B₁、维生素B₂，搭配西红柿所含的维生素B₆，有助于增强记忆力。此外，吴郭鱼、西红柿均含钾，有助于降低血压；加上西红柿可以降低血液中低密度脂蛋白、甘油三酯的浓度，还可以清除自由基，防止低密度脂蛋白氧化，对血压、血脂的调节都有正面作用。

## 茄香糖醋鱼

●**材料**
吴郭鱼1尾，葱1根，西红柿2个，姜半块。

●**调味料**
A料：糖3大匙，白醋、酱油各适量。
B料：淀粉1小匙，水3大匙。
C料：植物油适量。

●**做法**
1 将葱洗净，切长段；将西红柿洗净，切大块；将姜洗净，切细丝。
2 将鱼洗净，在鱼身两面各斜划3刀。
3 将鱼以纸巾拭干，锅中倒C料烧热，放入吴郭鱼，先将一面煎至呈金黄色，再翻面煎黄，移至锅边。
4 放入姜丝、西红柿块及葱段爆香，待西红柿炒软后，转小火，放入A料煮至汤汁香浓，加入调匀的B料勾芡，将鱼翻面烧至入味即可。

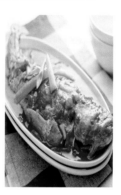

**食材配对❸**

# 吴郭鱼+葱→增强体力、稳定情绪

吴郭鱼的土腥味可用葱味来掩盖，使鱼肉吃起来鲜美。吴郭鱼富含维生素B₁，可促进消化，维持神经、肌肉和心脏的正常功能，能使精神状态保持良好；搭配富含维生素B₁、维生素E及大蒜素的葱一起食用，有滋补强身、消除疲劳、恢复体力、稳定情绪、集中注意力的功效。

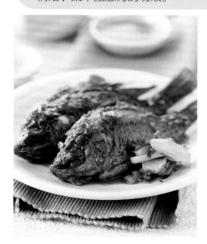

## 葱卤吴郭鱼

●**材料**
吴郭鱼2尾，葱3根，姜2片，高汤适量。

●**调味料**
A料：醋1小匙，胡椒粉1/4小匙，米酒1/2小匙。
B料：植物油适量。

●**做法**
1 将葱洗净，切段；将姜片切丝；将吴郭鱼去除鱼鳞及内脏，洗净，擦干水，放入有B料的锅中，小火煎至两面呈金黄色、捞出，再放入葱段爆香、捞出。
2 锅中余油继续烧热，爆香姜丝，排入吴郭鱼及葱段，倒入高汤及A料盖过食材，大火煮沸后改小火煮约30分钟即可。

 **提示** **葱**→刺激性的气味来自具有挥发性的硫化丙烯，此成分可抗菌、杀菌。吃葱时可多吃葱叶，因其营养成分含量较高。

●改善动脉硬化、预防血栓形成、防衰抗老、消除疲劳、保护胃肠黏膜

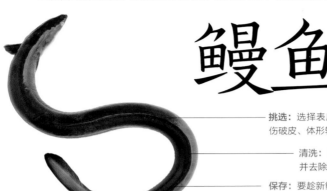

# 鳗鱼

**挑选：**选择表皮光滑、肉质紧实、呈青蓝色、没有受伤破皮、体形较大者。蒲烧鳗以肉质厚实为佳。

**清洗：**清洗鳗鱼时，要将表面的黏液洗净，并去除内脏。

**保存：**要趁新鲜食用。保存时，可放在冰箱冷冻库，但会影响口感。

 **主要保健功效│**鳗鱼富含蛋白质，DHA和EPA含量也十分丰富，可改善动脉硬化、预防血栓形成；所含维生素E可避免DHA和EPA被氧化，从而更好地发挥其抗老化作用；所含维生素B$_2$有助于消除疲劳；多糖则可保护胃肠黏膜，促进消化。

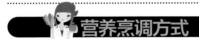 **营养烹调方式**

鳗鱼富含蛋白质及脂肪，最适合煮汤和红烧。鳗鱼的血含血清毒，有溶血作用，不宜生吃，加热后就会失去毒性，因此要煮熟食用。鳗鱼中的脂肪可能对胃肠虚弱者造成负担，可改用清蒸方式烹调，减少脂肪摄入。

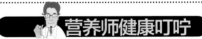 **营养师健康叮咛**

鳗鱼胆固醇含量偏高，血脂偏高者或心血管疾病患者不宜过量食用，也不宜搭配其他高胆固醇的食材一同烹煮。

**食材配对①**

# 鳗鱼＋蒜→降血脂、预防心血管疾病

鳗鱼含有大量的DHA和EPA，有降低血中胆固醇、预防血栓形成、改善动脉硬化、预防心血管疾病的功效；而蒜中的含硫化合物可以直接抑制肝脏中胆固醇的合成，其中的甲基烯丙基三硫醚和二烯丙基二硫具有很强的抗血小板聚集作用。两者同食，具有很强的降血脂功效。

## 蒜烧鳗鱼

●材料
鳗鱼1/2段，去皮蒜粒30克，姜末1小匙，辣椒1个，高汤适量。

●调味料
A料：米酒、酱油各1/2大匙，淀粉1大匙。
B料：酱油、米酒各1大匙，糖1/2大匙，香油1小匙。
C料：植物油适量。

●做法
1 将鳗鱼洗净，切成长约2厘米的段，加入A料拌匀。
2 锅中放C料烧热，放入洗净的蒜炸至金黄色捞起，再放入鳗鱼煎至外皮酥黄，捞起备用。
3 锅中留余油，爆香姜末和辣椒，加入高汤和B料煮沸，放入蒜酥和鳗鱼，煮至汤汁收干即可。可以洗净的芹菜叶装饰。

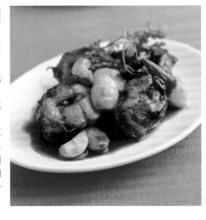

食材
配对
❷

# 鳗鱼+枸杞子→延缓视力衰退、预防夜盲症

鳗鱼的维生素A含量非常高，能有效保护视力健康，对预防干眼症、夜盲症等眼部疾病都有很好的作用，还能抗肿瘤、清除自由基，有助于抗老化；枸杞子含有类胡萝卜素，同样具有提高视力的效果。两者搭配食用，效果更佳。

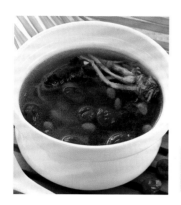

## 枸杞子鳗鱼汤

●材料

鳗鱼500克，红枣、枸杞子各20克，当归2片。

●调味料

米酒、盐各1大匙，水适量。

●做法

1 将红枣、枸杞子及当归均洗净；鳗鱼去除内脏、洗净，切成段，放入沸水汆烫，捞出。

2 取炖盅，放入鳗鱼段、红枣、枸杞子及当归，加入调味料调匀，放进蒸锅中，以小火蒸至熟烂即可。

 提示 **枸杞子**→含有丰富的类胡萝卜素，具有明目、保肝、补肾之效。它是一种甘味食材，带有自然的甜味，加上颜色鲜红亮丽，是很好的提味配色食材。

食材
配对
❸

# 鳗鱼+香油→消除疲劳、预防动脉硬化

鳗鱼含有丰富的胶原蛋白，具滋补养身之效。香油富含维生素E及不饱和脂肪酸，摄取不足时易影响身体各项功能；香油亦能防止胆固醇沉积在血管壁上，避免动脉硬化及高血压的发生。此外，香油还可以促进人体对鳗鱼中钙的吸收。

## 香油鳗鱼

●材料

鳗鱼500克，老姜100克。

●调味料

香油3大匙，米酒适量，盐1小匙。

●做法

1 将鳗鱼洗净，切块；将老姜洗净，切片。

2 锅中放香油烧热，将老姜片爆香，放入鳗鱼块炒匀，加入米酒和盐，以小火煮15分钟即可。

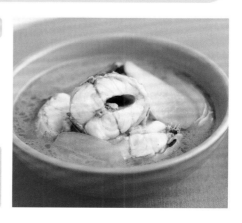

 提示 **香油**→它的营养成分及特殊香味是其价值所在。其含不饱和脂肪酸，亦含丰富的维生素E，在体内可提高酶的活性，防止脂质氧化，延缓衰老。

●促进细胞再生、缓解疲劳、增强体力、降血压、消除水肿

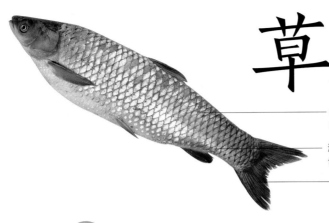

# 草鱼

挑选：以鱼鳃鲜红、鱼鳞完整、眼睛透明、体形较大者为佳。较小的草鱼肉质太软，口感不佳。

清洗：刮除鱼鳞后，去鱼鳃、内脏，切成小段备用。

保存：处理、清洗后，切成适当大小，分装在保鲜袋中，放入冰箱冷冻保存。

**主要保健功效** | 草鱼含维生素A，可促进黏膜与视力健康；所含B族维生素可促进蛋白质和脂肪的分解，促进细胞再生，缓解疲劳感；钾含量丰富，有助于降低血压，消除水肿。

## 营养烹调方式

草鱼体形较大，将头、身和尾部切开后，可以分别采用糖醋、熏制、烧烤、煮汤、煮粥、油炸、红烧等方式制作菜肴，其中又以煮汤的方式最能保留营养成分。

## 营养师健康叮咛

草鱼的胆有毒，食用后可能引起急性肾衰竭等中毒症状，不可食用。万一处理鱼身时不小心沾到其胆汁，可用米酒擦拭，去除苦味。

**食材配对❶**

## 草鱼 + 豌豆 → 消除水肿、降血压

草鱼富含钾，可加速血液循环，促进体内废物排出，还可降血压、消除身体水肿。而豌豆丰富的膳食纤维有助预防便秘、降低血脂、稳定血压；含有的植物性雌激素，可改善更年期不适症状。

### 醋溜鱼卷

●材料
草鱼中段500克，金针菇、香菇丝、洋葱丁、胡萝卜丝、葱丝各适量，辣椒丁、豌豆仁各2大匙，淀粉适量。

●调味料
A料：米酒、盐1/2各大匙。
B料：西红柿酱、糖各3大匙，清水、醋各4大匙。
C料：植物油适量。
D料：水淀粉适量。

●做法
1 将材料洗净。鱼肉切成薄片，放入A料腌20分钟；取出后，将鱼片包入金针菇、香菇丝、胡萝卜丝，蘸上淀粉，下烧热C料的锅中炸，熟后盛盘。
2 锅中留余油，爆香洋葱丁、辣椒丁后，加入B料及豌豆仁煮沸，用D料勾芡，淋在鱼卷上，最后加上葱丝即可。

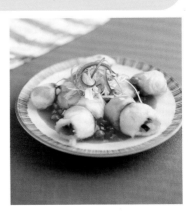

**食材配对 ❷**

# 草鱼 + 蒜苗 →改善肤质、预防心血管疾病

草鱼含维生素A，可使角质代谢正常；蒜苗中维生素C的含量丰富，可使皮肤白皙。维生素A、维生素C均可抗氧化，保护血管壁健康，加上蒜苗可以降低胆固醇，避免过多的胆固醇沉积在血管壁上。两者搭配食用，可预防心血管疾病。

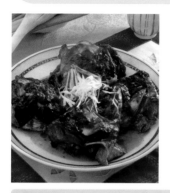

## 红烧鱼头

●材料
草鱼头约900克，蒜、姜各10克，蒜苗40克。

●调味料
**A**料：胡椒粉1/4小匙，糖、米酒各1小匙，酱油、醋各2大匙。
**B**料：水淀粉2大匙。
**C**料：香油1小匙。
**D**料：植物油1大匙。

●做法
1 将蒜、姜均洗净去皮，切末；将蒜苗洗净，取蒜白切成丝。
2 将草鱼头对半剖开，去除鱼鳃，洗净备用。
3 锅中倒入**D**料烧热，放入姜末及蒜末爆香，加入鱼头及**A**料，再加水淹过鱼头，以大火煮沸，改小火焖烧至汤汁剩下1/3，加入**B**料勾芡，淋入**C**料，撒上蒜白丝即可。

> **提示** **蒜苗**→蒜苗含有多种生理活性物质，以含硫化合物为主，具有杀菌、改善血液循环的效果，其特殊的气味也由此而来，还可以帮助消化、促进食欲。

---

**食材配对 ❸**

# 草鱼 + 虾 →促进新陈代谢、预防甲状腺肿大

草鱼中维生素A含量丰富，虾富含微量元素碘及硒，硒能帮助碘合成甲状腺激素，而维生素A能帮助甲状腺维持正常功能。三种营养成分搭配组合，可以预防并改善甲状腺肿大。此外，虾中的B族维生素及碘还可促进新陈代谢、消除疲劳。

## 什锦海鲜汤

●材料
草鱼150克，虾、小乌贼各100克，胡萝卜1根，洋葱1/2个，芹菜2根，金针菇50克，白酒1/4杯，高汤5杯，欧芹叶适量。

●调味料
盐1/4小匙，黑胡椒粒少许。

●做法
1 将胡萝卜、洋葱洗净去皮，切块；将芹菜洗净，切段；将草鱼洗净，切片；将小乌贼洗净，切块；将虾和金针菇洗净。
2 将胡萝卜、洋葱放入锅中，加入芹菜段与高汤熬煮约20分钟，捞出蔬菜，撇净浮沫。
3 汤汁继续加热，加入白酒煮至酒精挥发，加入海鲜材料及金针菇煮沸，加盐、黑胡椒粒调味，食用前撒上干净欧芹叶即可。

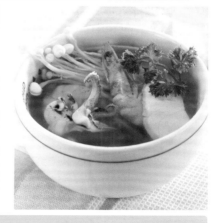

> **提示** **虾**→含有维生素A及牛磺酸，有益于保护视力健康，其胆固醇大多存在于虾头及虾卵中，所以只要去除这两个部位，虾就称得上是高蛋白、低脂肪、低胆固醇的健康食材。

●补充脑力、延缓衰老、强化肝功能、保护视力、预防阿尔茨海默病

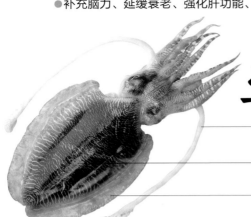

# 墨鱼

挑选：皮膜完整有光泽、摸起来富有弹性者较新鲜。

清洗：去除内脏及软骨，撕去外膜，洗净后依需求改刀。

保存：依所需方式改刀后，洗净擦干水分，放入保鲜袋中，压出空气，可冷冻保存约1个月。

 **主要保健功效** | 墨鱼中蛋白质含量达15%左右，脂肪含量则不到2%，适合瘦身者食用。富含EPA、DHA以及维生素E，加上大量牛磺酸一起作用，能减少血管壁内胆固醇的沉积，另外还可补充脑力、延缓老化、强化肝功能、保护视力、预防阿尔茨海默病，很适合中老年人食用。

## 营养烹调方式

墨鱼可以烫熟后蘸五味酱（葱、姜、蒜、酱油、白醋、糖等）食用，或以凉拌的方式烹调，可以充分突显墨鱼低热量的特色，是热量低、营养价值高的佳肴。春天是墨鱼的产卵季节，这时的墨鱼最好吃。

## 营养师健康叮咛

墨鱼虽然脂肪含量低，但嘌呤含量颇高，经过人体代谢后会产生尿酸，使尿酸在血液中含量增加，所以尿酸偏高者需控制食用量。

**食材配对❶**

## 墨鱼+九层塔→提升食欲、促进生长

墨鱼中富含的蛋白质，对于正在生长发育的儿童或处于康复期的患者来说，是很重要的营养成分。九层塔含有丁香酚，可安神、开胃、改善筋骨酸痛及血液循环；富含钙，可以促进生长发育。两者搭配食用，对于生长发育阶段的儿童或青少年来说，非常不错。

### 三杯墨鱼

●材料
墨鱼400克，姜50克，大蒜5瓣，辣椒1个，九层塔20克。

●调味料
A料：香油2大匙。
B料：米酒1/2杯，酱油1/4杯，糖1大匙。

●做法
1 将墨鱼去除内脏及软骨，撕去外膜，洗净并切片；将姜、辣椒均洗净，切片；将蒜去皮，拍碎；将九层塔摘下嫩叶，洗净备用。
2 锅中倒入A料烧热，爆香姜片，放入墨鱼片、蒜碎及辣椒片炒熟，加B料以小火焖煮至汤汁烧干，加入九层塔炒香即可。

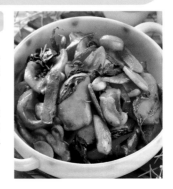

食材
配对
**②**

# 墨鱼 + 韭菜 →增强体力、预防心脏病

墨鱼含有维生素E、不饱和脂肪酸及大量的牛磺酸，韭菜含有B族维生素、大蒜素及类胡萝卜素。大蒜素可刺激肠道蠕动、帮助排便顺畅，也能促进人体对维生素B$_1$的吸收与利用，减少维生素B$_1$的损耗，使能量代谢正常，缓解疲劳。两者同食，其中的维生素E及不饱和脂肪酸可使类胡萝卜素更充分地被人体吸收，具有明目、保肝、消除疲劳之效，还能预防心脏病。

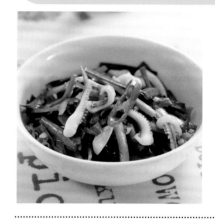

## 墨鱼炒韭菜

●材料
墨鱼150克，韭菜300克，蒜3瓣，辣椒1个。

●调味料
植物油适量，盐1小匙，米酒、香油各1大匙。

●做法
1 将墨鱼去除内脏及薄膜，洗净，切成3厘米的条，放入沸水中余烫约5秒，捞出。
2 将韭菜洗净，切长段；将蒜去皮，辣椒洗净，均切片。
3 锅中倒入适量油烧热，爆香蒜片，加入墨鱼条、韭菜段、辣椒片及剩余调味料，以大火拌炒均匀即可。

 提示 **韭菜**→富含叶绿素，能改善贫血症状，其所含挥发油和含硫化合物还能抑菌杀菌、增进食欲。

食材
配对
**③**

# 墨鱼 + 杧果 →保护眼睛、消肿、降血压

墨鱼中的蛋白质含量丰富，脂肪含量却很低，其丰富的牛磺酸和杧果中丰富的类胡萝卜素搭配，对保护视力十分有益。此外，杧果中的钾含量丰富，有利于水液代谢以及血压的控制。杧果口感好，这让它十分适合被做成凉拌的菜肴。

## 色拉墨鱼

●材料
冷冻墨鱼身300克，奶酪粉适量，什锦水果罐头1罐，哈密瓜1个，杧果1个，草莓2个。

●调味料
色拉酱100克，植物油适量。

●做法
1 将哈密瓜对切一半，去籽，洗净，果肉挖出切丁，外皮刻花；将杧果去皮、去核，切丁；将草莓洗净，去蒂，切丁；将什锦水果罐头打开，滤除汤汁备用。
2 将墨鱼身解冻，切小段，沥干水，均匀蘸裹奶酪粉，放入约160℃的热油锅中炸至金黄色，捞出，沥干待凉。
3 将炸好的墨鱼段放入碗中，加入罐头水果、哈密瓜丁、草莓丁和杧果丁，淋入色拉酱拌匀，装入哈密瓜盅中即可。可以洗净的樱桃装饰。

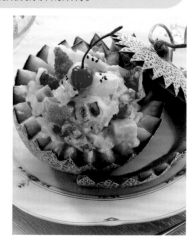

● 保护牙齿及骨骼健康、改善贫血症状、降低胆固醇

# 鱿鱼

**挑选：** 新鲜鱿鱼以体腔圆滚、有弹性、表层薄膜完好者为佳；干鱿鱼以干燥度高、体表有白粉者为佳。

**清洗：** 新鲜鱿鱼需先去除内脏，剥去薄膜，再用水冲洗；干鱿鱼需先用水泡发。

**保存：** 内脏清除干净后，放入保鲜袋中，放进冰箱冷藏。若要保存较长的时间，则要冷冻。

**主要保健功效** | 鱿鱼富含DHA、EPA和大量牛磺酸，可以有效减少血管内壁上胆固醇的沉积。所含的钙有助于维持牙齿和骨骼的健康，而维生素$B_6$、维生素$B_{12}$可以改善贫血症状，因此鱿鱼特别适合骨质疏松或贫血患者食用。

## 营养烹调方式

鲜鱿鱼中有一种多肽成分，会影响胃肠蠕动，所以最好煮熟再食用，以免造成消化不良。鱿鱼中的钠含量很高，所以尽量以清淡的方式烹调，不要加入过量的调味品，以免使血压升高。

## 营养师健康叮咛

鱿鱼中有诱发皮肤瘙痒的过敏物质，不适合过敏体质的人食用。

**食材配对①**

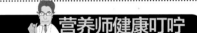

## 鱿鱼 + 辣椒 → 帮助消化、降低胆固醇

鱿鱼不易消化，所以可搭配膳食纤维含量丰富的辣椒以帮助消化。而辣椒还富含鱿鱼所缺乏的营养成分，尤其是维生素C，配合鱿鱼中的牛磺酸，可更有效地降低血压及胆固醇。辣椒特有的辛辣味，能让本身钠含量就高的鱿鱼不需要太多的调味料就能够美味上桌。两者相配合，可让人体摄取到的营养成分种类更完整，还能减少钠摄入量，并且帮助消化。

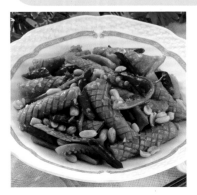

### 宫保鱿鱼

**● 材料**

水发鱿鱼500克，花生仁、干辣椒各20克，姜2片，蒜2瓣，花椒粒1小匙。

**● 调味料**

米酒、糖、香油、醋各1小匙，酱油2大匙，植物油适量。

**● 做法**

1 将干辣椒去籽，切段；将蒜去皮，切末；将姜洗净，去皮，切片；将鱿鱼收拾干净，内面切交叉刀纹后切块，放入沸水中余烫，捞出。

2 锅中倒入2大匙油烧热，爆香花椒粒，捞出，放入干辣椒段、蒜末、姜片及鱿鱼块拌炒，加入剩余调味料炒至汤汁收干，加入洗净的花生仁炒香即可。

# 鱿鱼+豆芽→促进代谢、改善贫血症状

鱿鱼中含有维生素$B_6$、维生素$B_{12}$，可参与蛋白质、糖类及脂肪的代谢。绿豆芽富含维生素$B_1$、维生素$B_2$，可增强维生素$B_6$的功效，加上绿豆芽含有铁，鱿鱼和绿豆芽同食可以让因缺乏维生素$B_6$、维生素$B_{12}$或铁而导致贫血的人得到补养，进而拥有红润好气色。

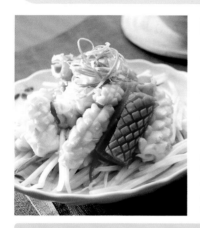

## 白灼双鱿

**●材料**

新鲜鱿鱼300克，干鱿鱼200克，豆芽菜150克，辣椒1个，姜2片，葱2根。

**●调味料**

**A**料：盐1/2小匙。
**B**料：米酒、姜汁各1小匙，盐1/4小匙，酱油1大匙。
**C**料：植物油适量。

**●做法**

1 将豆芽摘去头及尾部，洗净；将辣椒去蒂，姜去皮，葱去长须，均洗净切丝备用。

2 将新鲜鱿鱼去除头部、内脏及内膜，洗净；干鱿鱼泡发，收拾干净后和新鲜鱿鱼分别先切花刀再切斜片，放入沸水中烫熟，捞出备用。

3 锅中倒入**C**料烧热，放入切丝材料爆香，加入豆芽菜、**A**料炒匀，盛出，与烫好的双鱿一起铺在盘中；炒锅加热，倒入**B**料炒匀，浇在食材上即可。

 提示 **豆芽**→富含维生素C、类胡萝卜素及膳食纤维，具有利尿消肿的作用。但豆芽是高嘌呤食物，经消化后会产生大量尿酸，所以痛风患者应注意不要过量食用。

---

# 鱿鱼+芹菜→降低胆固醇

鱿鱼中的牛磺酸具有保护肝脏及增强体力的功效，可搭配富含膳食纤维的芹菜一同食用，因膳食纤维有助于促进胃肠蠕动，减少粪便在肠道停留的时间，同时可以和胆汁以及胆固醇结合，以降低身体对胆固醇的吸收率，并提高胆固醇代谢率，有助于降低血液中的胆固醇含量，进而强化肝脏及心脏功能。

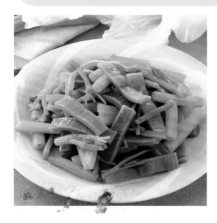

## 芹菜鱿鱼

**●材料**

芹菜300克，干鱿鱼1/2只。

**●调味料**

盐、糖各1小匙，橄榄油1大匙。

**●做法**

1 芹菜去除叶片及老茎，洗净，切成约4厘米的长段；干鱿鱼用水泡发，收拾干净，切条。

2 锅中倒入半锅水煮开，分别放入芹菜段及鱿鱼条烫熟，捞出，沥干，盛入盘中，加入调味料拌匀即可。

 提示 **芹菜**→所含的特殊成分可使血管平滑肌舒张，降低血压；所含的膳食纤维可以促进排便和排毒；所含的挥发油可给食物增香，还有安神的效果。

● 养颜美容、滋补养身、促进新陈代谢、消除疲劳、放松神经、稳定情绪

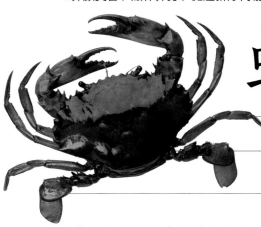

# 螃蟹

挑选：不断口吐水泡、精力旺盛、体形饱满，外壳有光泽、颜色鲜艳者较佳。

清洗：先将活蟹冷藏使其冬眠，再将其取出刷净外壳，以剪刀剪开蟹盖，挖除内脏；用水清洗干净，再将眼、嘴剪除，拭干水分即可。

保存：活蟹最好马上食用。如需存放，可放入热水余烫，沥干水分，待凉后分装冷冻即可。

 **主要保健功效** │ 螃蟹富含蛋白质，具养颜美容、滋补养身之效；含有B族维生素与牛磺酸，可促进新陈代谢、消除疲劳；所含的钙可强健牙齿及骨骼，还参与血液凝固、肌肉收缩及神经传导等生理过程，具有放松神经、稳定情绪、消除疲劳的功效。

## 营养烹调方式

煮熟或冷冻的螃蟹，其B族维生素及牛磺酸会大量流失，因此最好购买活蟹烹调。螃蟹鳃、"沙包"及内脏中有大量毒素和细菌，务必去除，并煮熟再吃。吃蟹时，可蘸点加有姜末的醋汁，可以祛寒、杀菌。

## 营养师健康叮咛

蟹黄中胆固醇含量偏高，心血管疾病患者应避免食用。螃蟹嘌呤含量高，会增加痛风发作概率，尿酸偏高或痛风患者不宜食用。

**食材配对①**

## 螃蟹 + 冬瓜 → 促进钙吸收、维持凝血正常

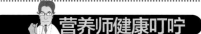

螃蟹中钙的含量丰富，烹调时可搭配含有维生素K的冬瓜，因为维生素K可以促进人体对钙的吸收，有助于钙沉积在骨骼上，帮助骨骼生长。此外，维生素K还具有维持血液正常凝固的功能。两者同食，所含营养物质相辅相成，对强健骨骼大有裨益。

### 冬瓜蟹肉

●**材料**
冬瓜500克，蟹肉70克，鲜香菇1朵，姜末1大匙。

●**调味料**
A料：盐少许。
B料：盐、酱油各1/2小匙，日式白芡汁1.5杯，白胡椒粉少许。
C料：水淀粉1大匙。

●**做法**
1 将冬瓜洗净，去皮及籽，切成4厘米宽的块，表面以刀划出花纹，余烫3分钟，捞出，放入盘中；撒上A料，移入蒸锅蒸30分钟，取出，放入碗中备用。
2 蟹肉洗净，放入沸水中余烫，捞出，稍微压碎；鲜香菇去蒂，洗净，切丝备用。
3 锅中放入B料及除冬瓜块外的剩余材料煮开，加入C料勾薄芡，淋在冬瓜块上即可。可以洗净的香菜装饰。

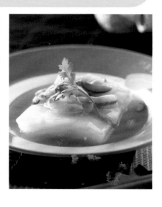

食材
配对
②

# 螃蟹 + 芦笋 →强健骨骼、缓解关节不适

　　螃蟹含有矿物质钙和铜，芦笋含有维生素K及铁，钙搭配维生素K，对强健骨骼有帮助；而铜与铁结合后，能帮助铁合成可携带氧气的血红蛋白，还能够丰润毛发，维持免疫系统、循环系统的正常运作，并预防或减轻炎症，从而缓解关节炎引起的不适。

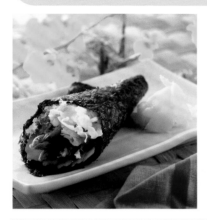

## 芦笋手卷

●材料

芦笋1根，蟹肉棒1条（亦可用蟹腿肉），生菜1片，卷心菜5克，海苔片1/2张，柴鱼片、花生粉、色拉酱各1小匙。

●做法

1 将生菜洗净；将芦笋去老皮，与蟹肉棒分别洗净，放入沸水中余烫，捞出，浸入冷开水中泡凉，捞出，切段；将卷心菜剥下叶片，洗净，切丝。

2 海苔片摊开，放入全部材料，用手包卷成杯状即可。

 提示　**芦笋**→富含叶酸，可预防胎儿神经管缺陷，同时含有铁，两者皆可预防贫血；含有硒，能提高免疫力。但因此道芦笋手卷中的嘌呤含量很高，痛风患者最好少吃。

食材
配对
③

# 螃蟹 + 青椒 →使皮肤细嫩、帮助消化

　　青椒含有螃蟹所缺乏的类胡萝卜素、维生素C及膳食纤维，所以两者搭配食用，可以让营养成分种类更为完整。其中，类胡萝卜素可以抗衰老、保护视力；维生素C可以促进螃蟹中的蛋白质合成胶原蛋白，使皮肤细嫩；青椒中的辣椒素和膳食纤维能促进胃肠蠕动，可以帮助消化、提振食欲。

## 什锦蟹肉

●材料

蟹腿肉、韭黄各225克，姜20克，蒜3瓣，辣椒1个，黄椒、青椒各30克。

●调味料

A料：植物油适量。

B料：高汤3大匙，米酒1/2大匙，盐、糖各1/2小匙，白胡椒粉1/4小匙，清水1大匙。

C料：水淀粉1小匙。

D料：香油1/4小匙。

E料：淀粉3大匙。

●做法

1 将韭黄洗净，切段；将黄椒、青椒、辣椒去蒂及籽，洗净切丝；将姜、蒜去皮，切末；将蟹腿肉洗净，沥干水分，均匀蘸裹E料。

2 蟹腿肉放入有适量A料的热锅中炸至呈金黄色，捞起，沥干油。

3 锅中倒入剩余A料烧热，爆香姜末、蒜末拌炒一下。

4 放入除蟹腿肉的其余材料及B料翻炒，最后加入蟹腿肉炒匀，淋入C料勾芡，再淋上D料即可。

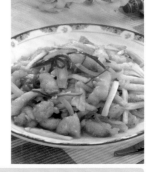

 提示　**青椒**→含有特殊的辛辣刺激成分，因此风味比较独特，但是痔疮或食管炎患者不宜过量食用，以免加重症状。

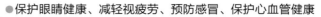
● 保护眼睛健康、减轻视疲劳、预防感冒、保护心血管健康

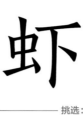
# 虾

挑选：头尾完整、紧密相连、虾肉结实、虾壳透明、无黏滑手感者为佳。

清洗：将虾用流动的水冲洗，再泡入清水中搓洗干净，减去须脚即可。

保存：将虾洗净后，分袋装好，保存至冰箱冷冻库中。最好在1~2日内吃完。

 **主要保健功效** | 虾含有维生素A，可以保护眼睛结膜与角膜健康、减轻视疲劳、预防感冒；所含B族维生素能增强体力、消除疲劳；加上可抗氧化、降血脂的牛磺酸，能保护心血管，防止动脉硬化。此外，虾肉富含蛋白质及少量脂肪，适合减肥者食用。

## 营养烹调方式

虾线中的物质是虾尚未排泄完的废物，所以最好去除后再食用。其头、内脏及卵黄的胆固醇含量高，最好也去除。剖虾球时，除了在背部划一刀，腹部也要划一刀，但不要划断，如此虾球形状会更漂亮。

## 营养师健康叮咛

高脂血症患者应避免食用富含胆固醇的虾卵和虾头。虾容易引起过敏，嘌呤含量高，过敏体质者、皮肤病患者、尿酸偏高或痛风患者需慎食。

**食材配对①**

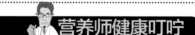
# 虾＋黑木耳→护肝解毒、养颜补血

虾中的牛磺酸具有保护肝脏健康的功效。黑木耳含有丰富的膳食纤维，可以促进胃肠蠕动，加速毒素的排出，具有护肝解毒之效，还可降低血液黏稠度，防止脂质过度氧化，预防血管堵塞；其铁及胶质的含量丰富，具有滋阴润肤、改善气色、预防贫血的作用。

## 冬菜虾球

●材料
虾仁300克，鱼浆150克，黑木耳1朵，笋丝1/2杯，冬菜1大匙，芹菜1根，清水适量。

●调味料
A料：盐、糖各1/2小匙。
B料：盐1小匙，香油适量，沙茶酱1大匙，糖、陈醋各1/2小匙。
C料：水淀粉1大匙。

●做法
1 将黑木耳洗净，切丝；芹菜洗净，去叶，切末；笋丝、冬菜均洗净。
2 虾仁洗净，沥干水，加入A料及鱼浆用力拌匀，捏成小球备用。
3 锅中放入适量清水烧热，依序加入笋丝、黑木耳、鱼浆虾球及冬菜拌匀略煮；加入B料调味，淋上C料勾芡调匀，撒上芹菜末即可。

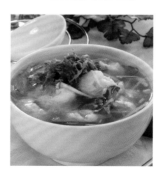

**食材配对 ②**

# 虾＋南瓜→预防皱纹、维持甲状腺功能正常

虾含有丰富的硒及碘，且蛋白质含量丰富；南瓜含有类胡萝卜素及维生素C，类胡萝卜素在人体中会转化成维生素A，其与硒和碘是保护甲状腺健康的三种重要营养成分；蛋白质遇到具有淡斑效果的维生素C，胶原蛋白的合成效率会提高，可使皮肤水嫩而充满弹性，进而预防皱纹的产生。

## 焗烤南瓜虾

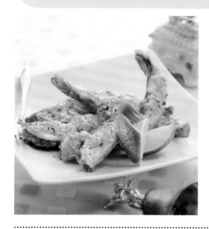

●材料
对虾2只，南瓜1片，柠檬1个。

●调味料
奶粉1/4杯，色拉酱1杯。

●做法
1 将柠檬洗净，一半取汁，一半切片备用。
2 对虾剪去脚及须，洗净，对半剖开；将南瓜洗净，切小片；将调味料调匀后，均匀涂抹在虾与南瓜片上。
3 将虾与南瓜在烤盘上排好，移入已预热的烤箱中，以190℃烤8～12分钟至上色，取出，撒上柠檬汁、摆上柠檬片即可。

**提示** 南瓜→富含维生素C及类胡萝卜素，对改善皮肤不良状况有不错的效果，但过量食用会造成色素沉着，不但会使皮肤发黄，还会增加肾脏负担。

---

**食材配对 ③**

# 虾＋猕猴桃→促进蛋白质分解、降血压

虾富含蛋白质，脂肪含量低，只要去除富含胆固醇的虾头及虾卵，搭配富含生物酶及钾的猕猴桃同食，不仅滋味酸甜可口，生物酶还能促进蛋白质分解，并提高蛋白质吸收率；此外，钾和钠还能维持细胞内外渗透压的平衡，并可调节心脏和肌肉功能，适合高血压患者食用。

## 水果虾仁甜心色拉

●材料
猕猴桃1/2个，鲜虾5只，火龙果1/4个，黄西红柿、红西红柿各1个，生菜、紫甘蓝各2小片，苜宿芽30克。

●调味料
脱脂酸奶1/4杯。

●做法
1 将鲜虾洗净，剥壳去须，挑去肠泥，放入沸水中烫熟。
2 将猕猴桃、火龙果去皮，洗净，切丁；将黄西红柿、红西红柿、苜宿芽分别洗净，西红柿切块；将紫甘蓝、生菜洗净，切丝。
3 将所有材料放入盘中，淋上脱脂酸奶拌匀即可。

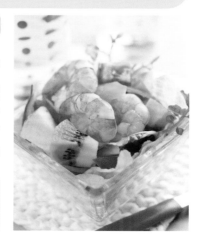

**提示** 猕猴桃→维生素C、钾、生物酶的含量丰富，可养颜美容、稳定血压；其膳食纤维的含量也很丰富，可促进消化，帮助排泄。

●增强体力、促进钙吸收、促进发育、预防血管硬化

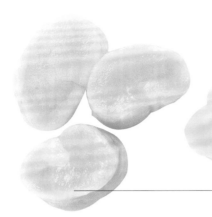

# 干贝

挑选：宜挑选色泽金黄、形状完好、肉质密度高且结实者。

清洗：新鲜干贝用水冲洗即可；干贝干泡水时，可滴入几滴醋去腥，也可让肉质更紧实。

保存：新鲜干贝放入盐水中，盖上保鲜膜，放入冰箱冷藏，可保存2～3日。

 **主要保健功效**｜干贝为海味之上品，滋味甘美，可提升菜肴的鲜甜度，且营养丰富，含有丰富的钙、磷、铁和少量碘，经常食用，能补肾阳、增强体力，可改善眩晕、咽干口渴、脾胃虚弱、腹胀、小便不利的症状。

## 营养烹调方式

干贝常用来煲汤、煲粥、蒸蛋、炒蛋、做羹汤，或是加入瓜类食材来提升其清香气息。干贝肉质较硬，味道清淡，因此烹煮前，需将其放入蒸笼蒸至贝肉熟软，如此调味才容易入味。

## 营养师健康叮咛

干贝含有较多的嘌呤，被人体吸收之后，会在关节中形成尿酸结晶，很有可能加重关节炎的症状，甚至导致痛风发作，所以尿酸偏高者需节制食用。

**食材配对①**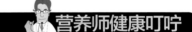

## 干贝 + 蘑菇 →增强体质、调节生理功能

干贝搭配同样具有甘甜风味的蘑菇，烹调时可以减少盐的添加，十分适合血压偏高的人食用。此外，蘑菇中特有的多糖和糖蛋白具有提高生物体自愈能力的作用，对调节人体各项生理功能、维持身体健康有很好的效果。

### 香蒜鲜贝

●**材料**
干贝300克，蒜5瓣，奶油3大匙，蘑菇、青豆仁各20克。

●**调味料**
A料：植物油1大匙。
B料：面粉3大匙。
C料：米酒、盐各1小匙，辣椒酱1/2大匙。

●**做法**
1 将蒜去皮，蘑菇去蒂，均洗净，切片；将新鲜干贝洗净、沥干水，放入碗中加入A料拌匀，再均匀蘸裹B料。
2 锅中倒入1大匙奶油烧热，放入干贝，煎至两面呈金黄色，盛出；锅中再倒入剩余奶油烧热，爆香蒜片，放入蘑菇片、青豆仁炒香，加入C料炒匀，淋在干贝上即可。

 **提示** **蘑菇**→含维生素B$_1$、维生素B$_2$、烟酸、钙、铁、镁、钾、不饱和脂肪酸、多糖及膳食纤维，可改善虚弱的体质，提振精神，并可促进人体排出多余的胆固醇。

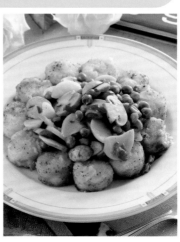

**食材配对②**

# 干贝＋生菜→促进钙吸收、促进发育

干贝富含钙、磷、铁，搭配同样富含钙、磷、铁、镁的生菜，可使营养价值加倍。钙、磷有助于骨骼、牙齿发育；铁能补充造血元素，也是构建肌肉的重要营养成分；镁是参与细胞代谢的重要元素，可促进体内能量转化，并能放松神经。两种食材中各种元素相互搭配，对生长发育中的儿童或青少年十分有益。

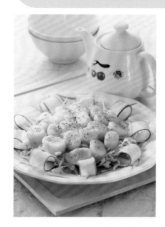

## 凉拌干贝

●材料
干贝300克，生菜100克，黄瓜1根，洋葱、胡萝卜各50克。

●调味料
A料：盐、胡椒粉各1小匙。
B料：高汤、酱油、麻油各1大匙，芥末酱、白醋各1小匙，酸橙汁250毫升。
C料：植物油适量。

●做法
1 将干贝洗净，沥干，加入A料拌匀，腌渍5分钟，投入有C料的热平底锅中煎至呈金黄色，捞出待凉。
2 将胡萝卜、洋葱洗净，去皮，切丝，放入冰水中浸泡20分钟；黄瓜洗净，切长片。
3 将生菜洗净，切丝，与除干贝外的其他材料一起垫在盘底，放上煎好的干贝，淋上B料拌匀即可。

 **提示** **生菜**→含有钙、磷、铁、维生素A、维生素B₁、维生素B₂、维生素C、烟酸及微量元素镁、钾、硅及硫，适合生食，为制作汉堡、色拉不可缺少之食材。

**食材配对③**

# 干贝＋山药→预防血管硬化、维持骨骼及牙齿健康

干贝中含有钠及钙，山药中含有钾及维生素K，钠和钾是维持体内水液平衡的重要元素，一同煮食，可以帮助维持体内酸碱平衡；另外，维生素K可促进人体对钙的吸收，维持血液正常凝固，促进骨骼生长。而山药特有的黏蛋白还可预防血管硬化。

## 炒干贝蛋糕

●材料
干贝6个，山药、洋葱、胡萝卜各50克，干香菇5朵，葱1根，鸡蛋3个。

●调味料
A料：米酒1小匙。
B料：盐1小匙。
C料：植物油2大匙。

●做法
1 将洗净的干贝放入碗中加A料拌匀，放入蒸锅蒸软，取出撕成细丝；将鸡蛋打入碗中，搅成蛋汁。
2 将干香菇泡软去蒂洗净，胡萝卜去皮洗净，均切丝；将葱洗净，切末；将洋葱与山药去皮，洗净，切丁。
3 锅中倒C料烧热，爆香洋葱丁，再放入除蛋汁外的其余材料炒香，加入蛋汁炒匀，加B料，倒入模具中压紧，待凉，扣入盘中即可。

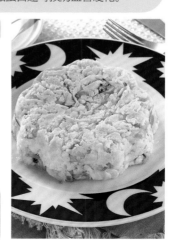

 **提示** **山药**→含有黏蛋白，可维持血管弹性；所含多巴胺有助于扩张血管、促进血液循环，对心血管疾病患者有益；还含有雌激素的前驱物，可缓解更年期不适症状。

●保护眼睛、消除疲劳、保持关节润滑、预防水肿、预防甲状腺肿大

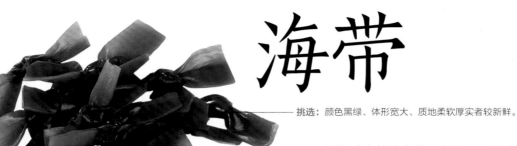

# 海带

挑选：颜色黑绿、体形宽大、质地柔软厚实者较新鲜。

清洗：在水中浸泡的时间不宜过长，只需洗去表面附着的细沙粒即可。

保存：放置于阴凉处，应避免阳光直晒。

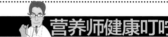

**主要保健功效** | 海带含维生素A、烟酸、碘、钙和铁。维生素A可保护眼睛、预防呼吸道感染；烟酸可维持消化系统功能正常，并改善疲倦及食欲不振的症状；碘为参与甲状腺激素合成的重要营养成分，可预防甲状腺肿大。

## 营养烹调方式

海带用清水洗净，并以沸水余烫，可以去除杂质及过多的钠。另外，建议将海带与钾含量较高的食材如蔬菜等一同食用，钾可促进人体排出过多的钠，避免水肿。

## 营养师健康叮咛

海带富含碘，对人体健康很有益处，然而怀孕期和哺乳期的妇女却不宜过量食用，否则海带中的碘可能经由血液循环，从胎盘或乳汁进入胎儿或婴幼儿体内，进而造成胎儿或婴幼儿甲状腺功能出现障碍。

食材配对①

## 海带 + 排骨 →消除疲劳、保护眼睛

海带含有烟酸，排骨所含的B族维生素能促进烟酸的合成。当体内烟酸不足时，人体会出现容易疲劳且食欲不振的现象，所以这道菜能改善疲劳状态。海带中的维生素A为脂溶性维生素，与排骨一起食用，排骨中的油脂能促进人体对维生素A的吸收，起到保护眼睛的作用。

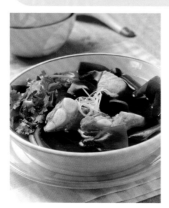

### 海带排骨汤

●材料
排骨300克，海带200克，姜30克，香菜少许。

●调味料
盐1大匙。

●做法
1 将海带放入水中浸泡15分钟，捞出；将姜去皮洗净，切丝；香菜洗净。
2 将排骨洗净，切小块，放入沸水中余烫，捞出，沥干。
3 锅中倒入适量清水，放入排骨块，以小火煮20分钟，加入海带及姜丝煮软，加盐调味，撒上香菜即可。

 **提示** **排骨** →含有丰富的蛋白质及B族维生素，蛋白质为构建身体组织的重要营养成分，而B族维生素有活化肝脏细胞、增强代谢、促进排毒的功效。

# 海带 + 豆腐 + 小鱼干 →保持关节润滑、促进伤口愈合

食材配对❷

海带中的维生素C能促进豆腐中的蛋白质合成胶原蛋白，可保持关节的润滑及组织的弹性。豆腐中的蛋白质能促进人体吸收小鱼干中的锌，可使味觉更灵敏，并促进伤口愈合，避免感染。这道菜使用了海带、小鱼干及豆腐等低热量的食材，非常适合减肥者食用。

## 银芽海带汤

●材料
干海带50克，豆腐2块，绿豆芽100克，小鱼干60克。

●调味料
A料：盐1小匙，胡椒粉1/2小匙。
B料：香油1小匙。

●做法
1 将豆腐洗净，切小块；将干海带洗净，泡软，捞出切段；将绿豆芽洗净，去头尾备用。
2 锅中倒入适量清水烧开，放入洗净的小鱼干、豆腐块及海带煮熟，加入绿豆芽及A料调匀，最后淋上B料即可。

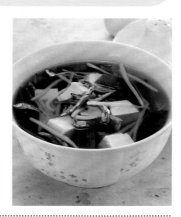

提示 **绿豆芽**→富含膳食纤维，可促进胃肠蠕动，改善便秘，且热量较低，是较佳减肥食品。绿豆芽的维生素C含量比绿豆高，吸烟及牙龈出血的人亦可适量多吃。

---

# 海带 + 竹笋 →避免水肿、预防甲状腺肿大

食材配对❸

海带含有大量的钠，竹笋含有丰富的钾，钠和钾在体内互相拮抗，可维持体内电解质平衡，避免水肿。海带含碘量丰富，而海带中的硒则可促进碘合成甲状腺激素，再配合海带中的维生素A，可一同维持甲状腺功能正常，预防甲状腺肿大。

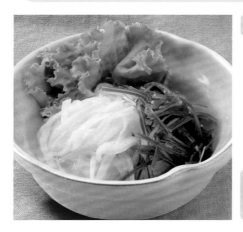

## 竹笋海带丝

●材料
竹笋、海带各50克。

●调味料
盐1/2小匙，甜酒酿1小匙，水淀粉2大匙。

●做法
1 将竹笋、海带分别洗净切丝，放入沸水中烫熟，捞出，沥干水分，盛入碗中备用。
2 锅中倒入适量清水，加入盐与甜酒酿煮开，再加入水淀粉勾芡，盛入放着竹笋丝、海带丝的碗中即可。可依个人口味加入洗净的生菜叶。

提示 **竹笋**→属于低糖、低脂肪、高膳食纤维的食物，能刺激胃肠蠕动，清除脂肪、帮助减肥，抑制人体对胆固醇的吸收，预防便秘、大肠癌及直肠癌等。

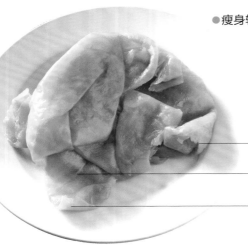

●瘦身轻体、养颜美容、消除水肿、降血压、预防心血管疾病

# 海蜇皮

挑选：颜色呈均匀的淡黄色、色泽明亮、厚度及大小匀称、肉质软嫩者较佳。

清洗：需先用清水洗去过多盐分，再放入碗中浸泡一夜，其间换1～2次水，口感才会清脆有嚼劲，且不会太咸。

保存：少量存放时，可放在小碗内，用盖子或保鲜膜封住，使其不至于风干收缩；也可浸泡在浓度为20%～25%的盐水中保存。

 **主要保健功效**｜海蜇皮富含胶质，营养价值较高，单位热量较低。还含有人体需要的多种营养物质，如一种类似乙酰胆碱的物质，能扩张血管，降血压；所含的甘露聚糖对预防心血管疾病也有一定功效。

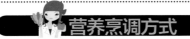
## 营养烹调方式

海蜇皮富含胶原蛋白，遇热会迅速收缩，因此不能放入沸水中余烫，否则会卷缩成一团，不但影响外观，还会失去其脆嫩口感。烹调前可泡在冷开水中冷藏1日，让海蜇皮吸足水分，口感更脆嫩。

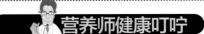
## 营养师健康叮咛

海蜇皮含钠量较高，建议慢性肾病、高血压及心脏病患者禁食；若要食用，也要"浅尝辄止"，尤其当海蜇皮采用凉拌方式时，钾的含量也很高，更不适合肾病患者食用。

**食材配对❶**

## 海蜇皮 + 咖喱 →美容养颜、预防癌症

海蜇皮含有丰富的胶原蛋白，可保持皮肤弹性。咖喱粉含有姜黄素，对身体具有多重的保健功效，加上海蜇皮中的蛋白质及B族维生素等营养成分，能一同抵抗自由基，清除疾病对健康的威胁，亦可相对降低罹患癌症的概率，对健康有益。

### 西芹咖喱凉拌海蜇皮

●材料
海蜇皮150克，西芹100克，姜1块。

●调味料
酸辣咖喱酱、糖各3大匙，香油适量。

●做法
1 将海蜇皮洗净，捞出，沥干，切丝；将西芹去老皮，洗净后切薄片；将姜洗净，切丝。
2 锅中倒入半锅水烧至80℃，放入海蜇丝余烫一下，立即捞出，放入冷水中浸泡后捞出，沥干水。
3 将所有材料放入碗中拌匀，加入调味料拌匀即可，可依个人喜好搭配食材。

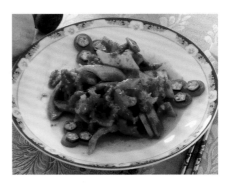

## 海蜇皮+金针菇+醋→美容养颜、预防便秘

海蜇皮中胶质含量丰富，可维持皮肤的弹性。金针菇含有丰富的膳食纤维，且热量很低，并含有铁、钙、镁、钾等多种元素及大量维生素$B_1$、维生素$B_2$、维生素C等，营养价值极高。两者同食，具有护肤及润肠通便的双重功效，并能降血压，长期食用有益健康。食用凉拌海蜇皮时应适当放些醋，否则海蜇皮易走味。

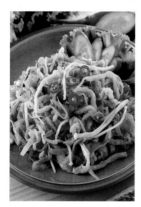

### 凉拌海蜇皮

●材料
海蜇皮350克，黄瓜、胡萝卜各50克，金针菇150克，辣椒1个，蒜2瓣。

●调味料
A料：酱油2大匙，糖、醋各4大匙，盐1/2小匙。
B料：香油1大匙，白醋1小匙，酸橙汁250毫升。

●做法
1 将黄瓜洗净，胡萝卜去皮洗净，均切丝；将蒜去皮切碎；将辣椒洗净切末；将金针菇洗净，去根，放入沸水烫熟，捞出沥干。
2 海蜇皮浸泡至咸味较淡，捞出洗净后切丝，放入沸水中汆烫3秒，立即捞出，浸泡冰水，捞出备用。
3 将所有材料放入大碗，加A料腌拌入味，再加入B料调匀即可。可依个人口味加入洗净的黄瓜片和生菜叶。

## 海蜇皮+西瓜皮→消暑醒脑、降血压

海蜇皮是一种低脂肪、低胆固醇、低热量的食品，富含胶原蛋白，可以美肤，也可使体态轻盈。西瓜皮除了含有丰富的维生素C及烟酸，还含有多种有机酸及钙、磷、铁等矿物质，可利尿、消除水肿及降低血压。两者同食，能消暑、提神，是清爽、解腻、开胃的爽口好菜。

### 瓜丝拌蜇皮

●材料
西瓜皮200克，海蜇皮300克，葱2根，辣椒1个，蒜20克。

●调味料
A料：盐1/2小匙。
B料：盐1.5小匙，糖1小匙，香油1大匙。

●做法
1 将海蜇皮洗净，切丝，汆烫后，捞出，浸入冰水中泡凉，捞出沥干备用；将葱洗净，辣椒洗净后去蒂及籽，均切丝；蒜去皮，切末。
2 取西瓜皮的白肉切细丝，加A料抓拌并腌一下，待瓜肉出水，倒掉多余水分，挤干。
3 将腌好的西瓜皮丝盛盘，加入其余材料，再加入B料，搅拌均匀即可，可依个人喜好点缀香料。

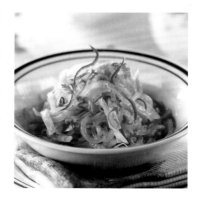

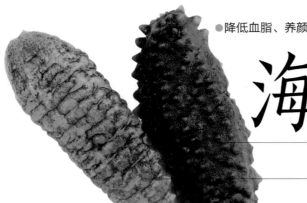

●降低血脂、养颜美容、延缓衰老、补充体力、改善便秘

# 海参

挑选：外表短胖、表面的尖疣明显、身体坚硬、有弹性者较佳。

清洗：内脏腥味较重，处理时应清除干净以免影响口感。

保存：水中加冰块，需没过海参，然后存放在0～5℃的冰箱中。

**主要保健功效** | 海参不含胆固醇，含有海参糖胺聚糖，可以降低血脂以及血液黏稠度，适合高脂血症患者食用。海参还富含胶原蛋白、硫酸软骨素，可养颜美容、延缓衰老、补充体力、改善便秘。

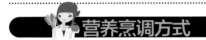

## 营养烹调方式

海参内脏的腥味极重，因此烹煮前须将内脏处理干净，可放入加了酒、葱、姜的沸水中余烫，以去除腥味。海参不易入味，烹调过程中必须用大火加盖炖煮数分钟，才能入味。

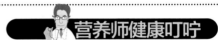

## 营养师健康叮咛

若买的是泡发好的海参，烹调前最好用水反复冲泡洗净，以免摄入残留的化学物质。海参可通便，但经常排软便或患急性胃肠炎的人不宜食用，否则可能导致腹泻。

**食材配对①**

## 海参+羊肉→补气活血、强身健体

海参与羊肉同属温补的食材，可促进血液循环，增强身体御寒能力，加上羊肉本身肉质细致，胆固醇含量较低，高脂血症患者也可适量食用。这道菜还具有帮助消化、保护胃黏膜的功效，很适合体质虚弱者食用。女性食用，可温阳补血；男性食用，则有补肾壮阳之效。

### 红烧海参

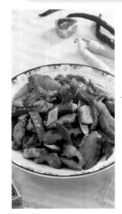

●材料

海参350克，羊肉70克，鲜香菇2朵，豌豆角6个，辣椒1个，姜15克，葱1根。

●调味料

A料：蛋白适量，淀粉1大匙，酱油、白胡椒粉各1/4小匙。

B料：酱油、米酒、蚝油、西红柿酱、香油各1大匙，陈醋、糖各1小匙，白胡椒粉1/3小匙。

C料：水淀粉1大匙。

D料：植物油适量。

●做法

1 将辣椒洗净，去蒂及籽，与洗净的姜均切菱形片；将葱洗净，切段；鲜香菇洗净，切片；将豌豆角洗净，去蒂及老筋；羊肉洗净，切长条，加A料腌约10分钟，放入有D料的热锅中炸至呈金黄色，捞出，沥干油。

2 将海参内脏清除，洗净，切斜片，放入沸水中余烫，捞出，沥干水。

3 锅中留余油烧热，爆香辣椒片、葱段及姜片，加入海参片、羊肉条、鲜香菇片和B料一起焖煮至入味，加入豌豆角略炒，淋入C料勾芡即可。

**食材配对②**

# 海参+蹄筋 →养颜抗老、改善贫血症状

胶原蛋白是构成结缔组织的重要成分，海参富含胶原蛋白、硫酸软骨素，搭配同样含有丰富胶原蛋白的蹄筋，常吃可以使皮肤变得水润光滑、富有弹性，预防皮肤松弛及皱纹的出现，有养颜美容、延缓衰老的功效，还可以补充体力、改善贫血症状，很适合身体虚弱的人食用。

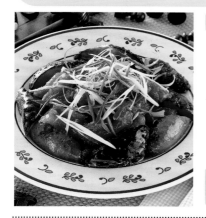

## 葱烧海参

**●材料**
蹄筋300克，海参2条，葱2根，姜5片，红椒丝适量。

**●调味料**
酱油、植物油各2大匙，米酒1大匙，盐、糖各1小匙。

**●做法**
1 将海参去除内脏，洗净，切块；将蹄筋洗净，切段；将葱洗净，切丝；将姜去皮，切片。
2 锅中放一半葱丝、姜片及适量水烧开，放海参块及蹄筋段汆烫，捞出。
3 往锅中倒2大匙油，爆香剩余葱丝、姜片及红椒丝，放入海参块、蹄筋及剩余调味料，以小火焖烧10分钟即可。

**提示**  蹄筋→富含胶原蛋白、钙、磷、B族维生素，脂肪含量较低，能滋阴补血、补肝强筋、益气养血，有助于养颜美容。

---

**食材配对③**

# 海参+鸡肉 →均衡营养、维护心血管健康

低胆固醇的海参搭配低胆固醇且高蛋白的鸡肉，可以减少人体对脂肪的摄取量。鸡肉富含B族维生素，有助于消除疲劳、提振精神。对于高脂血症患者而言，这是一道可增强体力，又不会造成胆固醇升高的菜肴。

## 海参烩鸡丝

**●材料**
鸡胸肉1片，绿竹笋1/2根，海参2条，香菇3朵，葱3根，姜6片，香菜10克。

**●调味料**
A料：盐、胡椒粉各1小匙，米酒1大匙，热开水、油各3大匙。
B料：鲜鸡粉、香油、胡椒粉各1小匙，黑醋、水淀粉各1大匙，黄酒、酱油各2大匙，热高汤2杯。

**●做法**
1 将竹笋去壳，洗净切片；将香菇泡软，洗净切粗条；将葱洗净切段；将香菜、姜片洗净。
2 将鸡胸肉洗净沥干，加A料（油剩余2大匙）拌匀，封上保鲜膜，放入微波炉中用大火加热几分钟，取出撕成丝，鸡汁备用。
3 海参对半切开，去内脏，洗净，横切后，放入沸水中，加一半葱、一半姜汆烫，捞出切粗条。
4 另取一耐热容器，倒入2大匙油，加入香菇条、竹笋片和剩余的葱、姜，封上保鲜膜，放入微波炉中用大火爆香2分钟取出，捞除葱、姜，加入海参条、B料及鸡汁，封上保鲜膜，放入微波炉中用大火加热3~4分钟取出。
5 将煮好的海参条盛入盘中，加入鸡丝拌匀，撒上香菜即可。

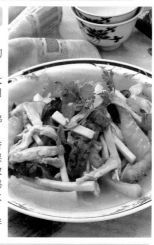

**提示**  鸡肉→营养丰富且容易消化，食之能够增强体力。鸡胸肉含有丰富的B族维生素，鸡腿富含铁，鸡翅则含有较多胶原蛋白，这些都是人体需要的营养成分。

● 瘦身轻体、养颜美容、补肾滋阴、降血压、预防心血管疾病

# 牡蛎

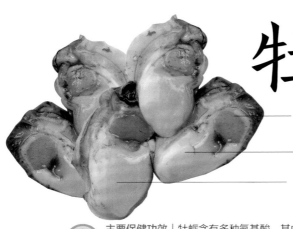

**挑选**：形状完整有光泽，且不粘手者较新鲜。若要生吃，应挑选带壳者现开现吃。

**清洗**：加盐抓洗后，用清水冲去杂质及汁液。

**保存**：放在有盖容器内或者封上保鲜膜，放进冰箱冷藏或冷冻保存。

 **主要保健功效** | 牡蛎含有多种氨基酸，其中有8种是人体无法自行合成的必需氨基酸；牡蛎还富含EPA和DHA，可促进生长发育；富含钙和锌，钙是牙齿及骨骼的主要组成成分，锌能够帮助伤口愈合，适合有前列腺问题的男性或生理期不适的女性食用。

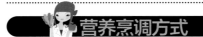 **营养烹调方式**

　　新鲜的牡蛎最好不要用油炸，以免降低其营养价值。牡蛎含水量极高，可先以热水氽烫，以免牡蛎肉变形、营养流失，并可去腥。生食时，应注意消毒杀菌，否则容易因细菌感染而引起食物中毒。

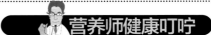 **营养师健康叮咛**

　　牡蛎是嘌呤含量较高的食物，尿酸偏高者或痛风患者应慎食；其胆固醇含量也较高，高脂血症患者也不能多吃。

**食材配对①**

## 牡蛎＋奶酪→强身健体、促进伤口愈合

　　牡蛎可维持人体各项生理功能正常运作，并可促进病体康复。牡蛎含有大量的锌，搭配富含蛋白质的奶酪，对于术后的患者来说，有促进伤口愈合、强身健体的作用。此外，奶酪中还有活性乳酸菌，能促进胃肠蠕动、防止毒素积存于体内。

### 法式焗牡蛎

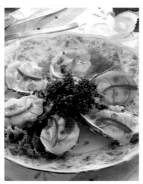

● **材料**
牡蛎6个，奶酪片2片，奶酪丝4大匙，红椒1/4个，柠檬皮少许，蘑菇2朵，洋葱70克。

● **调味料**
盐、黑胡椒粒、黄油、香菜粉各1/4小匙。

● **做法**
1 将红椒洗净，去蒂，切丝；将柠檬皮洗净，切细丝；将蘑菇洗净，切片；将洋葱去皮，切末；将奶酪片切半。
2 牡蛎外壳刷洗干净，打开外壳，取出内肉洗净，壳与肉均沥干备用。
3 牡蛎连壳放入烤盘，加入柠檬丝、蘑菇片、洋葱末及调味料，移入烤箱烤约5分钟至略呈金黄色，取出，滤除多余汤汁。
4 分别放上奶酪片，再移入烤箱烤至奶酪片融化，再加入奶酪丝、红椒丝续烤12~15秒即可。可依个人喜好加入洗净的生菜叶和欧芹。

**食材配对②**

# 牡蛎 + 海带 →均衡营养、预防慢性病

牡蛎富含钙、维生素E、不饱和脂肪酸，海带富含碘、钙、硒等矿物质。钙能强健牙齿及骨骼，维生素E和不饱和脂肪酸可清除血液中的胆固醇，碘可以促进脂肪代谢，硒则有很强的抗氧化作用。牡蛎和海带同食，不仅营养更全面、均衡，而且能预防多种慢性病。

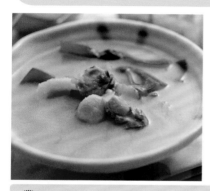

## 牡蛎味噌锅

●材料

牡蛎肉600克，洋葱、白萝卜各1/2个，鱼板4~5片，海带结75克，柴鱼50克，葱1根，高汤5~6碗。

●调味料

味噌2大匙，甜酒酿1大匙。

●做法

1 味噌加1碗水调稀；将白萝卜和洋葱去皮，洗净后切小块；将牡蛎肉用盐水抓洗干净；将海带结洗净；将葱洗净，切末备用。

2 锅中倒入高汤煮沸，放入海带结、白萝卜块和洋葱块，大火煮开，加入味噌水、鱼板与柴鱼以小火煮约15分钟，加入牡蛎肉煮熟，淋上甜酒酿，撒上葱末即可。

**提示** **海带**→海带中的矿物质、膳食纤维含量丰富，尤其是矿物质碘含量较高，碘是合成甲状腺激素的重要成分，可以预防因缺碘引起的甲状腺肿大。

---

**食材配对③**

# 牡蛎 + 小白菜 →稳定情绪、保护大脑

牡蛎富含EPA和DHA，可预防血栓等心血管疾病，DHA还可促进神经网络形成，保护大脑健康。小白菜富含B族维生素、维生素C、类胡萝卜素、钙，可促进骨骼发育、加速新陈代谢、稳定情绪。

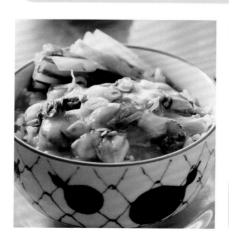

## 味噌牡蛎盖饭

●材料

米饭300克，牡蛎肉80克，小白菜50克，葱1根，姜2片。

●调味料

肉臊酱汁100毫升，味噌酱2大匙，植物油1小匙。

●做法

1 将牡蛎肉洗净，放入热水中快速余烫，捞起；将小白菜去梗洗净，切段；将葱洗净，切末；将姜片洗净，切丝。

2 锅中倒入1小匙油烧热，爆香葱末，放入姜丝、牡蛎肉和其余调味料，大火煮开，加入小白菜段煮熟，淋在米饭上即可。

**提示** **小白菜**→是矿物质和维生素含量丰富的蔬菜，其所含的维生素C、维生素A、维生素E都具有很强的抗氧化作用，对癌细胞也有一定的抑制作用。

● 改善贫血症状、降低胆固醇、保护肝脏健康、保护视力、退火解热

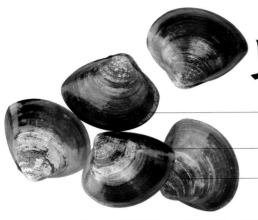

# 蛤蜊

挑选：新鲜的蛤蜊，用手触碰它的壳，会马上紧闭；拿蛤蜊互敲，声音坚实者较为新鲜。

清洗：将蛤蜊浸入盐水中使其吐沙，再将外壳洗净即可。

保存：洗净吐沙后，以保鲜袋分装，放入冰箱冷冻保存。

**主要保健功效** │ 蛤蜊富含铁，可以改善因缺铁引起的贫血；其所含的牛磺酸对婴儿大脑及眼睛发育有促进作用。蛤蜊还可以抗痉挛及缓解焦虑、降低胆固醇，可保护心血管系统的健康，对于维持肝脏及视力健康也有很好的作用。

## 营养烹调方式

蛤蜊容易腐败变质而产生有毒物质，因此烹煮前要仔细挑选并洗净。烹煮时要彻底加热，否则可能引起食物中毒。蛤蜊本身已具有鲜甜甘美的风味，所以烹煮时无须再加太多调味料，以免失去其原有的风味。

## 营养师健康叮咛

蛤蜊嘌呤含量高，尿酸偏高或痛风患者不宜食用；属性偏寒，胃肠虚弱者食用，容易导致腹胀或腹泻；可能诱发过敏，过敏体质者需注意。

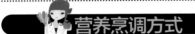
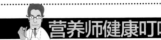

**食材配对❶**

## 蛤蜊＋姜→退火解热、促进血液循环

蛤蜊偏寒性，可退热解火；而姜属性温热，可杀菌。两者一同食用，姜可以中和蛤蜊的寒性，还可以在一定程度上杀灭蛤蜊上的细菌及寄生虫。此外，姜还含有一些特殊成分，如姜辣素，可使得这道菜肴具有降血脂、促进血液循环的作用。

### 丝瓜蛤蜊

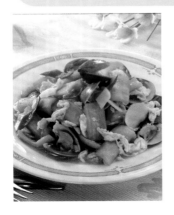

● 材料
蛤蜊225克，丝瓜1根，鸡蛋1个，姜30克，辣椒1个，葱1根。

● 调味料
A料：米酒1小匙，盐1/2小匙，水2大匙，白胡椒粉1/4小匙。
B料：植物油2大匙。

● 做法
1 将蛤蜊洗净，泡水吐沙，从壳缝切入，略微剥开。
2 将丝瓜去皮，洗净后切长条；将辣椒去蒂及籽，洗净后切片；将葱洗净，切段；将姜去皮，切丝。
3 锅中倒入1大匙B料烧热，倒入打散的鸡蛋液，以大火快炒约1分钟，捞出。
4 锅中再倒入剩余B料爆香葱段、姜丝、辣椒片，加入丝瓜条、鸡蛋及A料略炒。
5 加入蛤蜊焖煮约5分钟，待汤汁略收，快速翻炒即可起锅。

食材配对 ❷

# 蛤蜊+胡萝卜→保护眼睛、增强体力

蛤蜊中的牛磺酸具有保护肝脏及视力的功效；胡萝卜中的类胡萝卜素能在人体内转化成维生素A，有益于保护视力，所含B族维生素可以调节代谢。两者搭配，对维护眼睛健康、预防眼睛干燥、增强体力有很好的效果，对于熬夜者来说是很不错的组合。

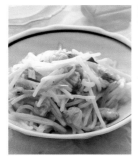

## 鲜露银芽蛤蜊

●材料
绿豆芽、蛤蜊各300克，蒜2瓣，胡萝卜70克，辣椒1个。

●调味料
A料：米酒、盐各1大匙。
B料：盐1/3小匙，米酒、水各2大匙，鱼露1小匙。
C料：植物油2大匙。

●做法
1 将所有材料洗净。在锅中倒入半锅水烧开，放入蛤蜊与A料煮至蛤蜊微开，捞起待凉，挑出蛤蜊肉浸泡冷水。
2 将绿豆芽摘去头尾，沥干；蒜切片；胡萝卜去皮，切丝；辣椒切丝备用。
3 锅中倒入C料烧热，放入蒜片、辣椒丝炒香，加入绿豆芽及胡萝卜丝略炒，加入B料翻炒，最后加入蛤蜊肉拌炒即可。

提示 **胡萝卜**→颜色鲜艳，常被用在食物配色上。其富含的类胡萝卜素为脂溶性营养成分，与油脂同煮，吸收效果较佳，故熟食比生吃的营养价值更高。

---

食材配对 ❸

# 蛤蜊+香菜→预防贫血、延缓衰老

蛤蜊富含铁和维生素E，香菜含有铁和维生素C。维生素C具有抗氧化的作用，还能促进人体对铁的吸收，并加强维生素E的生理功能。蛤蜊和香菜同食，具有预防缺铁性贫血、抗衰防老、美容养颜的功效。

## 蒸三鲜

●材料
虾6只，蛤蜊12个，香菜1棵，鱼板6片，鸡蛋5个。

●调味料
盐1小匙，米酒1/2小匙。

●做法
1 将虾和鱼板洗净，鱼板切片；将蛤蜊泡水吐沙，洗净备用；将香菜洗净，去梗。
2 把鸡蛋打入大碗中搅拌成蛋液，加入调味料调匀，再加入鱼板片、虾、蛤蜊搅匀，即可移入蒸锅内。
3 蒸至所有材料熟透，取出，撒上香菜叶即可。

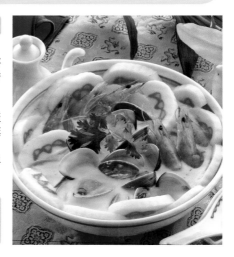

提示 **香菜**→多以生食为主，因加热会破坏其特有的杀菌成分及独特香气，常用来搭配其他食物，能促进食欲，还可调理胃肠。

●轻体瘦身、养颜美容、养肝明目、延缓衰老、增强免疫力、预防癌症

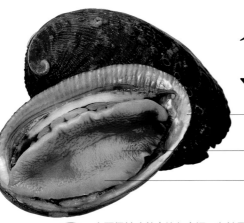

# 鲍鱼

挑选：触摸内膜会滑动者为活体，较佳；肉块肥满、表面无杂物、壳内淡青色，并带珍珠光泽者较优。

清洗：因壳面纹路多，容易藏污纳垢，需以刷子刷洗。

保存：购回后最好立刻烹煮，否则需加盐水，放入冰箱冷藏室中保存，或直接冷冻保存。

**主要保健功效**｜鲍鱼含钙，有益骨骼生长发育；富含铁，可改善贫血症状。此外，鲍鱼含有鲍灵素，能抑制癌细胞的生长，达到抗癌效果。

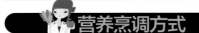

## 营养烹调方式

将鲍鱼洗净后，放入沸水中烫煮2分钟，不可烫太久，否则肉太老不好吃，捞起，放入凉开水中浸透即可。其外壳为中药石决明，可于烹调时加入枸杞子，对视神经及脑神经有保护作用。

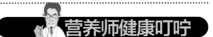

## 营养师健康叮咛

鲍鱼是一种高蛋白食品，过多食用会增加肠胃负担，引起消化不良。另外，鲍鱼的嘌呤含量较高，痛风患者应谨慎食用，以免加重病情。对鲍鱼过敏的人群应避免食用。

**食材配对**

# 鲍鱼＋米酒→补血养颜、强身健体

米酒具有通血脉、散寒、开胃的功效。鲍鱼营养丰富，含有丰富的蛋白质、脂肪、糖类、钙、铁、碘及维生素等物质，能帮助血液循环，促进新陈代谢，具有补血养颜、舒筋活络、强身健体和延年益寿的功效。两者同食，对产后血瘀、腰酸背痛、体质虚弱、乳汁不足和贫血等病症者有较好的补益作用，还有促进恶露排出及子宫收缩等功效，适合坐月子的女性食用。

## ＸＯ酱鲍鱼

●材料
鲍鱼400克，葱1根，姜2片。

●调味料
A料：米酒1大匙。
B料：ＸＯ酱2大匙。

●做法
1 将鲍鱼浸泡于盐水中约10分钟，捞起，冲洗干净。
2 将葱洗净，切大段；将姜片洗净备用。
3 锅中加入半锅水烧热，放入鲍鱼、葱段、姜片及A料煮沸，熄火闷约3分钟后捞起。
4 去掉鲍鱼内脏，排入盘中，淋上B料即可。可以洗净的生菜叶和樱桃装饰。

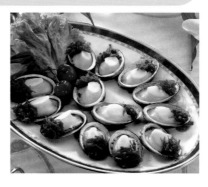

第三篇

# 肉类、内脏

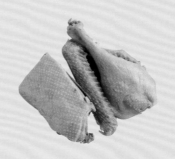

●预防胃溃疡、防癌抗癌、提高免疫力、预防贫血

# 牛肉

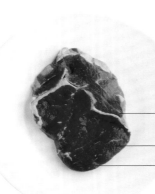

挑选：应选择外观完整、色泽鲜红、湿润有弹性、脂肪的颜色为白色或奶油色者。

清洗：以水冲净，并用干布擦干水分。

保存：将肉块切成2厘米厚的大片，放入金属浅盘以保鲜膜分装好，放入冰箱冷藏库，可保存3~4日；若放进冷冻室，则可保存1个月。

 **主要保健功效**｜牛肉富含蛋白质、氨基酸，且易被人体吸收利用，是促进生长发育及修复细胞必需的营养物质；其铁、钙及B族维生素含量较多，可以预防贫血，增强记忆力，调节人体新陈代谢，消除疲劳，补充体力。常吃牛肉，可为正在生长发育的儿童及青少年提供充足的营养。

## 营养烹调方式

牛肉的营养成分易流失，炒、焖、煎的烹调方式能保留较多的维生素及矿物质。在解冻时，避免放入水中浸泡或用流水解冻，也不要反复冷冻、解冻，因为这样会破坏牛肉的营养及美味；宜小包装适量分装冷冻。

## 营养师健康叮咛

牛肉被归为红肉，是因为其所含的肌红蛋白较多，但红肉所含的脂肪以饱和脂肪酸为主，因此冠心病、高脂血症及高胆固醇血症的患者需减量食用并选择健康的烹调方式。

**食材配对①**

## 牛肉+西红柿+马铃薯→预防胃溃疡、抗癌

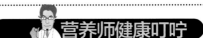

西红柿中的番茄红素属于脂溶性营养成分，和牛肉一同焖煮，番茄红素的吸收利用率比生吃西红柿要高。马铃薯与西红柿都是碱性食物，能中和过多的胃酸，减少胃溃疡的发生。另外，这两种食物都含有锌，可以促进伤口愈合；都含有抗氧化成分，可以防癌抗癌。

### 牛肉罗宋汤

●**材料**
牛腩450克，西红柿2个，马铃薯、洋葱各1个，葱末1大匙。

●**调味料**
胡椒粉1/4小匙，盐1小匙。

●**做法**
1 将牛腩洗净；西红柿洗净，去蒂；马铃薯洗净，去皮；洋葱去皮洗净。全部材料切小块。
2 汤锅中倒入半锅水烧开，放入牛腩块氽烫，捞起，沥干水。
3 锅中放入牛腩块、西红柿块、马铃薯块及洋葱块，加入胡椒粉及清水，盖紧锅盖以大火煮开，转小火续煮15分钟；起锅前加入盐调匀，撒上葱末即可。

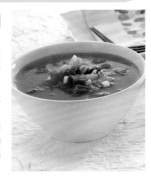

## 牛肉+红酒+胡萝卜→提高免疫力、改善贫血

**食材配对2**

红酒口味较为酸涩，适合搭配红肉如牛肉、羊肉食用，因红酒中的鞣酸可使红肉纤维软化，使肉质变得较为细嫩，红酒酸涩的口感也会减弱，变得较为香醇。胡萝卜除了含有β-胡萝卜素，也含有铁，搭配富含铁的牛肉，除了能提高人体免疫力，也能改善贫血的症状。

### 红酒炖牛腩

●材料
牛腩块500克，胡萝卜80克，马铃薯2个。

●调味料
红酒100毫升，盐1/2小匙，高汤600毫升。

●做法
1 将牛腩块洗净，汆烫。
2 将胡萝卜、马铃薯洗净，削皮，切滚刀块。
3 取一深锅，将所有材料及调味料倒入锅中，以大火煮沸，转小火炖30分钟至牛腩熟烂即可，可依个人喜好搭配香料。

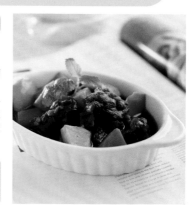

**提示** 红酒→主要营养成分为钙、铁、磷、钾、红酒多酚及鞣酸等，适量饮用，可促进血液循环，提高血液中高密度脂蛋白的浓度。

## 牛肉+胡萝卜+白萝卜→防癌抗癌

**食材配对3**

胡萝卜、白萝卜中的β-胡萝卜素属于脂溶性营养成分，和富含油脂的牛肉一起炖煮，能提高人体对β-胡萝卜素的吸收率。β-胡萝卜素是抗氧化剂，能清除体内自由基，防止不饱和脂肪酸被氧化，降低癌症的发病率。

### 红烧牛腩

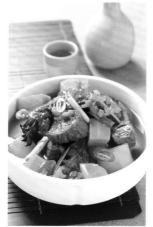

●材料
牛腩600克，胡萝卜、白萝卜各200克，葱2根，姜15克，八角2粒，红辣椒1个，香菜叶适量。

●调味料
A料：植物油2大匙。
B料：酱油4大匙，白胡椒粉、米酒、盐各1小匙，香油1/2小匙。
C料：红糖2大匙。

●做法
1 将牛腩洗净切块，放入沸水中汆去血水，捞出，沥干水；姜去皮，切片；红辣椒洗净，切斜片；葱洗净，切段；胡萝卜、白萝卜分别去皮，洗净，切块；香菜叶洗净。
2 锅中倒A料烧热，加入C料，炒至糖溶化，加入牛腩块炒匀，再加入葱段、姜片及B料炒至牛腩块五分熟。
3 将牛腩块移入深锅，倒入适量清水，以大火煮开，转小火，加入八角、红辣椒、胡萝卜块、白萝卜块煮至牛腩熟烂即可，最后撒上香菜叶。

 **提示** 胡萝卜→含有类胡萝卜素，大量食用会使皮肤变黄，只要停止食用，过段时间即可恢复正常肤色。

●消除疲劳、促进新陈代谢、预防骨质疏松

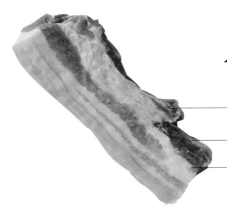

# 猪肉

挑选：应选肉质结实有弹性，闻起来无腥味者。

清洗：以水冲净，并用干布擦干水分。

保存：冷藏保存，最好3日内食用完毕；切块分
装冷冻保存，时间不得超过1个月。

**主要保健功效** | 猪肉是维生素B$_1$主要的食用来源，维生素B$_1$与热量的消耗有关，缺乏维生素B$_1$会引起脚气病、食欲不振、消化不良、便秘等病症，也会影响神经、循环系统的健康。

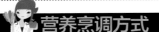

不同部位的猪肉，脂肪含量及肉质也各有不同，可依烹调方式来做选择，例如里脊肉的肉质柔软，适合做各种菜肴；五花肉脂肪含量高，较宜炖及红烧。

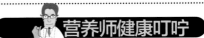

火腿、培根、香肠都是用猪肉制成的加工品，利用盐腌或烟熏等方式处理，并加入硝酸盐防腐，所以高血压、肾病患者应少食。

## 食材配对 ❶

# 猪肉+鸡蛋→促进新陈代谢

猪肉所含的维生素B$_1$很丰富，鸡蛋所含的B族维生素也相当丰富，两者搭配，能促进糖类、脂肪的代谢，可促进新陈代谢，预防末梢神经炎。鸡蛋的卵磷脂具有生物乳化剂的特性，能让油水包覆而不分离，可让积存于血管壁上的脂肪及胆固醇变得细小，然后脱离血管壁，减少脂肪和胆固醇的不利影响。

## 炸猪排

●材料
猪里脊肉500克，鸡蛋1个。

●调味料
**A**料：酱油、面粉各2大匙，盐、糖、胡椒粉各1/2小匙，油1小匙。
**B**料：面包粉1杯。
**C**料：植物油适量。
**D**料：西红柿酱1小匙。

●做法
1 将猪里脊肉洗净，切成1厘米厚的片，以肉锤拍松，放入碗中，加入**A**料搅匀，腌20分钟，取出。
2 将鸡蛋打成蛋液搅匀，放入腌好的肉片两面蘸匀，再蘸上**B**料裹匀。
3 锅中倒**C**料烧热，放入裹好炸衣的肉片炸酥，捞出，挤上**D**料即可。可依个人喜好搭配乳酪丝、欧芹等。

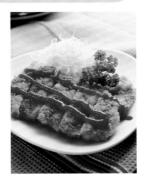

食材配对 ②

# 猪肉 + 酸梅 → 促进血液循环、维持血压稳定

酸梅含大量柠檬酸，也含有维生素C及多种矿物质。猪肉中的铁在维生素C的协同作用下，更适合人体吸收。此外，猪肉中的磷、钾等矿物质能促进血液循环，维持血压稳定。

## 香梅咕噜肉

●材料
五花肉600克，蒜2~5瓣，酸梅10粒。

●调味料
米酒、冰糖各1大匙，酱油、酸梅汁各2大匙，醋1/2大匙，植物油适量。

●做法
1 将五花肉洗净，切粗丝，将猪肉丝放入沸水中余烫，捞起，沥干水；大蒜去皮。
2 锅中倒部分植物油烧热，放猪肉丝略炸，捞起，沥干。
3 另起锅，倒入剩余油烧热，爆香大蒜，加入肉丝，炒至有香味溢出。
4 再加入其余调味料，炒至入味；加入酸梅，改小火，焖至猪肉熟烂即可，可依个人喜好点缀香菜。

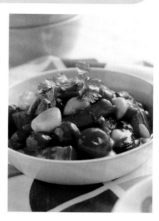

提示 **酸梅** → 含有丰富的有机酸和矿物质，能有效抑制乳酸，清除使血管老化的有害物质。此外，它能促进唾液腺与胃腺的分泌，可生津止渴。

---

食材配对 ③

# 猪肉 + 大白菜 + 荸荠 → 促进新陈代谢、消除疲劳

大白菜中的维生素C有利于人体吸收肉类中的铁。大白菜中的维生素$B_2$与猪肉中丰富的B族维生素共同作用，可促进新陈代谢，消除疲劳。荸荠所含的抗菌物质能保护细胞免受细菌及病毒的侵袭。

## 红烧狮子头

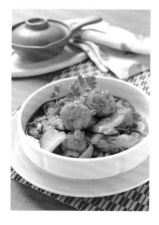

●材料
干净猪绞肉600克，大白菜300克，荸荠200克，葱、姜各50克，鸡蛋1个。

●调味料
A料：淀粉3大匙，酱油2大匙，米酒1大匙，胡椒粉1小匙。

B料：水适量，酱油3大匙，糖、米酒各1大匙。

C料：植物油适量。

●做法
1 将荸荠、姜分别去皮，洗净，均切末；葱洗净，切末；将大白菜洗净，切大块。
2 将猪绞肉放入碗中，打入鸡蛋液，加入葱末、荸荠末、姜末及A料，搅拌成肉馅。
3 将肉馅捏成肉丸子，放入有C料的热锅中以大火炸至呈金黄色，捞出，沥干油。
4 锅中倒入B料，放入大白菜块以大火煮沸，再加入肉丸子，改小火煮至入味即可。可以洗净的香菜叶装饰。

# 猪肉+绿豆粉条→补充营养、强身健体

猪肉含有丰富的蛋白质、脂肪、糖类、钙、铁等成分，具有促进发育、强筋壮骨、滋阴补肾等功效。绿豆粉条营养价值较高，具有抗菌抑菌、降血脂、抗肿瘤、解毒等功效。两者同食，可补充营养，强身健体。

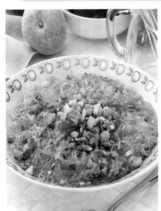

## 蚂蚁上树

●材料
干净猪绞肉150克，绿豆粉条2把，葱1根，蒜2瓣，姜2片。

●调味料
A料：辣豆瓣酱1大匙。
B料：花椒粉1/4小匙，糖、酱油各1/2小匙。
C料：植物油适量。

●做法
1 将蒜去皮，拍碎；将葱、姜均洗净，切末；粉条以冷开水泡软，捞出洗净，沥干。
2 锅中倒入C料烧热，放入姜末、蒜末及猪绞肉爆香，加入A料以中小火炒出香味，再加入适量清水煮开。
3 加入绿豆粉条及B料，以中小火煮至汤汁剩下一半，转大火将汤汁收干，撒上葱末即可。

 提示 **粉条**→热量低，且易吸水膨胀，增加饱腹感，故可减少人体对热量的摄取而达到控制体重的目的。

---

# 猪肉+干香菇→保护心血管、预防骨质疏松

五花肉脂肪含量高。干香菇中的香菇嘌呤及膳食纤维可降低血清中胆固醇、甘油三酯的浓度，促进胆固醇的排泄，对心血管有保护作用。香菇中的维生素D还可促进人体对猪肉中钙的吸收，能预防骨质疏松。

## 传统香菇卤肉

●材料
五花肉600克，干香菇10朵，蒜3瓣。

●调味料
酱油1/2杯，水适量，冰糖2大匙，酱油适量，植物油2大匙。

●做法
1 将五花肉洗净，切块，以适量酱油腌至上色；将干香菇洗净，泡软；将蒜去皮，切末。
2 锅中放入2大匙油烧热，爆香五花肉至呈金黄色，取出。
3 油锅烧热，放入蒜末和香菇炒至香气散出，加入五花肉块及其余调味料以大火煮沸，改小火卤煮约30分钟即可。

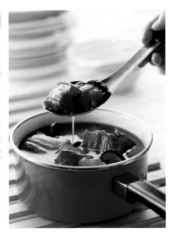

 提示 **香菇**→主要营养成分有蛋白质、糖类、膳食纤维、钾、铁、钙、镁、钠、B族维生素等。其中，麦角固醇含量较高，是维生素D的前驱物，可以促进钙的吸收。

# 猪肉+上海青 →维持皮肤弹性、降血脂

猪肉中的蛋白质在上海青所含维生素C的作用下，可促进合成胶原蛋白，使皮肤柔嫩光滑、有弹性，并能提高皮肤对细菌、病毒的抵抗力。上海青中的膳食纤维可加速猪肉脂肪的代谢，有降低血脂和胆固醇的功效。

## 香焖扣肉

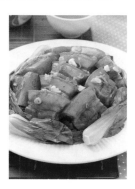

**●材料**
带皮五花肉600克，梅菜150克，上海青200克。

**●调味料**
酱油1大匙，植物油适量。

**●做法**
1 将五花肉洗净，放入热水中烫至八分熟，捞出，沥干，趁热均匀抹上酱油备用。
2 将梅菜洗净，泡水约20分钟，捞出洗净，切成碎丁备用；上海青洗净，余烫至熟，捞起，排盘。
3 锅中倒入油烧热，将腌好的五花肉炸至表皮呈金黄色，捞出，沥干油，切片；将切好的五花肉整齐地排入碗中，梅菜放在肉上，均匀拌入酱油，入蒸锅蒸约30分钟至肉软烂，取出扣在上海青上即可。可依个人口味撒入葱花。

# 猪肉+芋头 →维持血压稳定、帮助消化

芋头的主要成分为淀粉，属主食类食物，另外也含有蛋白质、B族维生素、维生素C、膳食纤维及钾、钙、磷等矿物质。猪里脊肉及芋头中的钾，能抑制因摄钠过多而引起的血压上升，可稳定血压。猪肉中的B族维生素及芋头中的膳食纤维，皆能促进胃肠蠕动，帮助消化。

## 芋香里脊卷

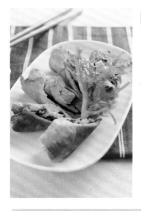

**●材料**
里脊肉排400克，芋头1/2个，香菜1根。

**●调味料**
A料：酱油、米酒各2大匙，盐、糖各1/3小匙，香油1大匙。
B料：淀粉1大匙。
C料：植物油适量。

**●做法**
1 里脊肉洗净，切成厚约1厘米左右的肉片，以肉捶拍松，加入A料腌拌。
2 芋头洗净，去头尾和外皮，切成高4厘米、直径1.5厘米的粗条。
3 锅中倒入C料烧热，放入芋条，炸至表皮酥脆后捞起，放凉。
4 腌好的里脊肉片上撒一些B料，然后摊平，放上炸好的芋条及洗净的香菜。
5 卷起后，收口处抹点B料，收口朝下摆放；锅中余油烧热，放入里脊肉卷，两面煎熟，切成大小合适的段即可，香菜若有剩余可作点缀。

 **芋头**→含钾及含磷量很高，钾有助于钠的排出，有利尿的作用，而磷则是维持牙齿及骨骼健康的重要矿物质之一。

● 促进胃肠蠕动、预防高血压、预防贫血

# 猪肝

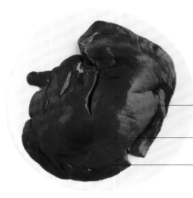

挑选：应选择色泽红润、表面光滑、没有肿块及白斑、无腥味及汁液者。

清洗：以水冲10分钟，并浸泡30分钟再烹调或保存。

保存：以沸水汆烫并切成适当大小，分装后放入冰箱冷冻保存。

 **主要保健功效** | 猪肝含丰富B族维生素、铁、蛋白质、脂肪、维生素A，对贫血患者、孕妇、产褥期妇女而言都是极具营养价值的食材，既可补肝养血，又可滋润肌肤。但肝脏是动物的排毒器官，其中可能有毒素残留，因此要避免长期、大量食用。

## 营养烹调方式

肝脏参与营养成分代谢、运送、贮存、解毒等功能，为彻底杀菌，烹调猪肝时，宜加热至全熟，以避免生嫩而不熟而感染疾病。为去除猪肝的腥味，可先用沸水汆烫，去血水后再烹调。

## 营养师健康叮咛

猪肝含大量的胆固醇，患有高血压、冠心病、糖尿病、高脂血症的人不建议食用，但营养不足的患者可适量食用猪肝来恢复元气、增强体力。

**食材配对①**

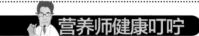 ## 猪肝＋菠菜→预防贫血、预防骨质疏松

猪肝富含维生素$B_6$、维生素$B_{12}$、维生素D和铁，菠菜含有叶酸、维生素C、铁和钙。其中铁、维生素$B_6$、维生素$B_{12}$和叶酸是红细胞形成不可或缺的营养物质，维生素C能促进人体对铁的吸收，维生素D能促进人体对钙的吸收。猪肝和菠菜同食，能增强人体造血功能，预防贫血，强健骨骼，预防骨质疏松。

### 菠菜猪肝汤

● **材料**

菠菜200克，猪肝200克，姜3片，姜丝1大匙。

● **调味料**

A料：酱油1小匙，淀粉2小匙。
B料：高汤6杯。
C料：盐2小匙。

● **做法**

1 将菠菜洗净，切段；将猪肝洗净，切片，放入碗中，加入A料拌匀，腌渍10分钟。

2 将腌好的猪肝片放入沸水中汆烫，捞出，沥干备用。

3 往汤锅中倒入B料煮开，放入姜片及猪肝片煮熟，加入菠菜段及C料调匀，撒上姜丝即可。

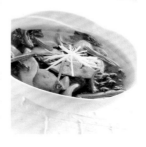

**食材配对 2**

# 猪肝+梨→促进胃肠蠕动、预防高血压

猪肝含有丰富的B族维生素、铁等营养成分，不过胆固醇的含量也很高。梨属于高钾低钠食物，并含有丰富的膳食纤维及大量的水分，可促进胃肠蠕动，帮助消化，有效预防高血压。

## 山梨炒猪肝

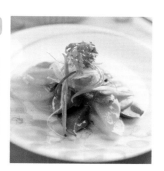

● **材料**
山梨1/2个，猪肝300克，葱1根。

● **调味料**
盐少许，香油1小匙，橄榄油适量。

● **做法**
1 将猪肝洗净，切成薄片，加入少许盐涂抹均匀至入味；将山梨洗净，削皮，切成薄片，放入盐水中防止变色；将葱洗净，切斜段。
2 锅中倒入适量橄榄油烧热，爆香葱段，放入猪肝片炒熟，加入香油略拌，最后加入山梨片拌炒均匀即可。可以洗净的芹菜叶和彩椒丝装饰。

**食材配对 3**

# 猪肝+香油→抗氧化

香油中的不饱和脂肪酸可提高血液中高密度脂蛋白胆固醇的浓度，并降低血液中甘油三酯和胆固醇浓度，故有降血脂的功效；其所含维生素E的抗氧化能力很强，可保护不饱和脂肪酸免受氧化。猪肝中的胆固醇含量很高，很适合与香油同食。

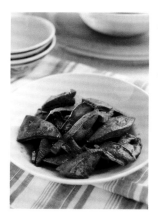

## 香油炒猪肝

● **材料**
猪肝300克，姜片50克。

● **调味料**
香油3大匙，米酒3大匙，糖、盐各1/2小匙。

● **做法**
1 将猪肝洗净，切片，放入沸水中余烫去血水。
2 热锅，将香油倒入，放姜片爆香。
3 倒入猪肝片炒熟，加入米酒、糖、盐，拌匀即可。

 **提示** **香油**→含蛋白质、芝麻素、芝麻酸、维生素E、卵磷脂、蔗糖以及钙、磷、铁等矿物质，是一种营养丰富的食用油。其不饱和脂肪酸含量丰富，稳定性强；其芝麻酸为天然的抗氧化剂。

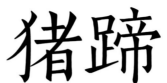

●使排便顺畅、预防骨质疏松、抗老化、强健骨骼

# 猪蹄

**挑选：**猪蹄又分猪前蹄、猪后蹄，以及猪小腿至猪蹄间的猪肘子部位。在挑选时，宜挑肉质结实、有弹性、无腥味者。

**清洗：**在清洗时，要特别翻开外皮，将骨头间的杂质洗去；洗好，氽烫去血水；为了使皮肉更有弹性，可以先冰镇，再拔细毛；若用于炖煮，可用刀刮去外皮的角质。

**保存：**冷冻保存，不宜超过3个月。

 **主要保健功效 |** 猪蹄胶质含量高，可强健骨骼，增强韧性及提供骨骼生长发育所需的营养；可预防骨质疏松；增强皮肤弹性，滋润肌肤。胶质还可活化细胞，参与神经传导，延缓衰老。

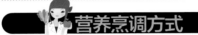

营养烹调方式

猪蹄炸过再烹调，能提炼出大量的油脂，去除这些油脂，可减少猪蹄的脂肪含量。猪的后蹄部位富含胶质，可用炖煮方式烹调，并添加花生、黄豆，这样除了口感较好，更能多摄入胶质，有助于美容养颜及促进雌激素的分泌。

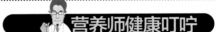

营养师健康叮咛

猪蹄虽含有丰富的胶质，但其属于动物性胶质，肝病、肾病、心血管疾病患者等要慎食，以免引起不适症状。此外，肠道消化功能有问题的人群或老年人要少吃，以减轻身体负担。

**食材配对**

## 猪蹄+竹笋→促进排便

猪蹄含有较多的脂肪及胆固醇；而竹笋所含的膳食纤维可吸附部分油脂，减少人体对胆固醇的吸收，并促进胆固醇代谢，有效降低血液中胆固醇浓度。另外，肉类中的油脂能润滑肠道，刺激肠道蠕动以促进排便。

### 笋干肘子

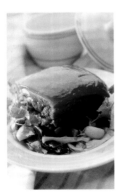

●**材料**

笋干150克，猪肘子1只，葱2根，姜1小块，蒜6瓣，八角3粒，红辣椒1个。

●**调味料**

A料：酱油1大匙。
B料：盐1/4小匙，冰糖、米酒各1大匙，鸡粉、胡椒粉、五香粉各1/2小匙，水适量。
C料：植物油适量。

●**做法**

1 将全部材料洗净。葱切段；蒜去皮，姜切末；笋干放入沸水中氽烫，捞出，以冷水冲去咸酸味备用。

2 猪肘子以菜刀刮去余毛，放入碗中，加入A料腌拌，放入C料锅中炸去多余油脂，捞出，沥干备用。

3 锅中余油烧热，爆香葱段、姜、蒜、红辣椒，放入笋干、猪肘子、八角及B料煮沸，移入炖锅，炖煮40~50分钟即可，可以干净香菜叶点缀。

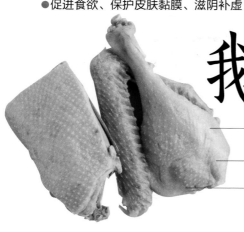

●促进食欲、保护皮肤黏膜、滋阴补虚

# 鹅肉

**挑选：**肌肉切面有光泽、肉质有弹性、表面不粘手者为佳。

**清洗：**去除内脏，洗净，沥干。

**保存：**入沸水余烫去血水，再切成适当大小，分装冷冻保存，可存放1~2个月。

 **主要保健功效｜**鹅肉含脂肪、钙、铁、维生素A、维生素B₁、维生素B₂、维生素C等，脂肪结构接近橄榄油，可降低胆固醇。鹅肉有补充营养的作用，所含的蛋白质富含多种人体必需氨基酸；还含有丰富的不饱和脂肪酸，较之鸡、鸭等其他禽肉含量更高。

## 营养烹调方式

如果担心鹅肉带有某些病毒，在烹调时最好完全煮熟。先以大火将鹅肉滚煮，再改小火焖煮至熟透。处理鹅肉时，宜采用逆纹切法，以方便咀嚼。

## 营养师健康叮咛

胃肠功能较弱或消化不良者，不宜过量食用。鹅肉含有动物蛋白，对老年糖尿病患者有补充营养的作用。中医认为，阴虚的人可多食性味甘平的鹅肉，能滋阴补虚。

**食材配对**

## 鹅肉＋芹菜→增进食欲、保护皮肤黏膜

芹菜所含的B族维生素可以促进人体对维生素A的吸收利用，起到保护皮肤黏膜的作用。芹菜还含有钙、磷、铁等矿物质，能增进食欲，提供细胞生长所需的营养。因此，鹅肉和芹菜同食，能增进食欲，补充营养，保护皮肤黏膜。

### 凉拌鹅肉

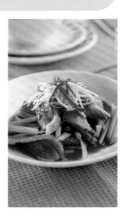

●**材料**

鹅胸肉300克，芹菜段、姜丝各50克，辣椒丝10克。

●**调味料**

淡酱油、绍兴酒各2大匙，糖1/2大匙，盐少许。

●**做法**

1 将鹅胸肉洗净，抹上少许盐，加水用大火煮沸，再改中火煮至血水放出，即可熄火；盖上锅盖，将鹅肉闷熟，捞起待凉，切成薄片备用。

2 将芹菜段用沸水烫后冲冷水，再沥干水分。

3 将其余调味料与鹅肉片拌匀，腌至入味，加入芹菜段拌匀盛盘，最后放上姜丝、辣椒丝即可。

 **提示 芹菜**→根茎部位含有丰富的钾和膳食纤维，能调理胃肠、改善便秘、稳定血压。

●预防贫血、补虚、润泽肌肤、预防血栓、调节神经

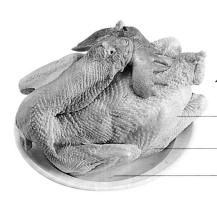

# 鸡肉

**挑选：** 以肉质结实有弹性、颜色粉嫩有光泽、毛孔突出及鸡软骨白净者为佳。

**清洗：** 用流水将鸡肉及内脏的血水搓洗干净，再将多余脂肪摘除即可。

**保存：** 买回来后应立即处理好，冷冻保存，并在2日内食用完毕；如冷藏，应当天食用。

 **主要保健功效｜** 鸡肉属于白肉，所含的脂肪以不饱和脂肪酸为主，为优质蛋白质、必需氨基酸、B族维生素的良好来源，易被人体消化吸收，对调节神经及滋补体虚有所帮助。患有高脂血症及心血管疾病的人可多用白肉取代红肉。

## 营养烹调方式

鸡肉以顺纹切的方式，可去掉皮下脂肪及鸡皮，从而降低人体对脂肪的摄取。含有水溶性物质是鸡汤鲜甜的原因，应以小火慢熬为宜。鸡肉为动物蛋白的主要来源之一，可搭配各类蔬菜食用，美味又健康。

## 营养师健康叮咛

胃酸过多、胃溃疡、胆结石患者要少喝鸡汤，因为鸡汤会刺激胃酸分泌；鸡汤的嘌呤含量高，痛风患者宜少喝。鸡油、鸡皮、鸡肉在烹调时会释放出脂肪，肥胖者最好去除浮油后食用。

**食材配对❶**

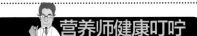

## 鸡肉＋黑芝麻油＋九层塔→促进新陈代谢

鸡肉含有不饱和脂肪酸，黑芝麻油中的维生素E及芦丁可保护不饱和脂肪酸不被氧化，抵抗自由基的攻击，有助于癌症的预防。九层塔的特殊香味使鸡肉更具香味，可促进食欲。

### 三杯鸡

●材料

大土鸡腿1只，蒜6瓣，老姜1块，辣椒1个，葱2根，九层塔1把。

●调味料

蚝油2大匙，糖1大匙，米酒、黑芝麻油各适量。

●做法

1 所有材料洗净。将大土鸡腿切大块；姜切片；辣椒切片；葱切段；蒜去皮，备用。

2 锅中加入适量黑芝麻油，放入姜片、蒜、辣椒片、葱段爆香。

3 加入土鸡腿块炒香后，倒入米酒再炒数下，加入蚝油、糖烧至汤汁快收干；加入九层塔拌炒数下，起锅前淋上剩余黑芝麻油即可。

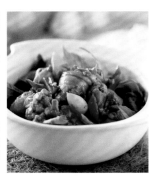

# 鸡肉+甜椒→预防贫血、预防动脉硬化

甜椒含有丰富的维生素C，能提高肉类中的铁在人体的吸收率，有助于预防贫血；所含维生素E是强力的抗氧化剂，可加强多不饱和脂肪酸及维生素A的抗氧化作用。青椒含有维生素B₂，能保护毛发、皮肤及指甲的健康，还可预防动脉硬化。

## 香杞鸡柳

●材料
鸡柳200克，杞果1个，甜椒30克。

●调味料
盐、鸡粉、香油各1/4小匙，米酒1大匙，植物油适量。

●做法
1 将杞果洗净，去皮与核，切成条；将甜椒洗净，去籽，切成细条备用。
2 将鸡柳洗净切成条，入沸水中余烫备用。
3 热油锅，倒入所有材料，炒至香味溢出，加入其余调味料煮至入味即可。

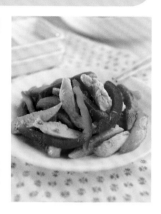

提示 **甜椒**→富含胡萝卜素，可维持牙齿、骨骼的健康及视觉的正常功能。对甜椒过敏者及类风湿关节炎患者不宜食用。

# 鸡肉+西红柿→预防血栓、预防动脉硬化

西红柿的红色外皮含有番茄红素，可降低低密度脂蛋白的含量及防止胆固醇被氧化，并且能预防因胆固醇沉积于血管内壁造成的动脉硬化。西红柿搭配胆固醇含量较低的鸡肉一起食用，能预防血栓及动脉硬化。

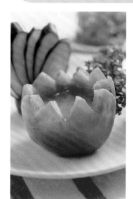

## 西红柿鸡盅

●材料
西红柿4个，虾仁、鸡胸肉各100克，芹菜50克，荸荠4个，干香菇2朵。

●调味料
A料：胡椒粉1/2小匙，盐、香油各1小匙。
B料：高汤1杯。
C料：盐、鲜鸡粉各1/2小匙。

●做法
1 将虾仁洗净，去除肠泥，切碎；将鸡胸肉洗净，切碎。将虾仁、鸡胸肉混匀，剁细成肉泥。
2 将芹菜洗净，切末；将干香菇洗净，去蒂，泡软，切碎；荸荠洗净，去皮，切碎。
3 将西红柿洗净，从蒂头切下至顶端1/5，以汤匙挖除果肉，切口围围以小刀刻花，放入沸水中略余烫，捞出，即成西红柿盅。
4 将肉泥放入碗中，加香菇碎、荸荠碎、芹菜末拌匀，加入A料，抓拌至有弹性，制成馅料。
5 将馅料填入西红柿盅至五分满，移入蒸锅中，大火蒸10分钟，取出放凉。
6 锅中倒入B料煮开，再加入C料拌匀成汤汁，注入西红柿盅内，至九分满即可。

提示 **西红柿**→鲜艳的红色来自番茄红素，番茄红素是一种类胡萝卜素，有抗癌作用。西红柿的酸味，可促进胃酸分泌，有助食物消化。

# 鸡肉+黑木耳→预防贫血、防止血栓形成

黑木耳能降低血液的黏稠度，有抗血小板凝集的作用，可防止血栓形成，且能降低体内甘油三酯的含量。此外，黑木耳含有丰富的铁，搭配鸡肉的优质蛋白，可预防贫血及补气养血。

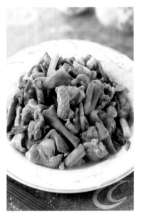

## 黑木耳蒸鸡

●材料
鸡腿1只，干黑木耳37.5克，姜3片，葱2根。

●调味料
A料：米酒、水各1大匙，淀粉1小匙，酱油、鲜鸡精各1/2小匙，胡椒粉1/4小匙。
B料：香油1/2小匙。

●做法
1 将葱洗净，切段。
2 将鸡腿洗净，去骨，切块；将干黑木耳洗净，泡发，捞出沥干，切片，和鸡腿块一起放入碗中，加入姜片及A料拌匀，腌渍入味。
3 将腌入味的鸡腿块和黑木耳放入蒸锅，蒸至鸡腿熟软，取出，趁热加入葱段拌匀，淋上B料即可。

 提示 **黑木耳**→黑木耳中的铁可养颜美容，胶质能促进体内废物的排出，膳食纤维可促进胃肠蠕动。新鲜黑木耳含有光敏物质，食用后被紫外线照射，皮肤易出现疼痛、瘙痒症状。

# 鸡肉+黑芝麻油→有助于产后恢复

黑芝麻油由黑芝麻炼制而成，富含天然维生素E、芝麻素及类花青素等天然抗氧化成分，妇女产后食用，能促进子宫收缩。鸡肉富含优质蛋白及B族维生素，食之既容易消化吸收，又能补充营养，使人尽快恢复体力。

## 当归芝麻油鸡

●材料
土鸡1只，姜6片，黑芝麻油3大匙，米酒700毫升，当归25克，参须10克，巴戟天15克。

●调味料
盐少许。

●做法
1 将土鸡洗净，切块，放入热水中，汆烫去血水。
2 将当归、参须、巴戟天洗净，用纱布包起。
3 锅中倒入黑芝麻油，爆香姜片；加入土鸡块，以中火略微翻炒至入味，加入米酒，再以大火煮至酒精充分挥发。
4 将土鸡块放入砂锅中，加清水及步骤2的中药包，以小火炖煮约20分钟。
5 起锅前，将中药包捞出，加盐调味即可。

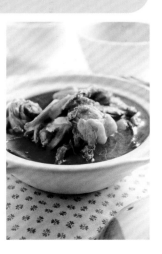

 提示 **黑芝麻油**→与白芝麻油一样，都是由芝麻榨成，色泽黑的原因在于榨黑芝麻油的芝麻会用重火焙炒。黑芝麻油所含的不饱和脂肪酸可降低胆固醇。

食材配对 **6**

# 鸡肉+柠檬→促进新陈代谢、消除疲劳

柠檬含有丰富的维生素C等有机酸。鸡肉的优质蛋白通过维生素C的作用，可促进合成胶原蛋白，使皮肤保持弹性及防止黑斑生成，对皮肤美白有一定作用。鸡肉中的B族维生素及柠檬中的柠檬酸还能促进新陈代谢，消除疲劳。

## 柠檬嫩鸡

**●材料**
鸡半只，柠檬2个，姜1片。

**●调味料**
**A**料：高汤或清水半碗，糖1小匙，香油少许。
**B**料：盐1/2大匙，酱油1大匙，米酒少许。
**C**料：水淀粉少许。
**D**料：植物油适量。

**●做法**
1 将鸡洗净，擦干表皮，鸡腹内抹上盐。
2 柠檬洗净，1/2挤出汁液，剩余切薄片备用。
3 锅中倒入**D**料烧热，炒香姜片，放入鸡肉，外皮朝下先煎黄，加入柠檬汁和**A**料煮沸，加盖，转小火焖煮15分钟，熄火，待凉后剁成小块。
4 在盘底垫上柠檬片铺好，排上鸡块。
5 将**B**料倒入锅中煮沸，加**C**料勾芡，淋在鸡块上即可，可依个人喜好搭配香料。

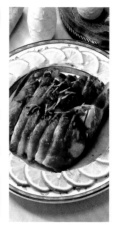

**提示** **柠檬**→含有维生素C，能促进皮肤的新陈代谢、消除色素沉淀。由于维生素C可溶于水，且不耐高温，最好的食用方式是生食。

---

食材配对 **7**

# 鸡肉+黄瓜+粉皮→促进血液循环、润泽肌肤

低热量的黄瓜、粉皮是瘦身轻体的好帮手。黄瓜丰富的维生素C可促进人体对鸡肉中铁的吸收；黄瓜还含有特殊的黄瓜酶，与鸡肉中的B族维生素共同作用，可促进新陈代谢和血液循环，还有润泽肌肤的作用。

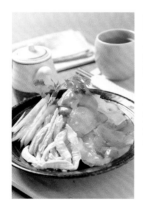

## 鸡丝拉皮

**●材料**
鸡胸肉200克，干粉皮1张，黄瓜2根。

**●调味料**
芝麻酱、酱油各3大匙，芥末酱2大匙，白醋、香油各1大匙，糖1/2大匙。

**●做法**
1 将干粉皮洗净放入沸水中煮软，捞出，沥干，待凉，以手撕成小片备用。
2 将鸡胸肉洗净，烫熟，捞出沥干，待凉后撕成丝。
3 将黄瓜洗净，切成细丝，放入碗中，加入其他材料，淋上调味料拌匀即可。可以洗净的香菜叶装饰。

**提示** **黄瓜**→含钾，可起到降血压的作用。为了避免黄瓜中的酶破坏维生素C，可在烹调时加醋。晒伤时，可将黄瓜切片敷于患处，能预防色素沉着。

●增强免疫力、防止肌肤干燥、保护皮肤

# 鸭肉

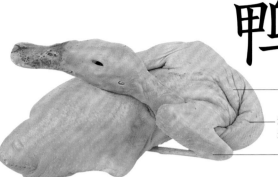

**挑选：** 胸骨匀称、脚翅外形正常、肉质结实有弹性、表皮无破损、没有异味为佳。

**清洗：** 将买回来的鸭从背部剖开，清除内脏，洗净，再剁成适当大小。

**保存：** 买回来应快速分切，并用保鲜袋分装封好。当天或隔天食用，可冷藏保存；暂不食用，则须冷冻保存。

 **主要保健功效｜**鸭肉脂肪含量低，含有较多的不饱和脂肪酸，并含有钙、磷、铁、维生素$B_2$、烟酸等。维生素$B_2$参与能量代谢，对眼睛、皮肤、毛发都有保护作用，缺乏维生素$B_2$时，易引起口角炎、眼睛畏光等症状。铁可补血，能预防贫血。

## 营养烹调方式

鸭肉性寒，宜搭配热性食材如姜一起烹调。为避免禽流感病毒感染，在处理及烹调鸭肉时，宜完全煮熟。另外，鸭肉煮得越久，维生素流失越多，宜大火快炒。

## 营养师健康叮咛

鸭肉性寒，体质虚寒者或受凉时不宜食用，否则会刺激肠道，引起腹泻等不良反应。鸭肉含有丰富的蛋白质，一次性大量食用，会增加胃肠及肝肾负担，严重时会引起消化不良。

**食材配对**

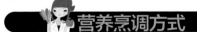

### 鸭肉＋绿豆芽＋胡萝卜→增强免疫力、防止皮肤干燥

胡萝卜中的胡萝卜素可转化为维生素A，能保护黏膜及维持上皮细胞正常分化，避免细菌入侵，增强免疫力。绿豆芽中丰富的维生素C可增强胡萝卜素的抗氧化作用。鸭肉中的维生素$B_2$、烟酸和绿豆芽中的维生素C共同作用，可防止皮肤干燥。

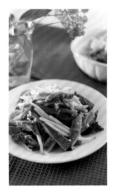

### 芽蔬炒鸭丝

●**材料**

烤鸭1/2只，绿豆芽200克，胡萝卜100克，蒜末30克。

●**调味料**

A料：香油1大匙。
B料：盐1/2大匙，糖、醋各1小匙。

●**做法**

1 将烤鸭去骨，切丝；将绿豆芽去根，洗净；将胡萝卜去皮，洗净，刨成丝。

2 热油锅，倒入A料及蒜末炒香，放入烤鸭丝、绿豆芽、胡萝卜丝及B料，快速拌炒至熟即可。

 **豆芽**→热量较低，适合控制体重者食用；铁的含量高，贫血患者可常用食用。若担心豆芽含有亚硫酸盐之类的漂白剂，买回来后可以先用水浸泡一段时间，再放入加了醋的沸水中余烫一下。

# 第四篇

## 蛋、豆、菇类

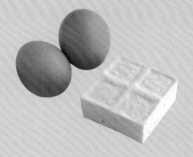

● 预防贫血、加速伤口愈合、预防骨质疏松

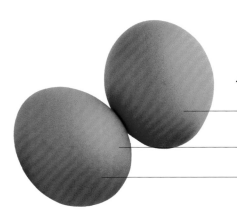

# 鸡蛋

**挑选**：外观完整清洁、蛋壳略粗糙、拿起来有重量者较佳；通过光源看气室，宜挑气室小者。

**清洗**：买回来的鸡蛋稍微清洗后，以布擦干再进行烹调。

**保存**：若长时间保存，宜放入冰箱冷藏，温度为0～5℃；若短时间保存，宜放在温度为10～15℃的环境中，钝端向上，使气室不易移动。

 **主要保健功效**｜鸡蛋有人体必需氨基酸、卵磷脂、铁、钙、维生素A、维生素D、维生素E、维生素B₁、维生素B₂。其中维生素A能保护黏膜的完整并维持视觉正常；B族维生素参与糖类、脂肪的代谢；卵磷脂可促进大脑及中枢神经系统发育，可活化脑细胞及降低胆固醇，给人体提供足够的营养。

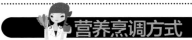 **营养烹调方式**

　　生鸡蛋的蛋白含有抗生物素蛋白，能与生物素结合而影响其吸收利用，不过只要将蛋白煮熟，就可安心食用。若想较完整地保留鸡蛋的营养，则可以水煮、煮汤及蒸的方式烹调。

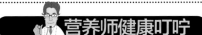 **营养师健康叮咛**

　　胆固醇或血脂偏高的人应减少鸡蛋的食用量，因为鸡蛋的蛋黄含有较高的胆固醇。不建议生食鸡蛋，若生食过多，易引起皮肤炎、腹泻等病症。

**食材配对❶**

## 鸡蛋+菜脯→预防便秘、促进胆固醇代谢

　　菜脯其实就是经过腌渍的白萝卜，其中含有维生素C、微量的锌和膳食纤维，膳食纤维可以降低鸡蛋中胆固醇在人体中的吸收率，并可促进胆固醇代谢，还能促进胃肠蠕动，清除体内废物，预防便秘。

### 菜脯蛋

●材料
鸡蛋2个，菜脯100克，葱花适量。

●调味料
盐少许，植物油1大匙。

●做法
1 将菜脯洗净，切碎。
2 将鸡蛋打散，放入菜脯碎、葱花，加入盐拌匀。
3 锅中倒入1大匙油烧热，倒入蛋汁，煎至两面金黄即可。可以洗净的红椒圈装饰。

 **菜脯**→以盐腌渍而成，含钠量较高，高血压患者不宜多吃；为防菜脯过咸，可先将其浸泡一会儿并搓揉，减少盐的含量后再烹调。

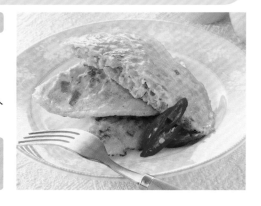

食材
配对
②

# 鸡蛋+蛤蜊→预防贫血、预防心血管疾病

蛤蜊含有维生素B$_{12}$，是制造红细胞必要的营养物质，与鸡蛋中的铁皆能预防贫血，使脸色红润健康。蛤蜊含有牛磺酸，可清除血液中过多的胆固醇，减少动脉硬化的发生，预防心血管疾病，并能强化肝功能。

## 茶碗蒸

●材料
鸡蛋1个，蛤蜊1个，香菇1朵，鱼板3片，高汤1杯，温水1/2杯。

●调味料
盐1小匙，米酒1/2小匙。

●做法
1 将材料洗净，将香菇刻花。
2 将鸡蛋打成蛋液，加入1/2杯温水拌匀，再加入高汤及调味料拌匀，过滤后放入蒸锅，以中火蒸约3分钟至蛋液凝固。
3 打开蒸锅盖子，放入其余材料，转大火续蒸至食材熟软即可。

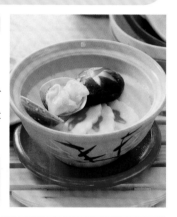

提示 蛤蜊→所含的维生素E有延缓细胞老化的功效。烹调时，至少加热4分钟，以防感染细菌而产生腹泻症状。蛤蜊的嘌呤含量高，不适合尿酸高的人或痛风患者食用。

食材
配对
③

# 鸡蛋+虾→清除自由基、加速伤口愈合

虾含维生素A，可以保护眼睛结膜与角膜的健康，缓解视疲劳，预防感冒等；富含硒及虾青素，与鸡蛋中的维生素E共同作用，抗氧化的能力得到加强，可有效清除自由基；虾中的锌可以促进伤口愈合及性器官发育，而鸡蛋含有能加速伤口愈合的营养物质。

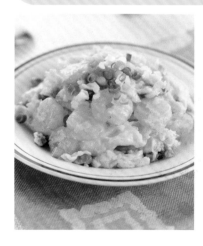

## 虾仁炒蛋

●材料
鸡蛋4个，虾仁200克，葱花适量。

●调味料
A料：蛋白1/2个，淀粉1小匙，酒1小匙。
B料：盐1/2小匙。
C料：植物油4大匙。

●做法
1 将虾去肠泥，洗净，沥干，加入A料拌匀。
2 锅中倒入C料烧热，放入虾仁低温油炸。
3 将鸡蛋打散，放入B料拌匀。
4 锅中余油烧热，倒入蛋汁，加入炸好的虾仁、葱花拌炒，炒熟即可。

 提示 虾→虾容易引起过敏，过敏体质者和气喘、皮肤病患者不宜食用；虾卵含有丰富的胆固醇，血脂过高者要避免食用。烹调虾仁时，宜将虾背上的虾线（肠泥）去除，避免吃到虾尚未排泄的废物。

# 鸡蛋+蘑菇→促进消化、预防心血管疾病

蘑菇中的多种蛋白酶，能促进鸡蛋中蛋白质的分解，有助于消化。另外，蘑菇具有低脂、低钠、高纤的特点，所含丰富的膳食纤维可降低人体对鸡蛋中胆固醇的吸收，进而减少心血管疾病的发生。

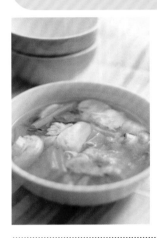

## 蘑菇肉片蛋花汤

●材料

猪肉片100克，蘑菇6朵，胡萝卜1/4根，鸡蛋1个，芹菜1根，水500毫升。

●调味料

A料：淀粉、盐各少许。
B料：香油少许。

●做法

1 将蘑菇洗净，切片；将胡萝卜洗净去皮，切片；将芹菜洗净，切段；将鸡蛋打散；将猪肉片洗净，蘸A料略腌。

2 锅中倒入500毫升清水煮沸，加入蘑菇片及胡萝卜片煮熟，再加入猪肉片，迅速用筷子搅散。

3 待肉色变白，倒入蛋汁，加入芹菜段略煮，熄火，淋上B料即可。

 提示 **蘑菇**→是维生素B₂的良好食物来源，维生素B₂除了能参与能量代谢外，还可预防口角炎、皮肤炎等病症。

# 鸡蛋+纳豆+杂粮→抗癌、预防骨质疏松

纳豆中的异黄酮和鸡蛋中的维生素E都有抗氧化作用，可避免细胞因受自由基攻击而出现突变，从而达到抗癌的效果。此外，纳豆中的成分可减少钙流失，预防骨质疏松。缺乏赖氨酸的杂粮及谷类可搭配鸡蛋一同食用，营养更全面、均衡。

## 墨鱼秋葵蛋包饭

●材料

杂粮饭1碗，鸡蛋3个，纳豆、墨鱼各50克，秋葵3根，葱1根，柴鱼高汤1大匙。

●调味料

A料：淀粉1大匙，盐1/2小匙，植物油适量。
B料：芥末、盐各1/2小匙，酱油1大匙。

●做法

1 将墨鱼洗净，切小块；将秋葵洗净，去蒂头，切片；将葱洗净，切末；将鸡蛋打散，加入除油以外的A料调匀，倒入油锅中煎成蛋皮。

2 锅中倒入2大匙油烧热，放入葱末爆香，加入墨鱼块、秋葵片和纳豆炒匀，再加入杂粮饭和柴鱼高汤煮开，加入B料调匀，捞出摆盘。吃时以蛋皮包卷起来即可。

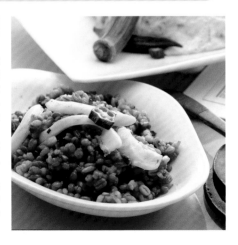

食材配对 **6**

# 鸡蛋+蘑菇+菠菜→预防心血管疾病

蘑菇中的维生素C可促进人体对菠菜中铁的吸收，铁是血红蛋白的重要组成成分，对维持红细胞功能正常起至关重要的作用。蘑菇、菠菜中含有的膳食纤维能促进鸡蛋中胆固醇的代谢，降低血清中的低密度脂蛋白。鸡蛋中丰富的B族维生素能促进人体对菠菜中维生素A的吸收与利用。

## 鸡蛋菠菜色拉

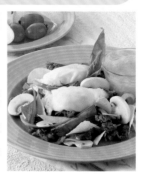

●材料
牛绞肉50克，菠菜3棵，蘑菇2个，柠檬1/8个，鸡蛋1个，胡萝卜圈适量，马铃薯片5片。

●调味料
A料：盐1/3小匙。
B料：白醋1大匙。
C料：芥末色拉酱适量。

●做法
1 将菠菜去根，洗净，切段；将柠檬挤汁，备用。
2 将蘑菇去蒂，洗净，切成薄片，放入碗中，淋入柠檬汁，拌匀备用。
3 将牛绞肉放入碗中，加入A料拌匀，放入油锅中炒熟，盛入盘中，加入马铃薯片以及焯熟的菠菜段、蘑菇片、胡萝卜圈。
4 锅中倒入水煮开，加入B料，改小火，打入鸡蛋煮3分钟，捞出；浸入冷开水中泡凉再捞出，沥干水，放入步骤3的菠菜色拉盘中，淋入C料，搅拌均匀即可。

提示 **菠菜**→含丰富的维生素A，可保护视力，维护皮肤及黏膜健康。

---

食材配对 **7**

# 鸡蛋+香菇+章鱼→强健骨骼、缓解眼睛疲劳

香菇中的维生素D可提高人体对鸡蛋中钙的吸收，进而强健骨骼，减少发生骨折、骨质疏松的风险。章鱼所含的牛磺酸能促进鸡蛋中脂肪的分解与代谢，降低血中胆固醇含量，缓解眼睛疲劳，维护视网膜健康。

## 海鲜淮山蒸蛋

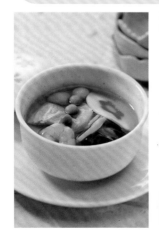

●材料
虾仁1只，章鱼肉、蟹脚肉、鱼肉、鱼板各适量，白果2个，香菇1朵，淮山泥20克，鸡蛋1个，青豆仁3粒。

●调味料
A料：柴鱼高汤1大匙。
B料：柴鱼高汤3大匙，甜酱油1小匙，甜酒酿、水淀粉各少许。

●做法
1 将所有材料洗净。在锅中倒入半锅水煮滚，烫熟所有海鲜，捞出备用。
2 将鸡蛋打入碗中，加入A料拌匀，移入蒸锅以大火蒸至8分熟；倒入淮山泥，铺上余烫过的海鲜及白果、香菇、青豆仁，再以大火续蒸2分钟。
3 最后淋上调匀的B料，续蒸片刻即可。

提示 **章鱼**→含有大量牛磺酸，可促进大脑及眼睛的发育。经常感到疲劳的人适量食用章鱼，可达到缓解疲劳的效果。

● 降血脂、预防癌症、保护骨骼健康、抗衰老

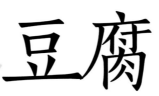

# 豆腐

挑选：选购传统老豆腐，色泽不能过白；选购盒装豆腐，要选信誉良好的厂商，并注意包装及日期标示完整。

清洗：最好先用冷开水泡20分钟，连续换水2次后，再下锅烹调。

保存：传统老豆腐容易腐坏，买回家后应马上浸泡在水中，并放进冰箱冷藏；把豆腐置于室温下的时间不要超过4小时，且最好在购买当天就吃完。

 **主要保健功效** | 豆腐含有人体无法合成的必需氨基酸；所含植物固醇具有降低胆固醇的作用；大豆低聚糖可促进消化；大豆异黄酮可有效预防乳腺癌、大肠癌、前列腺癌等。

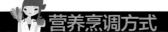

## 营养烹调方式

豆腐易消化，可搭配鲑鱼等海鲜及蘑菇来提高人体对钙的吸收率；也可搭配牛肉、奶酪来补充豆腐中含量较少的色氨酸。以油炸方式烹调豆腐，豆腐会吸附过多的油脂，需要控制摄入量。

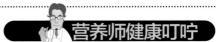

## 营养师健康叮咛

豆腐的营养容易被人体吸收，可提供人体所需的大部分营养。豆腐虽然极富营养，但热量低，是减肥者的优选食材之一。由黄豆制成的豆腐，嘌呤含量高，痛风患者或尿酸偏高者不宜过量食用。

**食材配对①**

## 豆腐+胡萝卜+鸡肉→提高免疫力、抗老化

豆腐含有大豆蛋白，且脂肪含量较低，与低脂肪、易消化的鸡肉一起食用，可助人体摄取足量的蛋白质，促进生长发育。豆腐中的维生素E与胡萝卜中的胡萝卜素均为极佳的抗氧化物质，有防止细胞老化及病变的功效。豆腐中的卵磷脂具有促进大脑发育及延缓大脑退化的功效。多吃豆腐，亦可增加人体对钙的摄取。

### 家常豆腐

●材料
豆腐1盒，胡萝卜、甜豆、玉米笋各50克，鸡肉片100克。

●调味料
酱油、糖各2小匙，豆瓣酱、蘑菇粉各1小匙，植物油适量。

●做法
1 材料洗净。将豆腐切小块，胡萝卜切花片，甜豆切段，玉米笋对半切开。
2 将胡萝卜片、甜豆段、玉米笋余烫后备用。
3 豆腐炸至金黄色，鸡肉片过油炸熟。
4 热锅加入2小匙油，将其余调味料爆香，再加入所有食材拌炒均匀即可。

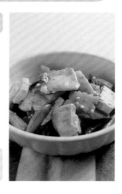

 **提示** **胡萝卜**→含丰富的膳食纤维，具有清理胃肠的功效；胡萝卜素为脂溶性营养成分，与含油脂的食材同煮，更加有利于人体吸收。烹调胡萝卜时，不宜加醋。

食材
配对
❷

# 豆腐+猪肉+辣椒→促进肝脏排毒

豆腐含有人体必需的多种氨基酸，但并不完整，与猪肉搭配食用，可使营养更全面、均衡。猪肉与豆腐含有B族维生素，可加强肝脏的解毒功能。辣椒含有丰富的维生素C，具有美白作用，还可促进豆腐中的蛋白质合成胶原蛋白，进而维护关节及皮肤健康。辣椒中的辣椒素可增进食欲，促进血液循环，使气色更好。

## 麻婆豆腐

●材料
豆腐1盒，葱30克，猪绞肉200克。

●调味料
辣椒酱1小匙，辣豆瓣酱、糖各2小匙，花椒粉1/2小匙，盐1/6小匙，植物油2小匙。

●做法
1 将豆腐洗净，切小丁，余烫后捞出，沥干；将葱洗净，切成葱花。
2 热锅加入2小匙油，加入猪绞肉炒干。
3 放入豆腐丁，加其余调味料及适量水一同煮熟，撒上葱花即可。

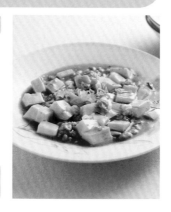

提示 **辣椒**→含有辣椒素，能刺激口腔中的唾液腺分泌唾液，还能促进胃肠蠕动，帮助消化。因有刺激性，过敏体质者宜减少食用。

食材
配对
❸

# 豆腐+味噌→预防癌症

豆腐富含蛋白质、钙等营养物质，有强壮骨骼、清热润燥、美容养颜等功效。味噌由黄豆发酵制成，富含蛋白质、氨基酸和膳食纤维，能促进胃肠蠕动，改善便秘。味噌所含的卵磷脂能增强大脑活力，消除大脑疲劳。豆腐与味噌同食，能促进人体对钙的吸收，强身健体。

## 味噌豆腐汤

●材料
豆腐1/2块，葱丝10克。

●调味料
味噌50克，盐1小匙，糖1/2小匙。

●做法
1 在锅中加水煮开，加入调味料。
2 豆腐洗净，切成小块，放入煮沸的锅中煮5分钟。
3 撒上葱丝即可。

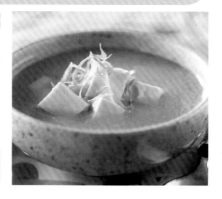

提示 **味噌**→味噌富含卵磷脂，用脑多的上班族可以适量食用。

# 豆腐 + 菌菇类 →抗氧化、延缓衰老

黄豆制品本身含有大豆异黄酮等植物性雌激素，具有抗氧化的特性，可防止自由基形成，进而起到抗衰老的作用；黄豆制品富含植物蛋白，可以增强体力、消除疲劳。菌菇类则含有核酸类物质，可以降低血清与肝脏中的低密度脂蛋白，从而起到减少坏胆固醇、预防心血管疾病的作用。

## 杂菇烩豆腐

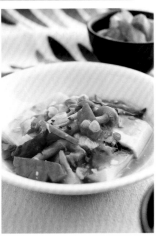

●材料
黑木耳、秀珍菇、松茸菇、金针菇、 胡萝卜片各50克，葱花10克，嫩豆腐半盒。

●调味料
A料：酱油2小匙，盐1/4小匙，糖、蘑菇粉、香油各1/2小匙，酸辣油1小匙，米酒少许。
B料：水淀粉适量。
C料：水1/2碗。

●做法
1 将黑木耳、秀珍菇、松茸菇、金针菇、胡萝卜片分别洗净余烫、沥干备用。
2 将嫩豆腐洗净切片，略烫，沥干备用。
3 在汤锅中加C料，将A料加入煮沸，再加入黑木耳、秀珍菇、松茸菇、金针菇、胡萝卜片及豆腐片煮熟。
4 用B料勾芡，最后撒上葱花即可。

 **提示** **金针菇**→含有丰富的膳食纤维，可以帮助代谢及清除多余的胆固醇，有助于改善便秘。

---

# 豆腐 + 鸡蛋 →预防感冒、增强免疫力

蛋黄中的维生素D有助于豆腐中的钙被人体充分吸收。黄豆制品含有锌，豆腐也不例外，锌与鸡蛋中的优质蛋白共同作用，可增强免疫力，预防感冒，并维持味觉及嗅觉的正常功能。

## 豆腐蛋黄粥

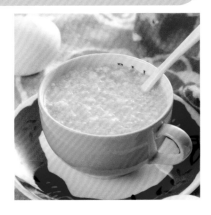

●材料
白粥30克，豆腐1/2块，鸡蛋1个。

●调味料
盐适量。

●做法
1 将豆腐洗净，充分压碎成泥。
2 将鸡蛋放入锅中煮熟，捞出，取出蛋黄捣碎。
3 将白粥倒入锅中，加入豆腐泥煮滚，再加蛋黄泥拌匀，待粥再次煮滚，加调味料即可。

 **提示** **鸡蛋**→由于鸡蛋中蛋白质含量较高，发热、腹泻、肝炎、肾炎、胆结石等患者在患病期间不宜食用，以免加重身体负担。

食材
配对
**6**

# 豆腐＋黑木耳→降低胆固醇、防癌

豆腐所含的大豆异黄酮具有降低胆固醇和防癌的作用。黑木耳含有胶质，可以吸附胆固醇，促进胆固醇的排出，具有降低胆固醇的作用。

## 木须豆腐

●材料
老豆腐2块，鸡蛋2个，黑木耳80克，韭黄60克，姜10克。

●调味料
A料：酱油2大匙，糖1大匙，水1/2杯，盐1/2小匙，香油1/4小匙。
B料：植物油适量。
C料：水淀粉1大匙。

●做法
1 将鸡蛋打成蛋液，搅拌均匀，倒入热油锅中炒熟，盛出；将姜去皮，切丝；将黑木耳洗净，切小片；将韭黄洗净，切段。
2 将老豆腐洗净，切成厚1.5厘米的片，放入B料热锅中煎至两面金黄取出。
3 锅中余油烧热，以中小火爆香姜丝与黑木耳，加入老豆腐片及A料煮至入味；再加入C料勾芡，最后加入韭黄段及炒蛋略拌即可。可以洗净的欧芹装饰。

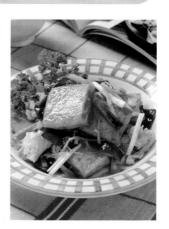

---

食材
配对
**7**

# 豆腐＋鲑鱼→预防骨质疏松、降低胆固醇、保护心血管

豆腐富含钙，与含有维生素D的鲑鱼搭配食用，可促进人体对钙的吸收，强健牙齿与骨骼，预防骨质疏松与佝偻症。鲑鱼含有丰富的单不饱和脂肪酸和EPA，搭配含有大豆蛋白的豆腐食用，可以降低胆固醇、保护心血管、预防动脉硬化。

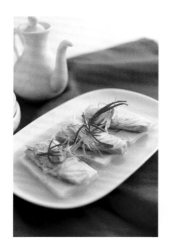

## 豆腐蒸鲑鱼

●材料
嫩豆腐1盒，鲑鱼100克，葱1根，红辣椒1/2个。

●调味料
A料：酱油1大匙，米酒1/2大匙，水1/3杯，糖1/2小匙。
B料：植物油、香油各1大匙。

●做法
1 将葱洗净，一半切段，一半切丝；将红辣椒洗净，切丝，和葱丝一起放入碗中泡水约2分钟，取出，沥干。
2 将鲑鱼去骨、洗净，切片；将嫩豆腐洗净切片，和鲑鱼片、葱段分别排入盘中，加入A料，移入蒸锅中以大火蒸约5分钟，取出；撒上葱丝及红辣椒丝；锅中放入B料烧热，淋入盘中即可。

 提示 **鲑鱼**→含有DHA，可以活化脑细胞，维持大脑正常运作。烹调鲑鱼时应避免使用油炸的方式，否则会破坏其所含的ω-3脂肪酸。在生吃鲑鱼前，最好经过充分杀菌，以免吃进寄生虫。

● 增进食欲、降低胆固醇、预防心血管疾病、防衰抗老

# 豆干

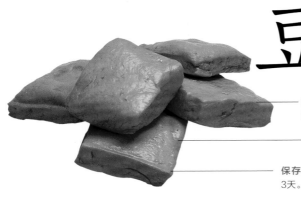

挑选：颜色呈淡黄色、有光泽、形状完整、表面干爽无黏液、轻压有弹性不会出水、闻起来没有酸味者较佳。

清洗：以水冲洗即可。

保存：装入保鲜盒或保鲜袋内，放入冰箱冷藏，可存2~3天。

 **主要保健功效** | 豆干是黄豆制品，含有全面、均衡的植物蛋白，还含有维生素$B_1$、维生素$B_2$、维生素$B_{12}$、钙、磷、铁、钾、钠、胡萝卜素等多种成分，且不含胆固醇，有降低胆固醇、甘油三酯和低密度脂蛋白的功效，能预防心血管疾病。

## 营养烹调方式

豆制品可搭配肉类一起烹调，这样可以提高菜品的营养价值，获取更全面、均衡的营养。烹调豆干前，应注意有无酸味；豆干用于煎、炒、炸、卤，各具风味，较不适宜煮汤。

## 营养师健康叮咛

豆干含有嘌呤，痛风患者及尿酸过高者不宜食用过量。长期过量食用豆干，易干扰甲状腺的正常运作，甲状腺功能异常者应少吃。

**食材配对**

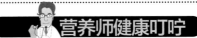

## 豆干 + 芹菜 → 增进食欲、降低血压

芹菜含有丰富的$\beta$-胡萝卜素、维生素C及膳食纤维，维生素C有利于人体对铁的吸收。豆干搭配芹菜食用，能增进食欲、降低血压。

### 芹菜炒豆干

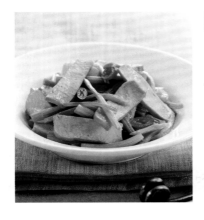

● **材料**
豆干4片，芹菜200克，红辣椒1个，蒜3瓣。

● **调味料**
盐、鸡粉、酱油各1小匙，香油1大匙，植物油适量。

● **做法**

1 将芹菜洗净，去叶，切成3厘米长的段；将豆干洗净，切成条；将红辣椒洗净，切片；将蒜去皮，切末。

2 锅中倒入适量油烧热，爆香蒜末、红辣椒片，加入豆干条及芹菜段拌炒均匀，加入剩余调味料炒至入味即可。

 **提示** **芹菜** → 含有钾，可维持体液的渗透平衡，发挥降血压及利尿的作用，改善高血压。

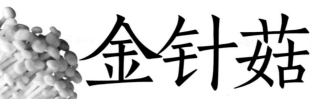

● 抗肿瘤、抗老、提高免疫力、增强记忆力

# 金针菇

**挑选：** 应选菇体为白色或乳白色、看起来干净、菇柄长度不宜太长者。

**清洗：** 将根部切除，用清水稍微冲洗即可。

**保存：** 不宜久放；保存时，应装在保鲜袋中，放入冰箱冷藏，可保存2~3日。

**主要保健功效 |** 金针菇含有人体所需氨基酸；所含的多糖能提高免疫力、抗肿瘤；含有丰富的赖氨酸及精氨酸，可提高学习能力、增强记忆力、促进生长发育，对脑细胞的再生也有一定作用。

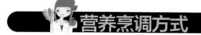

## 营养烹调方式

烹调金针菇时，加热时间过长，容易使其所含B族维生素流失。在烹调金针菇时，应避免用烤或油炸的方式处理，因为这样会使其蛋白质结构发生改变，不易为人体吸收利用。

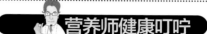

## 营养师健康叮咛

金针菇的钾含量高，肾功能不全的人需注意钾总量的摄取。新鲜金针菇含有秋水仙碱，大量生食容易刺激呼吸道黏膜与肠道，引起呕吐、腹痛、腹泻等症状，只要加热煮熟，就能将秋水仙碱破坏分解。

**食材配对**

## 金针菇＋胡萝卜＋黄豆→提高免疫力、抗老化

菇类独特的多糖具有提高人体免疫力及预防癌症的功效。胡萝卜富含胡萝卜素，可以强化菇类的抗氧化效果。加上黄豆所含的大豆异黄酮，能对抗自由基对身体的伤害，防止细胞突变及抗老化，从而具有抗癌的功效。

## 针菇黄豆粉

● 材料
米粉40克，黄豆、胡萝卜各20克，金针菇、松茸菇、香菇各25克。

● 调味料
盐、香油各1/2小匙。

● 做法
1 将米粉放入冷水中泡开；将黄豆泡水一夜；将胡萝卜去皮，切丝；菇类洗净。
2 锅中放入半锅水烧开，分别氽烫所有材料，起锅后以冷水冲凉，沥干水分备用。
3 米粉盛入盘中，放入其余材料，加入调味料拌匀即可。

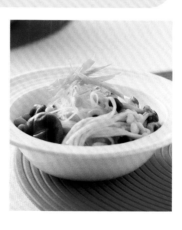

 **提示 胡萝卜**→富含脂溶性营养成分，与含有油脂的食材同煮，人体吸收效果更好。

●预防感冒、抑制肿瘤、预防便秘及大肠癌

# 香菇

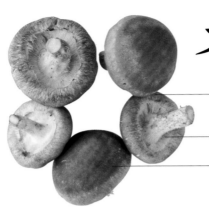

**挑选：**买新鲜香菇时，宜挑伞开八分、菇伞肥厚、根轴较短、表面有光泽、底部白色者；干香菇则以肉质厚实、底部呈淡黄色者为佳。

**清洗：**以清水将干香菇冲洗后，用冷水浸泡30分钟，切除香菇蒂即可。

**保存：**新鲜的香菇买回来后，可以放进保鲜袋中包好，置于冰箱中冷藏，大约可以保存1周。干香菇怕潮，可以和干燥剂一起放进密封容器中保存。

**主要保健功效｜**香菇的多糖可增强T淋巴细胞的免疫功能，达到抑制肿瘤、抗癌的目的，并可抵抗细菌、病毒感染，预防感冒。多食用香菇，可降低血清中的胆固醇、甘油三酯的含量，减少罹患动脉硬化、血栓的风险。香菇中的麦角固醇是维生素D的前驱物，有助于提高人体对钙的吸收率。

## 营养烹调方式

香菇中的鸟苷酸是其美味的来源。香菇适宜煮汤，尤其是香菇鸡汤，炖煮时间越久越香，因为烹调时间越久，其鸟苷酸释出越多。香菇有干货及生鲜两种，炖汤用干货较美味，其他做法则宜用生鲜的。

## 营养师健康叮咛

香菇中的核酸经由身体分解产生嘌呤，再由肝脏代谢成尿酸排泄，故急性痛风发作时，应避免食用香菇等高嘌呤食物。

**食材配对❶**

## 香菇 + 竹笋 →预防便秘及大肠癌

香菇与竹笋皆具有低热量、高纤维的特点，对于控制体重的人来说是很好的选择。香菇中的膳食纤维与竹笋中的膳食纤维可一同促进胃肠蠕动，加速排出肠道中的有毒废物，减少便秘及大肠癌的发生。此外，膳食纤维能抑制肠道中胆固醇的吸收，对健康十分有益。

### 油焖双冬

●材料
鲜香菇50克，竹笋150克，葱、辣椒各10克，蒜20克。

●调味料
蚝油、冰糖、米酒、淡色酱油各1大匙，高汤500毫升，植物油适量。

●做法
1 材料洗净。将香菇去蒂头；将竹笋切成滚刀块；将葱切段；将辣椒切丝；将蒜去皮，切丁。
2 热油锅，放入葱段、蒜丁、辣椒丝爆香，倒入香菇及竹笋块拌炒约1分钟，加入其余调味料，转小火焖至锅内汤汁略为收干即可。

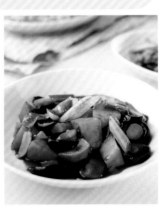

**提示** **竹笋**→四季皆产竹笋，想要吃到美味的竹笋，最好依时令采购。春天有桂竹笋，夏天有绿竹笋、麻竹笋，秋天有箭笋，冬天则有孟宗笋等。

## 食材配对 ❷

# 香菇 + 鸡肉 → 改善虚弱体质、预防感冒

鸡肉可提供优质蛋白质及人体必需氨基酸，香菇含有多糖，两者同食，可以提振食欲，增强免疫力，改善虚弱体质。鸡肉中丰富的B族维生素可消除疲劳，搭配香菇中的多种营养物质，可抵抗病毒入侵，预防感冒。

## 竹荪香菇鸡汤

●材料
鸡腿1只，香菇3朵，竹荪40克，姜2片。

●调味料
盐、植物油、酒各1/2小匙。

●做法
1 将竹荪泡软，洗净，氽烫后捞出，切成小段；将香菇泡软，去蒂，洗净备用。
2 将鸡腿洗净，剁块，放入滚水中氽烫，捞出。
3 将鸡腿块放入锅中，加香菇、竹荪、姜片，倒入清水没过材料，以中火煮至鸡腿块熟烂，加入调味料调匀即可。

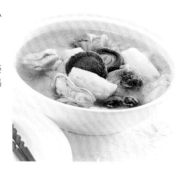

**提示　鸡腿**→所含的脂肪以不饱和脂肪酸为主，且鸡肉为优质蛋白、必需氨基酸、B族维生素的主要食物来源之一，易被人体消化吸收。

## 食材配对 ❸

# 香菇 + 金针菇 + 柳松菇 → 促进新陈代谢、提高免疫力

香菇、金针菇、柳松菇都具三个特色，即低脂、低胆固醇、低热量。它们含有丰富的B族维生素与矿物质，可促进新陈代谢；含有多糖，可提高免疫力，抑制肿瘤细胞的生长，预防癌症的发生。

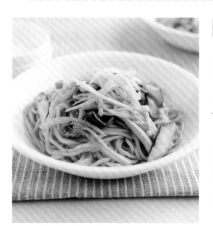

## 三菇炒面

●材料
鲜香菇、金针菇、柳松菇、油面各100克，奶油、柚子皮各20克。

●调味料
酱油、酒各2大匙，白胡椒粉1小匙，水适量，植物油1大匙。

●做法
1 将所有菇类材料及柚子皮洗净。柚子皮切丝，鲜香菇切薄片；油面放入滚水中煮至八分熟备用。
2 锅中倒入1大匙油烧热，放入奶油煮至溶化，加入所有菇类材料炒香，再加其余调味料煮沸；加入油面炒至汤汁略为收干，盛起，均匀地撒入柚子皮丝即可。

**提示　柳松菇**→俗称"茶树菇"，含有大量膳食纤维，可刺激胃肠蠕动，防止便秘，并具有降低血液中胆固醇含量的功效。

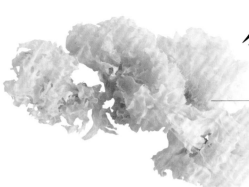

● 预防骨质疏松、改善肤质、控制体重

# 银耳

**挑选：** 白中略带黄色、大朵肉厚、蒂小、无杂质者较佳。

**清洗：** 用水冲洗后，浸泡在温水中，待膨胀10倍左右，再将蒂部切除。

**保存：** 干燥品可放在密闭容器中，放于阴凉处保存。

 **主要保健功效** | 银耳含丰富的胶质及钙，胶质使得银耳口感滑嫩，且让人易有饱腹感，可减少热量的摄取，能让人轻松控制体重，又能改善粗糙皮肤；膳食纤维能改善肠道内环境，减少致癌物的生成，也能降低低密度脂蛋白含量，减缓血糖上升。

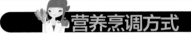 **营养烹调方式**

银耳含有丰富的多糖，有助于提高身体免疫力。想要充分摄取这些营养成分，在烹调时，最好煮久一点。用凉拌的方式处理，只能吃到银耳爽脆的口感。

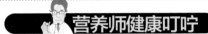 **营养师健康叮咛**

低热量的银耳是减肥圣品，能减少肠壁与食物的接触面积，进而减少人体对糖类、脂肪的吸收。此外，银耳容易产生饱腹感，对于想减肥的人而言，是很好的食物。

**食材配对**

## 银耳 ＋ 山苏 → 预防骨质疏松

人的皮肤内含有维生素D前驱物，其经过紫外线照射或是日照后，先合成活性低的维生素$D_3$，再与从食物中摄取的维生素$D_2$等反应，转化成活性高的维生素D。银耳中的维生素D前驱物可促进人体对山苏中钙的吸收，预防骨质疏松。

### 银耳烩山苏

● **材料**
山苏1把，西红柿1/2个，黄节瓜1/2根，银耳1/2个，蒜末、姜末各1小匙，葱末1大匙。

● **调味料**
A料：高汤1.5杯，盐2小匙，鲜鸡粉、香油各1小匙。
B料：水淀粉1大匙。
C料：植物油适量。

● **做法**
1 将山苏剪去中间粗梗，洗净后氽烫，沥干，摆入盘中备用。
2 将银耳泡发洗净，去蒂，剪成小朵，氽烫备用；将西红柿、黄节瓜均洗净，黄节瓜去皮，均切丁。
3 锅中倒入C料烧热，放入蒜末、姜末及葱末炒香，加入银耳、西红柿丁、黄节瓜丁略炒，放入A料煮开，加入B料勾芡，最后淋在山苏上即可。

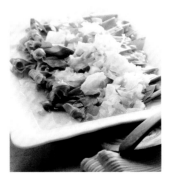

 **提示** **山苏** → 含有膳食纤维、维生素C及锌。其中锌可促进生长发育，维持嗅觉与味觉灵敏。

第五篇

# 五谷杂粮类

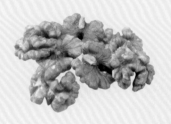

●促进血液循环、控制血压、消除疲劳、改善水肿、红润肤色

# 红豆

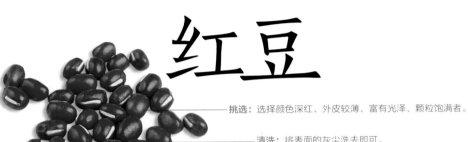

挑选：选择颜色深红、外皮较薄、富有光泽、颗粒饱满者。

清洗：将表面的灰尘洗去即可。

保存：放在密闭的罐中或装在布袋中，或用保鲜袋包好，放在通风处保存。

 **主要保健功效** | 红豆的外皮含有皂苷，可以降低胆固醇和中性脂肪水平，预防高脂血症；红豆仁则含有丰富的维生素B₁、蛋白质和淀粉，维生素B₁可以将糖类转化为能量，并避免血液中的乳酸在肌肉中累积过多，造成肌肉酸痛，有助于缓解疲劳。此外，红豆中的铁可以改善贫血症状，让人展现红润的肤色；高含量的钾具有利尿作用，降低血压的同时可以消除水肿。

## 营养烹调方式

煮红豆时不能用铁锅，否则红豆中的花青素与铁结合后会变黑。单纯煮红豆汤可能会摄入过多淀粉，烹调时可搭配其他杂粮饭，做成红豆杂粮饭或红豆杂粮粥。

## 营养师健康叮咛

豆类的嘌呤含量较高，痛风患者不宜食用，一般人也不宜长期、大量食用。此外，红豆有抑制金黄色葡萄球菌及伤寒杆菌的作用，对肝硬化引起的水肿也有改善效果。红豆有利尿功能，但吃太多会引起口干舌燥。

**食材配对❶**

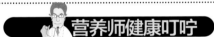

## 红豆+猪肉+冬瓜→控制血压、消除疲劳

红豆含钾，能调节细胞内外渗透压，增加水分的排泄，搭配钠含量低的冬瓜，可减少盐分的滞留，对血压的控制有帮助。猪肉的维生素B₁可与红豆中的营养成分相互作用，加速新陈代谢，消除疲劳。

### 冬瓜红豆汤

**●材料**
红豆50克，冬瓜500克，猪瘦肉200克，姜丝少许，米酒1小匙。

**调味料**
盐适量。

**●做法**
1 将红豆洗净，加水浸泡2小时；将冬瓜洗净，连皮切块；将猪瘦肉洗净，切片。
2 锅中倒入适量清水烧开，放入所有材料以大火煮沸，转小火续煮30分钟，最后加盐调味即可。

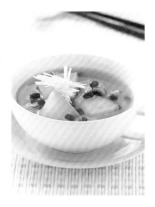

 **提示** **冬瓜**→含有丙醇二酸，对减肥有帮助，但消瘦的人不宜过量食用。冬瓜水分多，买回来后若不马上烹调，先不要去皮，以保鲜膜包起后放入冰箱保存。

**食材配对❷**

# 红豆 + 花生 →预防动脉硬化、红润肌肤

红豆外皮的皂苷与花生富含的不饱和脂肪酸共同作用，有利于提高高密度脂蛋白含量及降低甘油三酯，预防高血压与动脉硬化。红豆中的铁加上花生中的不饱和脂肪酸，能促进血液循环，红润肌肤。

## 红豆花生汤

●材料
红豆300克，去皮花生仁200克。

●调味料
红糖10克，盐1小匙。

●做法
1 将红豆洗净，浸泡2小时；将花生仁洗净，浸泡1小时。
2 将花生仁及适量清水放入锅中，大火煮沸后改小火煮30分钟，捞出备用。
3 锅中另倒入适量清水烧开，放入红豆，大火煮沸后改小火熬煮1小时，加入花生仁再熬煮1小时。
4 加入红糖、盐调匀，熄火后续焖15分钟即可。

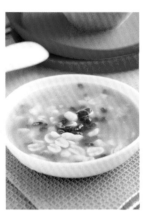

**提示** 花生→含有胆碱，可促进脂肪在肝脏中的代谢，防止脂肪堆积。油炸花生不宜多吃，因为高温会破坏花生所含的维生素，且多吃易致燥热生痰。花生不易消化，为免增加胃肠负担，宜少量细嚼慢咽。

---

**食材配对❸**

# 红豆 + 西米 →帮助排便

红豆中的膳食纤维及维生素B₁含量丰富；西米的热量较低。两者同食，既可刺激胃肠蠕动，利于排便，又可增加体力，减少对热量的摄取。

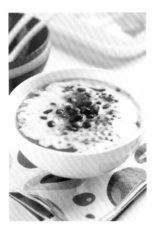

## 红豆西米露

●材料
红豆450克，西米100克。

●调味料
糖适量，椰浆1/2杯。

●做法
1 将西米洗净，以清水浸泡约30分钟，捞出，放入热水中，以边煮边搅拌的方式，小火煮至西米变成透明状，捞出；放入冷水中泡约15分钟，捞出，沥干水。
2 将红豆洗净，加入适量水，移入蒸锅中蒸约40分钟取出。
3 锅中放入糖及适量清水煮至糖化，加入红豆煮10分钟，再加入西米续煮约5分钟，待凉，移入冰箱中冷藏，食用时倒入椰浆即可。

**提示** 西米→富含淀粉的西米是用棕榈科植物西谷椰子的淀粉制成的。煮熟的西米要冲凉冷却，才不会结块。

● 预防胃溃疡、预防癌症、提高免疫力、改善贫血症状

# 花生

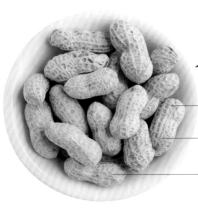

— 挑选：以颗粒饱满、大小均匀、表面完整、光滑者为佳。

— 清洗：将花生泡在水里，挑选出不良品，将脏水倒掉，再反复清洗即可。

— 保存：晒干后，放在低温、干燥的地方保存即可。

**主要保健功效** | 花生含有的钙及磷可强健牙齿及骨骼；所含的镁则与体内的钙互相拮抗，使血钙达到平衡。此外，花生含有丰富的不饱和脂肪酸，常被作为补充能量的重要食物。

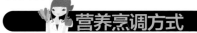

### 营养烹调方式

花生的烹调方式多为水煮或蒸煮，也有盐炒或者油炸，不过后者比较容易引起燥热，所以不推荐。传统菜肴中的花生炖猪蹄则是补充蛋白质及胶质的好搭配。

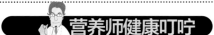

### 营养师健康叮咛

花生富含油脂，吃太多会导致油脂和热量摄入过高，容易引发肥胖和消化不良等问题。所以，花生的营养价值虽高，但一定要注意摄入量。

**食材配对 ①**

## 花生+竹笋→降低胆固醇、预防动脉硬化

花生富含不饱和脂肪酸及维生素E，竹笋含有膳食纤维及维生素C。不饱和脂肪酸搭配高膳食纤维的食物，能使体内胆固醇含量维持稳定。竹笋中的维生素C则能使花生中的维生素E发挥更好的抗氧化作用，可避免胆固醇因氧化而沉积于血管壁上，进而造成动脉硬化及阻塞的现象。

### 花生笋丁

●材料
花生仁300克，竹笋1个，香菇5朵，红辣椒1/2个。

●调味料
八角1粒，酱油3大匙，糖1/2小匙，植物油1大匙，水1杯。

●做法
1 将竹笋去外壳，洗净；将花生仁洗净，泡水2小时；将香菇洗净泡软，去蒂，捞出，沥干水，与竹笋均切丁；将红辣椒洗净去蒂，切小段。
2 将所有材料放入大碗，加入调味料拌匀，放入蒸锅中蒸熟即可。

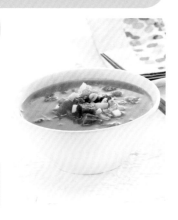

 **提示** **竹笋**→含有较多水分与膳食纤维，可吸附多余油脂，适合与肉类同煮。若吃太多肉食物，则可适量食用竹笋来解腻，避免摄取过多油脂。

216

**食材配对②**

# 花生+猪尾→预防骨质疏松、增加关节润滑度

猪尾富含胶质与钙，花生中的镁则和体内钙储存有关。此道菜能增加钙的摄取，可预防骨质疏松。猪尾的胶质更可增加关节间的润滑度，避免关节因过度摩擦而引起酸痛。对于有运动习惯或者年纪较大的有关节退变现象的人，建议多食用含有此类胶质的食物。

## 花生煲猪尾

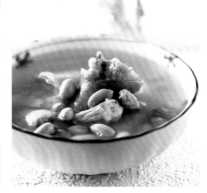

●**材料**
连骨猪尾2根，花生仁225克，姜3片，水适量。

●**调味料**
红酒100毫升，高汤600毫升，盐1/2小匙。

●**做法**
1 将花生仁洗净泡水30分钟；猪尾洗净氽烫，切段，备用。
2 将花生仁、猪尾段放入汤锅内，放入调味料，再加入姜片、水，以中小火煲2小时即可。

**提示** **猪尾**→含有丰富的胶质与蛋白质，炖烂后连骨头一起食用，能更充分地摄取猪尾中的营养成分。

---

**食材配对③**

# 花生+西芹→美白淡斑、促进新陈代谢

花生富含维生素E，西芹富含维生素C。维生素C除了可美白淡斑，也能增强维生素E的抗氧化能力，避免细胞因氧化而病变，减少癌症的发生。花生中的B族维生素能促进身体代谢，提振精神。西芹的膳食纤维则可促进排便，避免便秘。

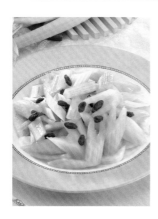

## 花生酱拌西芹

●**材料**
西芹3棵，枸杞子1大匙。

●**调味料**
A料：花生酱、色拉酱各2大匙。
B料：盐、香油各1小匙，糖1/2小匙。

●**做法**
1 将枸杞子以冷开水洗净。
2 将A料放入碗中，拌匀成酱汁。
3 将西芹洗净，摘去叶片并削去老筋，斜切块，放入滚水中余烫，捞出沥干；盛入盘中，加入枸杞子及B料拌匀，食用时蘸酱汁即可。

 **提示** **西芹**→吃起来口感清脆，很适合制作凉拌菜，甚至可以洗净后直接蘸酱生食，如此可避免维生素因加热而被破坏，也最能吃出鲜脆口感。

217

● 预防动脉硬化、帮助减肥、稳定血糖

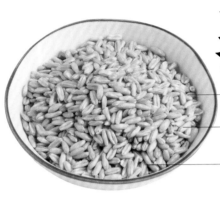

# 燕麦

挑选：以呈浅土褐色、外观完整、味道清香者为佳。

清洗：燕麦冲洗后，用手轻轻搅动，洗去杂质和灰尘，并用清水冲洗干净，浸泡1小时即可。

保存：用保鲜袋盛装，绑紧封口，放入有盖容器内，并置于阴凉处，最好1~2个月内食用完。

 **主要保健功效**｜燕麦含有较多的蛋白质，并含有丰富的B族维生素、维生素C，以及维生素E和钙、磷、铁、铜、锌、锰、硅、$β$-葡聚糖等营养成分；其丰富的可溶性膳食纤维有利于降低血液中的胆固醇；$β$-葡聚糖可以抑制饭后血糖浓度的上升，帮助稳定血糖。

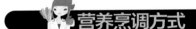 **营养烹调方式**

燕麦中的$β$-葡聚糖可以抑制饭后血糖浓度的上升，也不会造成血糖下降，因此早餐食用燕麦粥比较适宜，还有助于增强记忆力。在烹调燕麦时，若能搭配绿色及黄色蔬菜，可强化其中维生素E的作用，有助于抗癌。

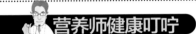 **营养师健康叮咛**

多选用五谷杂粮，互相取长补短，获得人体所需的营养成分。燕麦不宜食用太多，因为所含的植酸太多，会阻碍人体对食物中钙、磷、铁等的吸收，且易造成腹胀及胃痉挛。

**食材配对**

## 燕麦 + 荞麦 →预防动脉硬化、瘦身轻体

荞麦含有黄酮类化合物，其属于抗氧化物质，能维持毛细血管的弹性，保健血管；加上燕麦的高纤维，可降低血中胆固醇及低密度脂蛋白，有预防动脉硬化的功效。另外，荞麦蛋白能抑制脂肪的堆积，利于瘦身轻体。

### 全麦红枣饭

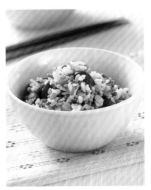

● 材料
燕麦、荞麦、大麦、小麦各30克，大米60克，红枣10颗。

● 做法
1 将燕麦、荞麦、大麦、小麦均洗净，浸泡2小时，捞起沥干；将大米洗净；将红枣洗净，去核。
2 将所有材料放入电饭锅中，加入适量清水，按下开关烹煮，开关跳起后再闷10分钟即可。

 提示 **荞麦**→食用过量易造成消化不良。

● 防癌抗癌、预防贫血、延缓衰老

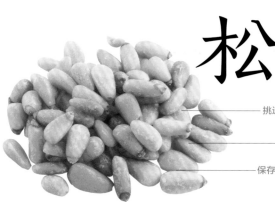

# 松子

挑选：宜挑选颜色白净、表面干燥不油腻、带有香味者。

清洗：用清水稍微冲洗一下即可。

保存：放在密闭的保鲜袋中，再放入冰箱内保存。

 **主要保健功效** | 松子含有丰富的多不饱和脂肪酸，可以有效降低甘油三酯，非常适合高脂血症患者食用；含有的多种维生素为抗氧化营养成分，可以保护细胞免受氧化的伤害，可减少癌细胞的生成及延缓衰老；钙、磷、铁等矿物质含量丰富，可预防贫血、高血压。

## 营养烹调方式

松子不可生吃，可利用简单加热的方式烹调；松子应存放于冰箱冷藏室，因不饱和脂肪酸易氧化。一旦误食受潮松子，很可能摄入黄曲霉素，增加致癌的概率，如误食，要立即吐掉并漱口。

## 营养师健康叮咛

松子所含的油酸及亚油酸能软化血管、润肠通便，但腹泻、肾衰竭患者不宜过量食用；此外，松子含有大量的脂肪及蛋白质，怕胖的人也要限量食用。

**食材配对**

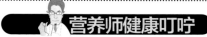

## 松子 ＋ 黄豆 → 防癌抗癌、促进排便

松子中的维生素E与黄豆中的大豆异黄酮等营养物质都能保护细胞，减少自由基，有抗癌作用。松子与黄豆含有维生素$B_1$、维生素$B_6$及膳食纤维，B族维生素可促进糖类、脂肪和蛋白质的代谢，膳食纤维则可预防大肠癌。

### 松子炒饭

● 材料
大米150克，黄豆、松子仁、芋头、干香菇、四季豆各30克，萝卜干、枸杞子各20克。

● 调味料
酱油1大匙、白胡椒粉1/2小匙，植物油1大匙。

● 做法
1 将黄豆洗净，用热水泡软，捞起沥干，加入洗净的大米搅拌均匀，放入电饭锅蒸熟。
2 将芋头削皮，洗净，切丁；将干香菇洗净泡软，捞出去蒂，切丁；将四季豆、萝卜干洗净，切丁；将枸杞子、松子仁均洗净。
3 锅中倒入1大匙油烧热，放入松子仁、芋头丁、香菇丁、四季豆丁及萝卜干丁炒香，加入其余调味料拌炒均匀；加入煮好的黄豆饭拌炒至入味，熄火，趁热加入枸杞子拌匀即可。

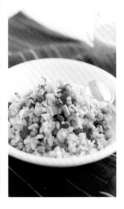

 **提示** 黄豆 → 黄豆富含赖氨酸，而谷物中赖氨酸的含量较少，故谷物与黄豆同食，营养更全面、均衡。

●镇定神经、消除烦躁、预防癌症、降血压、改善气喘

# 核桃

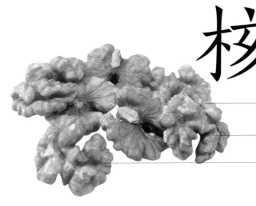

**挑选**：宜选带壳核桃，握在手上有沉重感者较佳，不可有蛀洞。

**清洗**：去壳后，以清水冲洗。

**保存**：装在密闭的容器中，放入冰箱冷藏保存。

**主要保健功效**｜核桃含有丰富的ω-3脂肪酸，可以降低甘油三酯，具有保护心血管的作用；还有抗炎的作用，可以防治气喘、类风湿关节炎，以及皮肤方面的疾病，如湿疹、牛皮癣等。此外，核桃还含有丰富的钙、镁、钾，可以降低血压。

## 营养烹调方式

挑选带壳核桃可避免油脂氧化，无壳核桃应冷藏保存。在处理核桃时，去除带涩味的内皮，可改善口感；切碎的核桃仁搭配凉拌菜肴，再撒上黑芝麻，更有效地提高营养成分在人体内的吸收率。

## 营养师健康叮咛

核桃的脂肪含量高，肥胖者应慎食。核桃含有丰富的蛋白质，肾病患者或肾功能不好的人慎食，以免引起不适症状。

**食材配对**

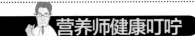

### 核桃 + 莲藕 →助眠、预防癌症、镇定神经

核桃含有色氨酸，人体无法自行合成这种氨基酸，必须从食物中获取；搭配含有维生素$B_{12}$的莲藕，可镇定神经，消除烦躁，并促进睡眠。核桃中的维生素E与莲藕中的维生素C协同作用，拥有强大的抗氧化能力，可减少过氧化脂质的生成，预防癌症。

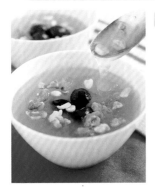

### 莲藕核桃甜品

**●材料**
核桃仁碎20克，花生碎10克，红枣10颗，藕粉2大匙。

**●调味料**
冰糖2大匙。

**●做法**
1 将红枣洗净，用小火蒸15分钟至肉变软。
2 锅中放入适量清水以大火煮开，转小火慢慢加入藕粉，搅拌至熟，熄火，盛出待凉；食用时撒上冰糖、红枣、核桃仁碎、花生碎即可。

**提示** **莲藕**→含有淀粉、蛋白质、膳食纤维等营养成分，维生素C及钾的含量也很丰富，可美容，也可抗癌。切开的莲藕易氧化，可浸泡在醋水中，再用保鲜膜包好，放入冰箱冷藏。

● 降低胆固醇、抗衰老、清热解毒

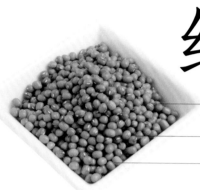

# 绿豆

**挑选：** 以颜色鲜绿、颗粒饱满、大小均匀、没有虫蛀者为佳。

**清洗：** 洗去表面灰尘即可。

**保存：** 绿豆很容易生虫，可以用开水烫半分钟，杀死其中的害虫后，晒干保存。保存时，要放在密闭容器中或装在布袋中，放在通风处

 **主要保健功效** | 绿豆是主食类食物，含有淀粉、易消化的植物蛋白、维生素A、B族维生素及维生素C，且热量不低。绿豆富含膳食纤维，能降低胆固醇，促进胃肠蠕动及排便。此外，绿豆含有维生素E，对抗衰老及养颜美容有所帮助。

## 营养烹调方式

将绿豆洗净，浸泡1小时后再用小火煮熟，不宜长时间炖煮，以免营养流失。绿豆可以清热解毒，为消暑解渴佳品，适合夏季食用。可搭配薏仁、燕麦一起食用，有降低血脂的功效。

## 营养师健康叮咛

绿豆性寒，体质虚寒者不宜过量食用。绿豆具有解毒功效，正在服用温补类中药的人，宜避免食用。绿豆为碱性食物，特别爱吃肉的人可多吃绿豆。

**食材配对**

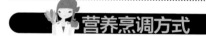

## 绿豆 + 猪肝 →提高人体对铁的吸收率

猪肝含有丰富的B族维生素及铁，搭配含有维生素C的绿豆同食，能提高人体对铁的吸收率。绿豆还含有丰富的膳食纤维，可促进胆固醇的代谢，降低血中胆固醇，适合与胆固醇含量较高的猪肉同食。

### 猪肝补血粥

**材料**
绿豆、大米各100克，猪肝200克。

**调味料**
盐、鸡粉各1大匙。

**做法**
1 将猪肝洗净，切片，放入滚水中烫熟，捞出备用。
2 将绿豆和大米分别泡水洗净，放入锅中，加适量清水煮开，转小火煮至绿豆熟烂、米粥呈浓稠状，加入烫好的猪肝片和调味料调匀即可。

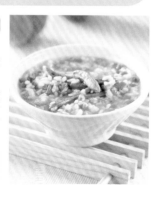

 **提示 猪肝** →含有锌，锌是合成蛋白质的重要元素，也能增强精子的活力。

●预防大肠癌、润泽毛发及皮肤、预防骨质疏松、延缓老化

# 黑豆

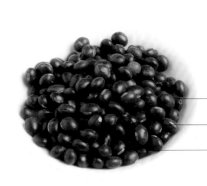

挑选：以颗粒饱满、黑中发亮、无蛀虫者为佳。

清洗：以水冲净杂质即可。

保存：装在密封罐中，放在阴凉、干燥处避光贮存。

**主要保健功效｜**黑豆含有丰富的蛋白质、维生素A和维生素E，能增强免疫力，保护骨骼、皮肤和牙齿的健康，还有促进代谢、延缓老化、活血养颜、消肿祛斑的作用。黑豆中的钙和钾含量极高，可以降血压，预防骨质疏松。另外，黑豆的铁含量也高，有助于改善缺铁性贫血。

## 营养烹调方式

黑豆富含蛋白质，热量较低，且不含胆固醇，维生素及微量元素含量丰富。可搭配绿色蔬菜食用，利用维生素C来提高人体对铁的吸收率。发酵过的黑豆可用于炖汤，或干炒后当零食食用，或拿来泡药酒。

## 营养师健康叮咛

豆类及其制品含丰富的膳食纤维，可促进肠道蠕动，改善便秘。黑豆吃多了，容易胀气，消化功能不佳的人一次不宜吃太多。

**食材配对**

## 黑豆 + 鸡肉 →预防大肠癌、润泽毛发及皮肤

黑豆中的膳食纤维与植物固醇可抑制胆固醇的吸收，促进胆固醇的代谢，且膳食纤维能帮助肠道排出有毒废物，既可预防便秘，又可降低患大肠癌的风险。黑豆中丰富的维生素E及鸡肉中的B族维生素，可使毛发、指甲、皮肤保持健康润泽。

### 黑豆鸡汤

●材料
黑豆60克，鸡腿肉300克，姜2~3片。

●调味料
盐1/2小匙。

●做法
1 将黑豆洗净，泡水一晚，捞出沥干，放入炒锅中，小火干炒至熟备用；将鸡腿肉洗净切块，以滚水汆烫，去血水，捞出。
2 锅中倒入适量清水烧开，放入所有材料，大火煮沸后转小火续煮30分钟，加盐调味即可。

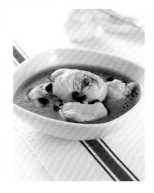

**提示 鸡肉** →鸡汤中含有从鸡油、鸡皮、鸡肉及鸡骨中溶解出来的水溶性氨基酸与脂肪，为免摄取过多脂肪而造成肥胖，最好撇去汤中的浮油再喝。

● 预防高血压及冠心病、增加肌肤弹性、抗老化

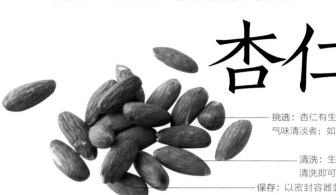

# 杏仁

挑选：杏仁有生、熟两种，宜选大小一致、外观完整、气味清淡者；如有臭味，即表示已经氧化变质。

清洗：生杏仁以水洗净，剥掉外壳；熟杏仁无须清洗即可食用。

保存：以密封容器装好，置于阴凉、干燥处。保存时最好不要剥掉外壳，因为带有外壳的杏仁氧化速度较慢。

 **主要保健功效** │ 杏仁中的油脂多为亚麻酸、亚油酸等不饱和脂肪酸，能降低血清中胆固醇浓度，预防动脉硬化。其维生素E含量尤其丰富，是强力的抗氧化剂，能防止体内细胞被氧化，有抗老化和抗癌等功效。杏仁还含有大量精氨酸，有扩张血管的作用，可使血液循环顺畅，有助于预防心血管疾病。

## 营养烹调方式

避免食用油炸的坚果类，以减少热量的摄取。杏仁含植物蛋白，氨基酸组成不完整，可搭配食用肉类、豆类及谷物来补足，如杏仁粉加上燕麦片。

## 营养师健康叮咛

杏仁含有丰富的营养成分，但缺点是热量高，肥胖者应少食。杏仁分为甜、苦两种，苦杏仁含有苦杏仁苷，有小毒，应慎食。

**食材配对**

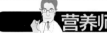 杏仁 + 虾 → 预防高血压及冠心病

杏仁含有维生素E，虾肉含有维生素A、维生素E和虾红素。这些营养成分都有抗氧化的作用，能清除自由基，保护上皮组织和黏膜的健康。虾中的牛磺酸与杏仁中的精氨酸都可预防高血压及冠心病。此外，杏仁富含维生素$B_2$及维生素E，能使皮肤保持弹性。

### 杏仁虾球

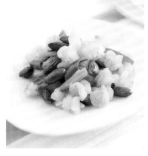

● **材料**
杏仁30克，虾仁100克，葱10克，姜、红辣椒各5克。

● **调味料**
盐1/4小匙，橄榄油1小匙。

● **做法**
1 将虾仁洗净，去肠泥；将葱洗净，切小段；将姜洗净，切片；将红辣椒洗净，去籽，切片。
2 将虾仁烫熟，捞出。
3 在热锅中放入橄榄油，放入葱段、姜片、红辣椒片爆香，放入虾仁及杏仁拌炒，最后加盐调味即可。

**提示** 虾 → 含有大量蛋白质和锌，可以增强体力和男性精子的活力。

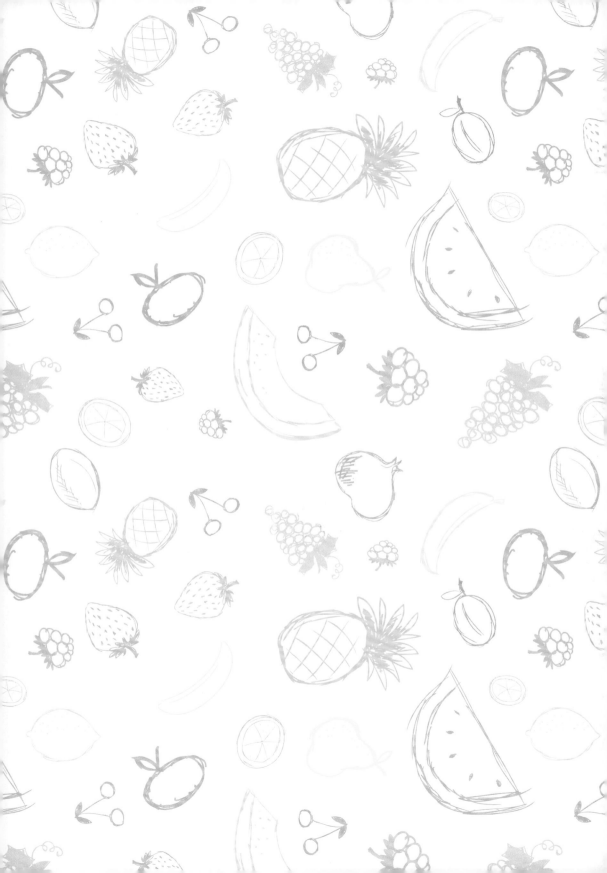

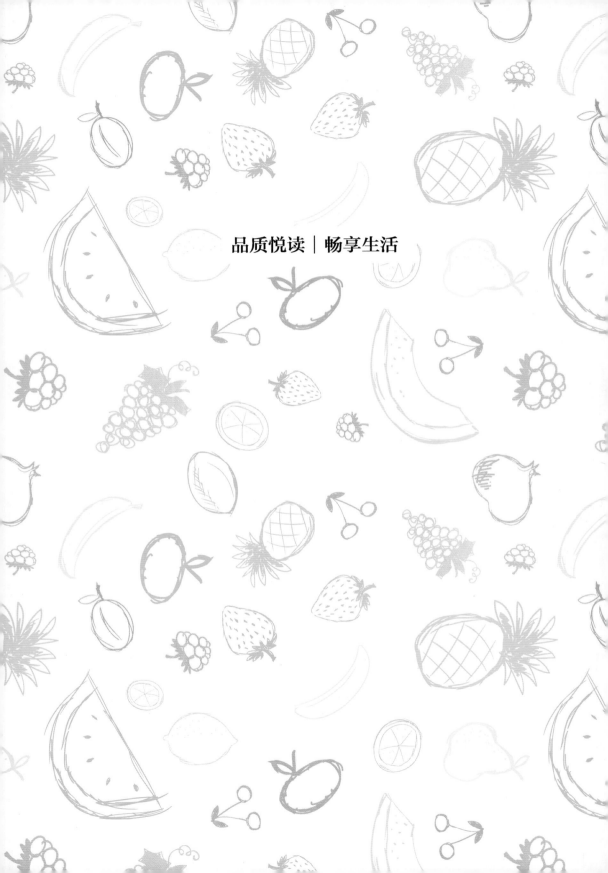

品质悦读｜畅享生活